全面呵护准妈妈及小宝宝的身体健康！

准妈妈
饮食宜忌

于雅婷◎主编

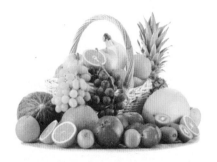

世界图书出版公司

图书在版编目（CIP）数据

准妈妈饮食宜忌 / 于雅婷主编 . -- 北京 : 世界图
书出版公司 , 2022.4
　ISBN 978-7-5192-9498-4

　Ⅰ . ①准… Ⅱ . ①于… Ⅲ . ①孕妇－饮食营养学
Ⅳ . ① R153.1

　中国版本图书馆 CIP 数据核字 (2022) 第 055539 号

书　　　名	准妈妈饮食宜忌	
（汉语拼音）	ZHUNMAMA YINSHI YIJI	
主　　　编	于雅婷	
总 策 划	吴迪	
责 任 编 辑	韩捷	
装 帧 设 计	夕阳红	
出 版 发 行	世界图书出版公司长春有限公司	
地　　　址	吉林省长春市春城大街 789 号	
邮　　　编	130062	
电　　　话	0431-86805559（发行）　0431-86805562（编辑）	
网　　　址	http://www.wpcdb.com.cn	
邮　　　箱	DBSJ@163.com	
经　　　销	各地新华书店	
印　　　刷	唐山富达印务有限公司	
开　　　本	787 mm×1092 mm　1/16	
印　　　张	16	
字　　　数	431 千字	
印　　　数	1—5 000	
版　　　次	2023 年 1 月第 1 版　　2023 年 1 月第 1 次印刷	
国 际 书 号	ISBN 978-7-5192-9498-4	
定　　　价	48.00 元	

序言

无论社会怎样发展，时代怎样变迁，孕育出一个健康、可爱、聪明的宝宝始终是每个家庭永远不变的愿望。那么，怎样才能孕育出一个健康、可爱、聪明的宝宝呢？

毫无疑问，孕产妇在这个过程中扮演了重要角色，孕产妇的身心健康对宝宝有不可估量的影响。

而孕产妇的身心健康，与其饮食健康与否有重大关系。因为在妊娠期，胎儿的生长发育所需的营养都来自母体，孕妇营养不良就会妨碍腹中胎儿的发育；在产褥期，新生儿的所需营养又来自母乳，产妇通过饮食所摄取的营养又转移到新生儿的身上。即使在备孕期，虽然还未受孕，但备孕妈妈的营养储备情况直接关系着受精卵的发育。由此可见，备孕者、孕产妇的饮食健康直接决定着下一代的未来。

本书从孕产妇营养健康与宝宝之间的关系入手，紧紧围绕不同阶段的孕产妇的营养需求，系统讲述孕产期饮食宜忌，指导准妈妈健康饮食。

在备孕期、孕早期、孕中期、孕晚期以及产褥期阶段，我们介绍了适宜吃的食物。对食物的别名、适用量、热量、性味归经、主打营养素、食疗功效、选购保存、搭配宜忌等进行了详细的介绍，让孕产妇对每一种食材的营养情况都了如指掌。针对每一种食材，本书还分别推荐了2道优选营养菜谱，详解其原料及制作过程，手把手地指导读者烹饪，使不善烹饪者也能做出营养美味的佳肴来。为了避免走弯路，我们还详细介绍了各个孕产阶段忌吃的食物，并分析忌吃的原因，让准父母心中有数。

本书还详细阐述了孕妇必须补充的16种关键营养素，对每种营养素的功效、孕妇缺乏该种营养素的影响以及建议摄取量做了明确阐述，清晰地指导准父母安排孕期饮食，为生出健康宝宝做好充足准备。另外，本书还介绍了孕产妇常见的几种疾病，通过饮食宜忌和对症调理的方式，指导准父母有针对性地进行预防和护理，为母婴健康护航。

最后，祝每一对夫妇都有一个健康、可爱的宝宝！

阅读导航

为了方便读者阅读，我们安排了阅读导航这一单元，通过对各章节部分功能、特点的图解说明，将全书概况一目了然地呈现在读者面前。

孕晚期 宜 吃的食物

孕晚期，胎儿需要一定量的营养物质，又不宜进补太多以防出现巨大儿，还要兼顾对水肿、妊高症等的预防。

 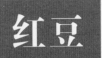

别名：赤小豆、红小豆

适用量：	每次30克左右为宜
热量：	1 357千焦/100克
性味归经：	性平，味甘、酸；归心、小肠经

搭配宜忌

宜	红豆+南瓜	可润肤、止咳、减肥	忌	红豆+羊肚	可致水肿、腹痛、腹泻
	红豆+粳米	可益脾胃、通乳汁		红豆+羊肉	会引起中毒

搭配宜忌

本部分从饮食宜忌的角度，向读者介绍几种最佳搭配方式或不宜搭配方式，指导读者科学饮食。

概况介绍

通过适用量、热量、性味归经等板块，让读者了解食材的基本信息。

食材解读

通过主打营养素、食疗功效、选购保存、温馨提示等板块，全面解读食材，并指导读者了解食材在日常生活中的应用。

主打营养素

膳食纤维、碳水化合物、维生素E、铁、锌

红豆含有丰富的膳食纤维，可以促进排便，防治孕妇便秘。红豆还含有大量的碳水化合物、维生素E、铁、锌等营养素，有提供热量、降低胆固醇、预防贫血等作用。

食疗功效

红豆有消肿、通乳、健脾养胃、清热利尿、抗菌消炎、解除毒素等功效，还有增进食欲、促进胃肠消化吸收，具有良好的润肠通便、降血压、降血脂、调节血糖、防癌抗癌、预防结石的作用，非常适合孕妇食用。

选购保存

颗粒饱满、大小比例一致、颜色较鲜艳、没有被虫蛀过的红豆，品质才会比较好也比较新鲜。将拣去杂物的红豆摊开晒干，装入塑料袋，再放入一些剪碎的干辣椒，扎紧袋口，存放于干燥处保存。

❤温馨提示

红豆是孕妇的滋补佳品，宜与其他谷类食品混合食用，一般被制成豆沙包、豆饭或豆粥，这些都是科学的食用方法。红豆有消胀满、通乳汁的功效，对乳房胀痛、乳汁不下有食疗作用。每天早晚各用红豆120克煮粥，连吃3~5天即可。

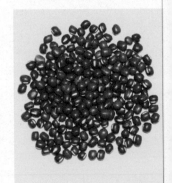

158

孕晚期饮食宜忌 第五章

红豆牛奶

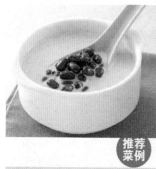

原料：红豆15克，低脂鲜奶190毫升，蜂蜜5毫升

做法：

❶ 将红豆清洗干净，浸泡一夜。

❷ 将红豆放入锅中，开中火煮约30分钟，熄火后再焖煮约30分钟。

❸ 将红豆、蜂蜜、低脂鲜奶放入碗中，搅拌混合均匀即可食用。亦可打成汁或糊状，以方便咀嚼困难的人食用。

专家点评：红豆是一种营养高、功效多的杂粮，它富含多种营养素。秋冬季怕冷、易疲倦、面少血色的孕妇应经常食用红豆食品，以补血、促进血液循环、增强体力和抗病能力。将红豆搭配醇香的牛奶，添加了钙质和优质蛋白，给孕妇提供的营养就更全面了，还有助于胎儿的骨骼发展，可预防新生儿佝偻病。

推荐菜例

● 烹饪常识

红豆豆质较硬，不容易熟，建议烹煮前用水浸泡数小时。

西蓝花拌红豆

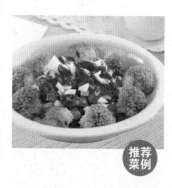

原料：红豆50克，西蓝花250克，洋葱1个，橄榄油3毫升，柠檬汁少许，盐3克

做法：

❶ 将洋葱清洗干净，切丁，泡水备用；将红豆泡水4小时，入锅中煮熟。

❷ 将西蓝花洗净切小朵，放入开水中氽烫至熟，捞出泡凉水，备用。

❸ 将橄榄油、盐、柠檬汁调成味汁。

❹ 将洋葱从水中捞出，沥干，放入锅中，加入西蓝花、红豆、味汁混合拌匀即可食用。

专家点评：红豆有补血、促进血液循环、强化体力、增强抵抗力的功效，能让孕妇气色红润。同时，红豆中的皂角苷可刺激肠道，有良好的利尿作用。西蓝花含有一种可以稳定孕妇血压、缓解焦虑的物质，这种物质对胎儿的心脏起到很好的保护作用。

推荐菜例

● 烹饪常识

不要选用花序全开的西蓝花。红豆以煮至爆开为宜。

159

高清美图

每种食谱配以高清美图，搭配食谱的详细做法，图文并茂，一目了然。

推荐菜例

本部分推荐了2个菜例，每个菜例包括原料、做法、专家点评，简单易做，一学就会。

烹饪常识

列出了制作此菜的有关注意事项，让您可以更直接地了解此菜品。

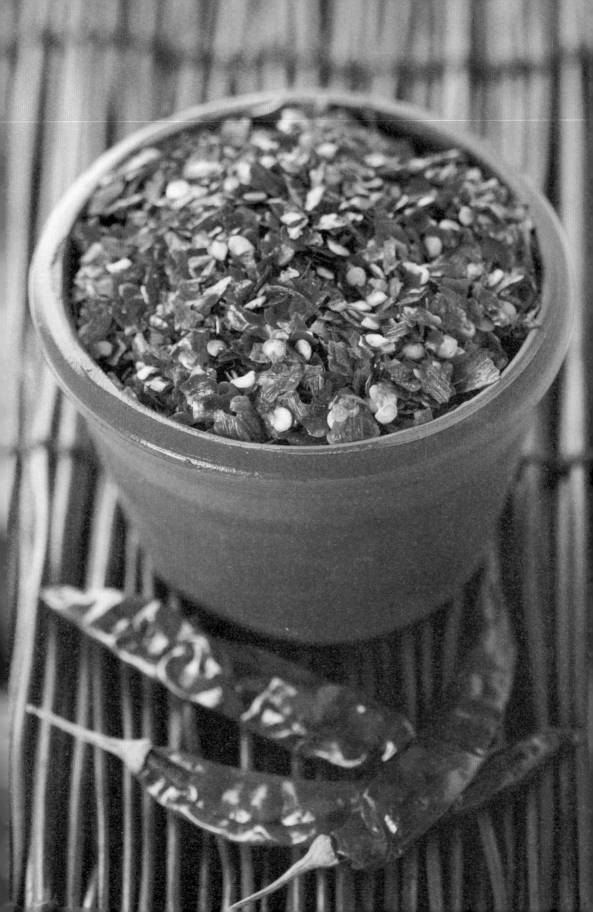

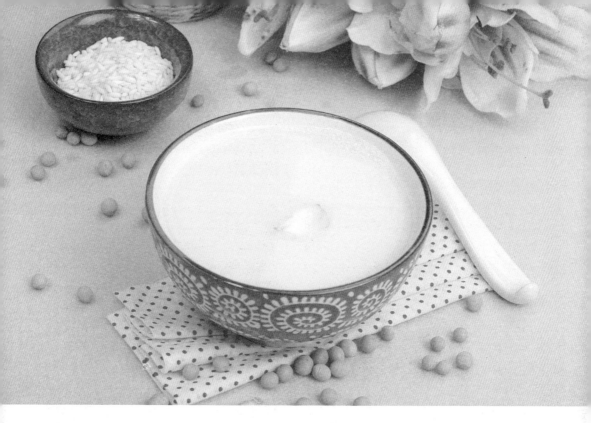

目录

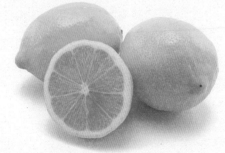

第三章　孕早期饮食宜忌

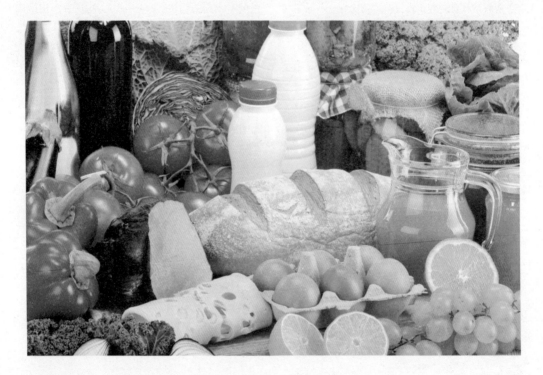

第四章　孕中期饮食宜忌

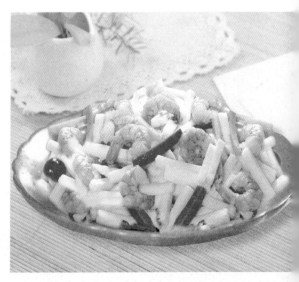

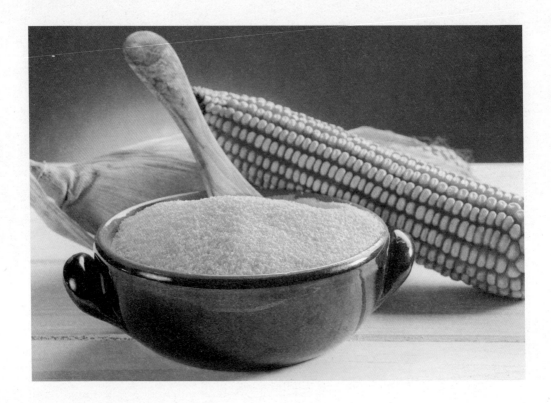

第五章 | 孕晚期饮食宜忌

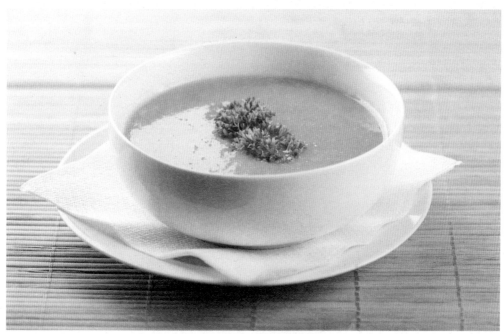

第六章 产褥期饮食宜忌

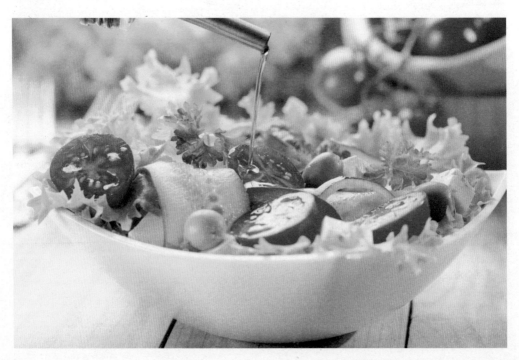

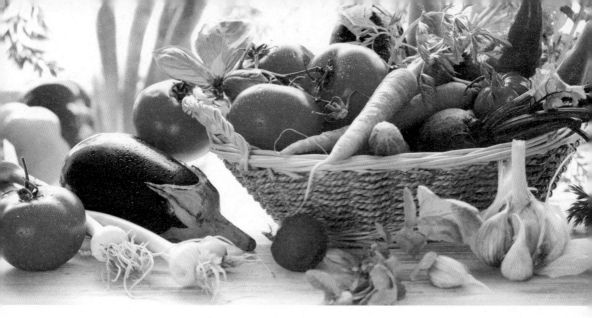

第七章　孕产期常见病饮食宜忌

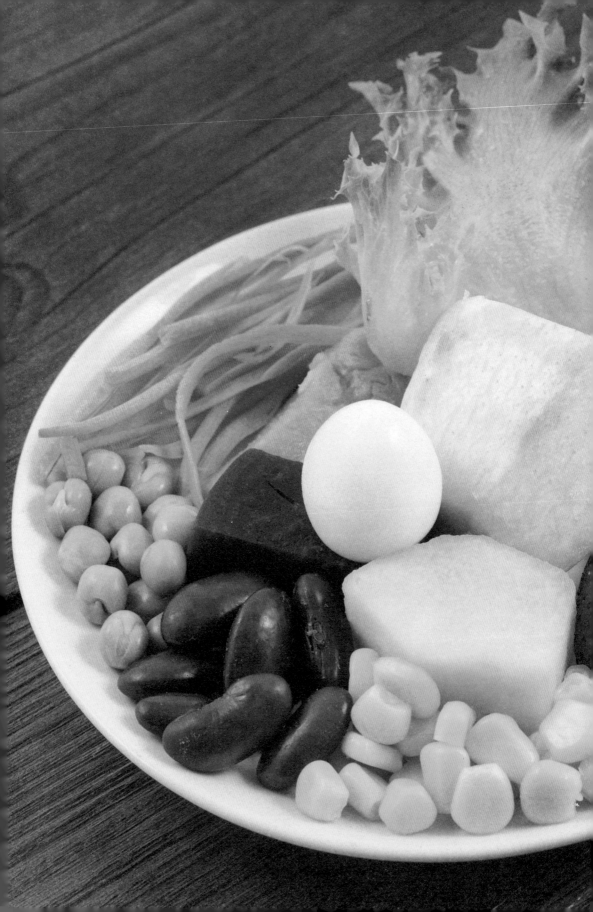

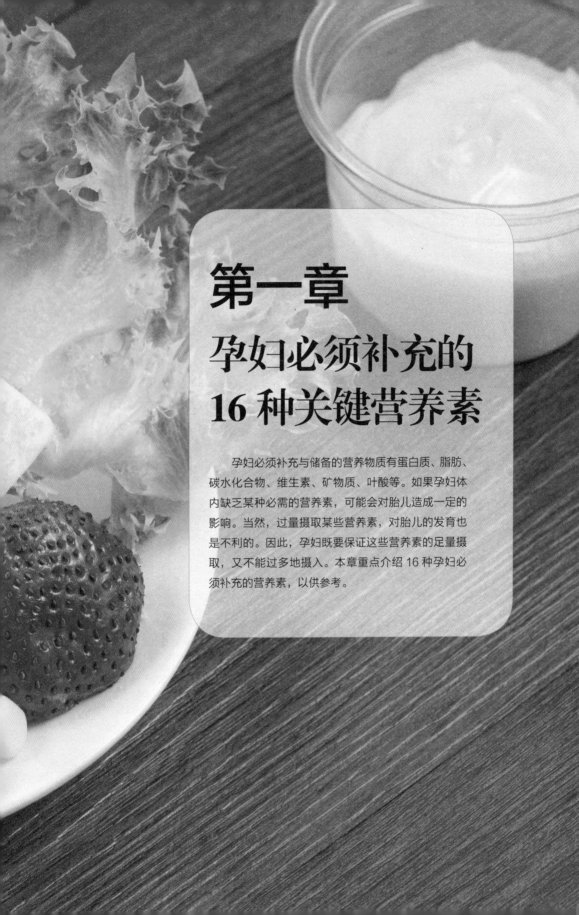

第一章
孕妇必须补充的
16 种关键营养素

孕妇必须补充与储备的营养物质有蛋白质、脂肪、碳水化合物、维生素、矿物质、叶酸等。如果孕妇体内缺乏某种必需的营养素，可能会对胎儿造成一定的影响。当然，过量摄取某些营养素，对胎儿的发育也是不利的。因此，孕妇既要保证这些营养素的足量摄取，又不能过多地摄入。本章重点介绍 16 种孕妇必须补充的营养素，以供参考。

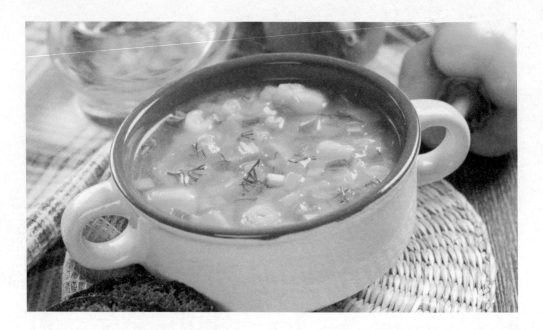

16种关键营养素

鉴于胎儿生长发育的需要，在整个孕期，乃至备孕期，孕妇或备孕妈妈对食物的摄取要有一定的针对性，尤其需要补充孕期所必需的16种关键营养素。

1 蛋白质

蛋白质是组成人体的重要成分之一，约占人体重量的18%。食物蛋白质中的各种必需氨基酸的比例越接近人体蛋白质的组成成分，越易被人体消化吸收，说明其营养价值越高。一般来说，动物性蛋白质在各种必需氨基酸组成的相互比例上接近人体蛋白质，属于优质蛋白质。

蛋白质的功效

蛋白质是生命的物质基础，是机体细胞的重要组成部分，是人体组织更新和修补的主要原料。人体每个组织——毛发、皮肤、肌肉、骨骼、内脏、大脑、血液、神经、内分泌等都是由蛋白质组成的，蛋白质对人的生长、发育非常重要。

缺乏蛋白质的影响

孕妇缺乏蛋白质容易导致流产，并可影响胎儿的脑细胞发育，使脑细胞分裂减缓，数目减少，从而对中枢神经系统的发育产生不良影响，导致胎儿出生后发育迟缓，体重过轻，甚至还会影响胎儿的智力。

建议摄取量

孕妇在孕早期（1~3个月）对蛋白质的需要量为每日75~80克，孕中期（4~7个月）为每日80~85克，孕晚期（8~10个月）为每日90~95克。

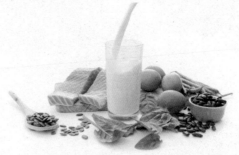

蛋白质主要从肉、蛋、奶中获得

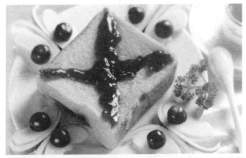

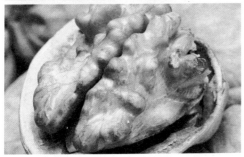

酥油面包、坚果是脂肪的良好来源

2 脂肪

孕妇身体内部的消化、新陈代谢需要能量支持才能得以完成。这个能量的供应者就是脂肪。脂肪是构成组织的重要营养物质，在大脑活动中起着不可替代的作用。脂肪主要供给人体以热能，是人类膳食中不可缺少的营养素。而脂肪酸分为饱和脂肪酸和不饱和脂肪酸两大类。亚麻油酸、次亚麻油酸、花生四烯酸等均属在人体内不能合成的不饱和脂肪酸，只能由食物供给，又称"必需脂肪酸"。必需脂肪酸主要贮藏在植物油中，在动物油脂中的含量较少。

脂肪的功效

脂肪具有为人体储存并供给能量、保持体温恒定及缓冲外界压力、保护内脏、促进脂溶性维生素的吸收等作用，是身体活动所需能量的最主要的来源。

缺乏脂肪的影响

胎儿所需的必需脂肪酸是由母体通过胎盘供应的，所以孕妇需要在孕期为胎儿的发育储备足够的脂肪。如果缺乏脂肪，孕妇可能发生脂溶性维生素缺乏症，引起肾脏、肝脏、神经和视觉等多种疾病，并可影响胎儿心血管和神经系统的发育和成熟。

建议摄取量

脂肪可以被人体储存，所以孕妇不需要刻意增加摄入量，只需要按平常的量——每日大约60克摄取即可。

3 碳水化合物

碳水化合物是人类从食物中获取能量的最经济和最主要的来源。食物中的碳水化合物分成两类：人可以吸收利用的有效碳水化合物，如单糖、双糖、多糖和人不能消化的无效碳水化合物。糖类化合物是一切生物体维持生命活动所需能量的主要来源。它不仅是营养物质，而且有些还具有特殊的生理活性。例如，肝脏中的肝素有抗凝血的作用。

碳水化合物的功效

碳水化合物是人体能量的主要来源。它具有维持心脏和正常活动、节省蛋白质、维持脑细胞正常功能、为机体提供热能及保肝解毒等作用。

缺乏碳水化合物的影响

如果孕妇缺乏碳水化合物，会导致全身无力、疲乏，产生头晕、心悸、脑功能障碍、低血糖昏迷等，同时也会引起胎儿血糖过低，影响胎儿的正常生长发育。

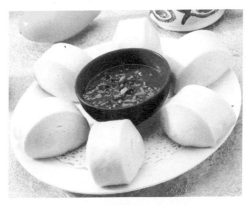

碳水化合物主要来自主食

3

建议摄取量

碳水化合物一般不容易缺乏，但由于孕早期的妊娠反应致使孕妇能量消耗较大，故此应适量地摄入，以免缺乏。每日的摄入量为 500 克左右。

4 膳食纤维

膳食纤维一般是不易被消化的食物营养素，主要来自植物的细胞壁，包含纤维素、半纤维素、树脂、果胶及木质素等。膳食纤维是人们健康饮食不可缺少的物质。纤维在保持消化系统健康上扮演着重要的角色；同时摄取足够的纤维也可以预防心血管疾病、癌症、糖尿病等疾病。

膳食纤维的功效

膳食纤维有增加肠道蠕动、减少有害物质对肠道壁的侵害、促进大便的通畅、减少便秘及其他肠道疾病的发生和增强食欲的作用，同时膳食纤维还能降低胆固醇，减少心血管疾病的发生，阻碍糖类被快速吸收以减缓血糖蹿升。

缺乏膳食纤维的影响

缺乏膳食纤维，会使孕妇发生便秘，而且不利于肠道排出食物中的油脂，间接使身体吸收过多热量，使孕妇超重，容易引发妊娠期糖尿病和妊娠期高血压疾病。

建议摄取量

孕妇由于胃酸减少，体力活动减少，胃肠蠕动缓慢，加之胎儿挤压肠部，常常出现肠胀气和便秘。

因此，孕妇不可忽视蔬菜、粗粮等膳食纤维含量高的食物的摄入。每日的摄入量为 25~30 克。

5 维生素A

维生素 A 又称"视黄醇"，主要存在于海产尤其是鱼类肝脏中。维生素 A 有两种：一种是维生素 A 醇，是最初的维生素 A 形态（只存在于动物性食物中）；另一种是 β - 胡萝卜素，在体内转变为维生素 A 的预成物质（可从植物性及动物性食物中摄取）。

维生素A的功效

维生素 A 具有维持人的正常视力、维护上皮组织健全的功能，可保持皮肤、骨骼、牙齿、毛发的健康生长，还能促进生殖机能的良好发展。

缺乏维生素A的影响

孕妇缺乏维生素 A 可导致流产、胚胎发育不良或胎儿生长缓慢，严重时还可引起胎儿多器官畸形。

建议摄取量

孕妇的维生素 A 每日摄入量，孕初期建议为 0.8 毫克，孕中期和孕晚期则建议为 0.9 毫克。长期大剂量摄入维生素 A 可导致中毒，对胎儿也有致畸作用。

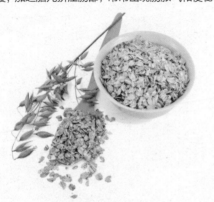

粗粮是膳食纤维的宝库

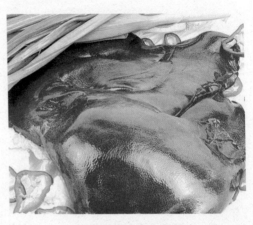

动物肝脏中维生素A比较丰富

6 维生素B₁

维生素 B₁ 又称"硫胺素"或"抗神经炎素"，也被称为"精神性的维生素"，因为维生素 B₁ 对神经组织和精神状态有良好的影响。在孕晚期，孕妇尤其需要充足的水溶性维生素，尤其是维生素 B₁，因为孕妇需要维持良好的食欲与正常的肠道蠕动。

维生素B₁的功效

维生素 B₁ 是人体内物质与能量代谢的关键物质，具有调节神经系统生理活动的作用，可以维持食欲和胃肠道的正常蠕动，促进消化。

缺乏维生素B₁的影响

孕妇缺乏维生素 B₁，会出现食欲不佳、呕吐、呼吸急促、面色苍白、心率加快，并可导致胎儿低出生体重，易患神经炎，严重的还会患先天性脚气病。

建议摄取量

孕妇适当地补充一些维生素 B₁，可以缓解恶心、呕吐、食欲不振等妊娠反应。推荐摄入量为每日 1.5~1.6 毫克。

7 维生素B₂

维生素 B₂ 又叫核黄素，由异咯嗪与核糖组成，纯维生素 B₂ 为黄棕色针状晶体，味苦，是一种促长因子。维生素 B₂ 是水溶性维生素，容易被消化和吸收，被排出的量随体内的需要以及可能随蛋白质的流失程度而有所增减；它不会蓄积在体内，所以时常要用食物或营养补品来补充。如果维生素 B₂ 摄入不足，蛋白质、脂肪、糖类等所有能量代谢都无法顺利进行。

维生素B₂的功效

维生素 B₂ 参与体内生物氧化与能量代谢，在碳水化合物、蛋白质、核酸和脂肪的代谢中起重要的作用，可提高机体对蛋白质的利用率，促进生长发育，维护皮肤和细胞膜的完整性。具有保护皮肤毛囊黏膜及皮脂腺、消除口舌炎症、增进视力等功能。

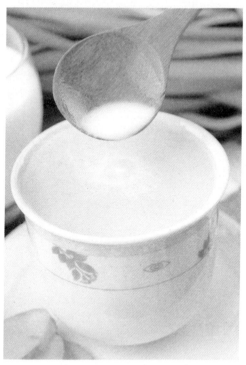

奶类及其制品中维生素B₂比较丰富

缺乏维生素B₂的影响

孕早期的孕妇缺乏维生素 B₂ 会加重妊娠呕吐，影响胎儿神经系统的发育，可能造成神经系统畸形及骨骼畸形；孕中期和孕晚期的孕妇缺乏维生素 B₂，容易发生口角炎、舌炎、唇炎等，并可能导致早产。

建议摄取量

只要不偏食、不挑食，孕妇一般不会缺乏维生素 B₂。建议孕妇每天摄取 1.8 毫克的维生素 B₂。

8 维生素B₆

维生素 B₆ 又称"吡哆素"，是一种水溶性维生素，遇光或碱易被破坏，不耐高温。维生素 B₆ 是几种物质的集合，是制造抗体和红细胞的必要物质，摄取高蛋白食物时要增加它的摄取量。肠内的细菌具有合成维生素 B₆ 的能力，所以多吃蔬菜是必要的。

维生素B$_6$的功效

维生素 B$_6$ 不仅有助于体内蛋白质、脂肪和碳水化合物的代谢，还能帮助转换氨基酸，形成新的红细胞、抗体和神经传递质，而且维生素 B$_6$ 对胎儿的大脑和神经系统发育至关重要。

缺乏维生素B$_6$的影响

孕妇在孕早期适量服用维生素 B$_6$ 可以有效缓解妊娠呕吐，控制水肿。如果缺乏维生素 B$_6$，会引起神经系统功能障碍、脂溢性皮炎等，并会导致胎儿的脑结构改变，中枢神经系统发育延迟等。

建议摄取量

如果孕妇服用过量维生素 B$_6$ 或服用时间过长，会导致胎儿对它产生依赖性，因此建议每日摄取 1.9 毫克。

9 维生素C

维生素 C 又叫"L-抗坏血酸"，是一种水溶性维生素，普遍存在于蔬果中，但容易因外在环境的改变而遭到破坏，很容易流失。维生素 C 由于其美肤作用而被大家熟知，它关系到毛细血管的形成、肌肉和骨骼的形成。在妊娠过程中，孕妇血液中的维生素 C 含量是逐渐下降的，到分娩时仅为孕早期的一半，维生素 C 严重摄入不足的孕妇容易致病。

维生素C的功效

维生素 C 可以促进伤口愈合、增强机体的抗病能力，对维护牙齿、骨骼、血管、肌肉的正常功能有重要作用。同时，维生素 C 还可以促进铁的吸收，改善贫血，提高免疫力，对抗应激等。

缺乏维生素C的影响

孕妇孕期严重缺乏维生素 C，容易引起维生素 C 缺乏症，还可引起胎膜早破、早产或新生儿体重低，严重时甚至可引起新生儿死亡。

建议摄取量

孕早期的孕妇每日应摄入 100 毫克的维生素 C，孕中期及孕晚期的孕妇均摄入 130 毫克。可耐受最高摄入量为每日 1000 毫克。

10 维生素D

维生素 D 又称"钙化醇""骨化醇"，是脂溶性维生素，也是孕妇不可缺少的一种维生素，被称为"阳光维生素"，皮肤只要适度接受太阳光的照射便不会缺乏维生素 D。维生素 D 也被称为"抗佝偻病维生素"，是人体骨骼正常生长的必要营养素，其中最重要的有维生素 D$_2$ 和维生素 D$_3$。维生素 D$_2$ 的前体是麦角醇，维生素 D$_3$ 的前体是脱氢胆固醇，这两种前体在人体组织内是无效的，当受到紫外线照射以后就转变为维生素 D。由于孕妇晒太阳的机会不多，而胎儿对维生素 D 的需求量较多，因此孕妇应增加维生素 D 的摄入量。

维生素D的功效

维生素 D 是钙磷代谢的重要调节因子之一，可以提高机体对钙、磷的吸收，促进生长和骨骼钙化，健全牙齿，并可防止氨基酸通过肾脏流失。

缺乏维生素D的影响

孕妇缺乏维生素 D，可导致钙代谢紊乱，骨质软化，胎儿或新生儿的骨骼钙化障碍以及牙齿发育缺陷，并可引发细菌性阴道炎，从而导致早产。严重缺乏时，会使胎儿出生后发生先天性佝偻病、低钙血症或牙釉质发育差，容易导致龋齿。

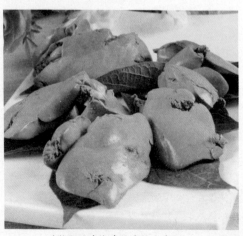

动物肝脏中含有较多维生素D

建议摄取量

孕早期的孕妇建议摄入量为每日5微克，孕中期和孕晚期的孕妇建议摄入量为每日10微克。可耐受最高摄入量为每日20微克。

11 维生素E

维生素E又名"生育酚"或"产妊酚"，属于酚类化合物。其在体内可保护其他可被氧化的物质，接触空气或紫外线照射则可氧化变质。维生素E是一种很重要的血管扩张剂和抗凝血剂，在食油、水果、蔬菜及粮食中均存在。孕早期的孕妇适当服用一些维生素E，具有保胎的作用。

维生素E的功效

维生素E是一种很强的抗氧化剂，可以改善血液循环、修复组织，对延缓衰老、预防癌症及心脑血管疾病非常有益，另外，它还有保护视力、提高人体免疫力、抗不孕等功效。

缺乏维生素E的影响

缺乏维生素E会造成孕妇流产或胎儿早产，或使胎儿出生后发生黄疸，还可导致孕妇及胎儿贫血，严重时可引发孕妇眼睛疾患、中风、心脏病等疾病。

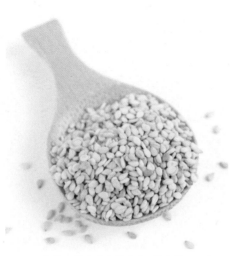

芝麻及芝麻油中维生素E较丰富

建议摄取量

维生素E对孕妇的主要作用是保胎、安胎、预防流产。建议孕妇每日摄入14毫克的维生素E。

12 维生素K

维生素K是脂溶性维生素，是促进血液正常凝固及骨骼生长的重要维生素，是形成凝血酶原不可或缺的物质，有"止血功臣"的美誉。它能够合成血液所必须凝固的凝血酶原，这对孕妇凝血障碍和新生儿出血有重要作用。处于妊娠最后的数周，给孕妇服用维生素K可以为预防凝血功能障碍的常规治疗。

维生素K的功效

人体对维生素K的需要量很少，但它对促进骨骼生长和血液正常凝固具有重要作用。它可以减少月经期大量出血，预防内出血和痔疮，还可以预防骨质疏松。

缺乏维生素K的影响

缺乏维生素K与机体出血或出血不止有一定的关系。孕妇缺乏维生素K不仅会引起凝血障碍，发生出血症，而且还易导致流产、死胎，或引起胎儿出生后先天性失明、智力发育迟缓及出血性疾病。

建议摄取量

维生素K有助于骨骼中钙质的新陈代谢，对肝脏中凝血物质的形成起着非常重要的作用。建议孕妇每日摄入14毫克的维生素K。

13 叶酸

叶酸是一种水溶性B族维生素，其重要的功能就是制造红细胞和白细胞，增强免疫能力。人体一旦缺乏叶酸，会发生严重贫血，因此叶酸又被称为"造血维生素"。它参与人体新陈代谢的全过程，是合成人体重要物质DNA的必需维生素，孕期必须补充叶酸。

叶酸的功效

叶酸是人体在利用糖分和氨基酸时的必要物质，是机体细胞生长和繁殖所必需的物质。其可促进骨髓中幼细胞的成熟，还有杀死癌细胞的作用，是一种天然的抗癌维生素。

缺乏叶酸的影响

若叶酸不足，孕妇易发生胎盘早剥、妊娠高血压综合征或巨幼红细胞性贫血等症；可导致胎儿神经管畸形，还可使眼、口唇、腭、胃肠道、心血管、肾、骨骼等器官的畸形率增加，这样的胎儿出生后生长发育和智力发育都会受到影响。

建议摄取量

孕前3个月就应开始补充叶酸。建议孕妇平均每日摄入0.4毫克的叶酸。

14 DHA

DHA（二十二碳六烯酸）被称为"脑黄金"。DHA能优化胎儿大脑锥体细胞膜磷脂的构成，是人体大脑发育必需的不饱和脂肪酸之一，是细胞脂质结构中重要的组成成分，存在于许多组织器官中，特别是在神经、视网膜组织器官中的含量丰富。由于人的整个生命过程都需要维持正常的DHA水平，尤其是从胎儿期第10周开始至6岁，是大脑及视网膜发育的黄金阶段，因此人体需要大量DHA以满足其实际需求。

DHA的功效

"脑黄金"能预防早产，增加胎儿出生时的体重。服用"脑黄金"的孕妇妊娠期较长，比一般产妇的早产率下降1%，产期推迟12天，胎儿出生时的体重增加100克。"脑黄金"对大脑细胞，特别是神经传导系统的生长、发育起着重要的作用。摄入足够的"脑黄金"，能保证胎儿大脑和视网膜的正常发育。

缺乏DHA的影响

如果孕妇体中缺少"脑黄金"，胎儿的脑细胞膜和视网膜中脑磷脂质就会不足，对胎儿的大脑及视网膜的形成和发育极为不利，甚至会造成流产、早产、死产或胎儿发育迟缓。

建议摄取量

孕妇在一周之内至少要吃1~2次鱼，以吸收足够的DHA。建议每日摄取不低于300毫克的DHA。

15 钙

钙是人体中最丰富的矿物质，是骨骼和牙齿的主要组成物质。胎儿骨骼组织的生长和发育及母体的生理代谢，均需大量的钙。血压、组织液等其他组织中也有一定的钙含量，虽然占人体含钙量不到1%，但其对骨骼的代谢和生命体征的维持有着重要的作用。

钙的功效

钙可有效降低孕妇子宫的收缩压、舒张压及子痫前症，保证大脑正常工作，对脑的异常兴奋进行抑制，使脑细胞避免有害刺激，维护骨骼和牙齿的健康，维持心脏、肾脏功能和血管健康，维持所有细胞的正常功能状态，有效控制孕妇在孕期出现炎症和水肿现象。

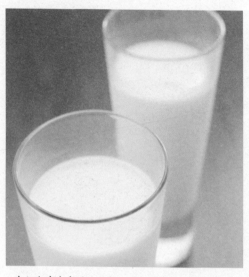

牛奶含有丰富的活性钙，是人类最好的钙源之一

缺乏钙的影响

孕妇缺乏钙，会对各种刺激变得敏感，易情绪激动、烦躁不安，易患骨质疏松症，进而导致软骨症，使骨盆变形，造成难产；对胎儿有一定的影响：如智力发育不良，新生儿体重过轻，颅骨钙化不好，前囟门长时间不能闭合，或还易患先天性佝偻病。

建议摄取量

备孕者、孕早期的孕妇建议每日补充 800 毫克的钙，孕中期的孕妇宜每日补充 1000 毫克的钙，孕晚期的孕妇宜每日补充 1500 毫克的钙。每日饮用 200 ~ 300 毫升的牛奶或其他奶类，还可补充钙制剂。

16 铁

铁元素是构成人体必不可少的元素之一。其在人体内的含量很少，主要和血液有关，负责氧的运输和储存。2/3 的铁在血红蛋白中，是构成血红蛋白和肌红蛋白的元素。铁又是人体生成红细胞的主要材料之一。孕妇在妊娠期的激素作用下能增加对铁的吸收。因此，要通过饮食来适当补充体内所需的铁。从妊娠的第 16 周起，铁的需要量开始增加，到第 6 ~ 9 个月时铁的需要量达到高峰。因此，在孕期应特别注意补充铁剂。

铁的功效

铁参与机体内部氧的输送和组织呼吸。孕妇的铁营养状况会直接影响胎儿的发育。孕妇的血红蛋白、血清铁及血铁蛋白水平与新生儿的血中此三种物质的含量正相关，新生儿的身长与产妇血清铁和血红蛋白含量亦正相关。

缺乏铁的影响

人体缺乏铁可影响细胞免疫力和机体系统功能，降低机体的抵抗力，使感染率增高。孕期缺铁性贫血，会导致孕妇出现心慌气短、头晕、乏力，也会导致胎儿宫内缺氧，生长发育迟缓，出生后出现智力发育障碍。

建议摄取量

孕妇每日应至少摄入 18 毫克的铁。孕早期时孕妇每天应该至少摄入 15 ~ 20 毫克的铁，孕晚期时孕妇每天应摄入 20 ~ 30 毫克的铁。

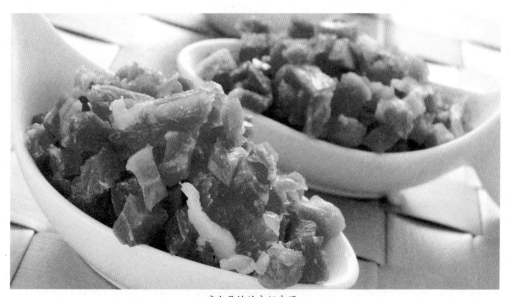

瘦肉是铁的良好来源

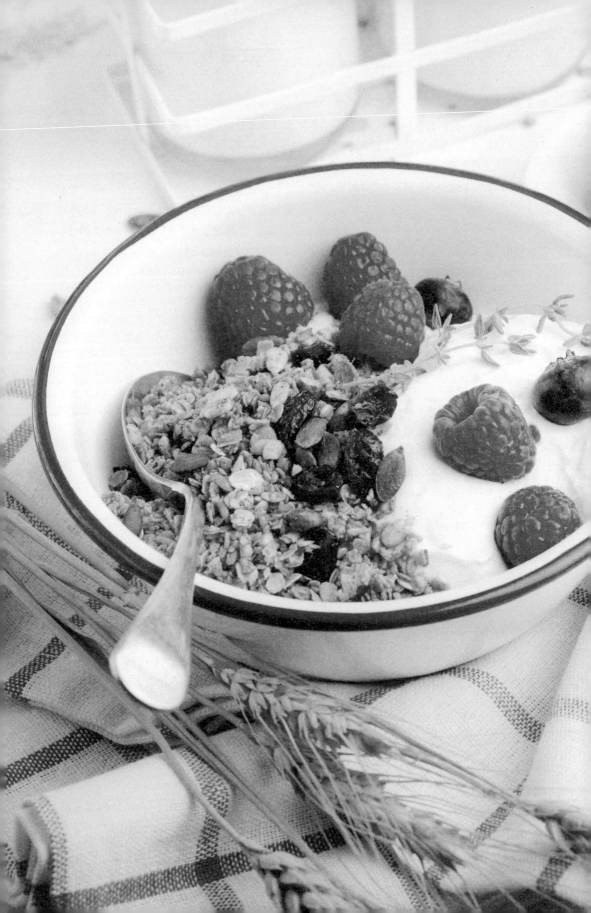

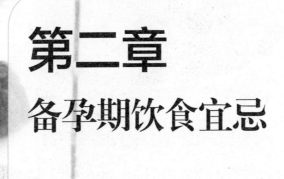

第二章
备孕期饮食宜忌

要想顺利地受孕、优生，打好遗传基础，进行适合个人情况的、有计划的孕前准备是必不可少的。就像播种粮食前，先要翻整土地、施基肥一样，夫妻双方应该做好各方面的准备，尤其是营养准备。那么，在备孕期，备孕夫妻要做什么样的营养准备呢？备孕夫妻能吃什么？不能吃什么？本章将为您——解答。

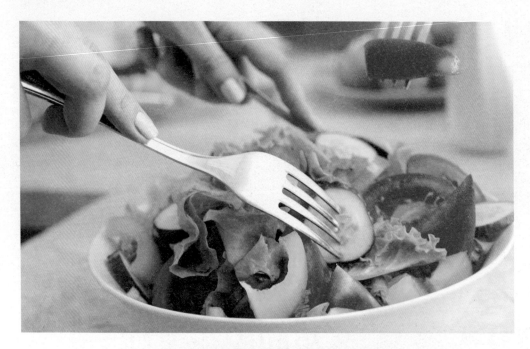

备孕期的营养指南

胎儿的健康与备孕父母的营养储备量有很大关系。备孕父母都要注意补充营养，这对优生大有裨益。

1 营养计划最好提前3个月开始

怀孕是一个特殊的生理过程。备孕妈妈拥有良好的营养状况，才有可能给胎儿提供发育的温床。怀孕后，母体除了要提供自身机体代谢和消耗所需的营养物质外，还要满足胎儿生长发育的需要，并为产后哺乳做储备。如果孕妇营养不良，在妊娠过程中，会遇到一些不同程度的功能问题或病理性问题，而且还可能会导致新生儿体重过轻、智力欠缺，甚至造成早产、胎儿畸形或死胎。另外，备孕爸爸也需有良好的营养状况。因为，只有保证良好的营养状况，备孕爸爸才能够有数量足够、充满活力、正常健壮的精子。如果营养不良，产生的精子就可能数量少、活力差、畸形率高。如果营养很差，还可能导致不育症。因此，从怀孕前3个月开始，备孕爸爸和备孕妈妈就应该进行合理的营养储备。

2 宜提前3个月补充叶酸

叶酸是一种水溶性B族维生素，是促进胎儿神经系统和大脑发育的重要物质。备孕妈妈补充叶酸可以有效防止胎儿神经管畸形，还可降低眼、腭、胃肠道、心血管、骨骼等的畸形率。

为了让胎儿健康发育，备孕妈妈应该在受孕前3个月开始补充叶酸，直至妊娠结束。备孕妈妈平时可食用一些富含叶酸的食物，如小白菜、生菜、龙须菜、香蕉等，也可以在医生的指导下口服叶酸增补剂。

除了备孕妈妈要补充叶酸，备孕爸爸补充叶酸也很重要。如果备孕爸爸缺乏叶酸，会导致精液浓度降低、精子活力减弱，而且精液中携带的染色体数量也会发生异常。

3 备孕妈妈最好先排毒再怀孕

很多备孕妈妈想在最佳受孕季节孕育一个小宝宝，以为吃得胖胖的就更健康。其实，大吃大喝很容易造成食物中的毒素在体内积聚，对人体健康造成伤害。而且人体每天都会通过呼吸、皮肤接触等方式从外界接受有毒物质，日久天长，毒素在机体内蓄积，就会对健康造成危害。所以，在准备怀孕之前，应该先考虑如何把身体里的毒素尽可能地排出体外。

能帮助人体排出毒素的食物主要有以下几种：

动物血、猪肉、鸡肉、鸭肉等。动物血液中的血红蛋白被胃液分解后，可与侵入人体的烟尘和重金属发生反应，提高淋巴细胞的吞噬功能，具有排毒的作用。

蔬果汁。新鲜蔬果汁所含的生物活性物质能阻断亚硝酸胺对机体的危害，还能调节血液的酸碱度，有利于帮助人体排出毒素。

海藻类。海带、紫菜等所含的胶质能促使体内的放射性物质随大便排出体外，故可减少放射性疾病的发生。

韭菜。韭菜富含挥发油、纤维素等成分，有助于促进肠道蠕动，粗纤维可助吸烟、饮酒者排出体内毒素。

4 备孕妈妈不宜贫血

在预备怀孕时，要先去医院体检，查看自己是否贫血。假如血红蛋白低于 110 克／升，则属于缺铁性贫血。除了积极查清贫血原因和贫血程度外，还应向医生咨询，以便正确处理，避免怀孕后贫血加重，影响胎儿的生长发育，甚至危及母婴健康。

食补是纠正贫血最安全且有效的方法。在饮食上，应多吃瘦肉、家禽肉、动物肝、动物血（如鸭血、猪血）、蛋类、绿色蔬菜、葡萄干及豆制品等食物，这些食物的铁含量高，而且易被人体吸收。同时要多吃蔬菜和水果，因其中所含的维生素 C 可促进铁的吸收。

5 备孕妈妈宜服用维生素

维生素是维持人体正常功能不可缺少的营养素，与机体代谢有密切关系，并对机体有重要的调节作用。人体对维生素的需要量虽然微乎其微，但其作用却很大。当体内维生素供给不足时，能引起身体新陈代谢的障碍，从而造成皮肤功能的障碍。

维生素与优生有密切关系。想要怀孕的女性应该在饮食方面注意摄入合理营养和保持膳食平衡，以保证各种营养素包括维生素的足够供应。据英国列斯大学研究发现，每天服用维生素的女性，怀孕的机会较没有服用的高 40%。这是由于维生素能为卵子提供养分，促进卵子受精，而且

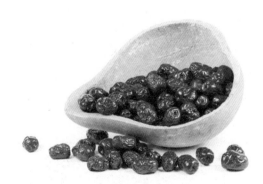

红枣补血效果显著

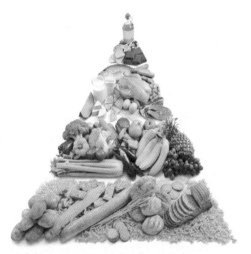

合理的膳食结构即是维生素的合理补充方法

维生素 C 和维生素 E 均有抗氧化的作用，能有效清除体内的毒素，催生胶原蛋白，加速健康组织的生长。

不过，医生提醒，过量服用维生素也可引发不良和毒害反应，所以服用维生素制剂应做到适当、合理、平衡，为将来胎儿的健康发育打下营养基础。此外，备孕妈妈还可以通过均衡的饮食摄取必需的维生素。

6 备孕期间不宜常在外面就餐

餐厅的食物虽然美味可口，但往往脂肪和糖的含量过多，而维生素和矿物质不足，烹制时盐分、食用油、味精常使用过多。如果经常在外就餐，人体所需要的各种营养比例容易失衡，难免会引起身体的不适，对受孕不利。而且长期在外面吃快餐，还容易出现咽痛、口臭、口腔溃疡、牙痛、烦躁等症状。所以，从准备怀孕开始，备孕父母就应该尽量减少出外就餐的次数，多在家烹制营养丰富的饭菜。

7 备孕妈妈最好多吃暖宫药膳

暖宫药膳有调经养血、温暖子宫等功效，可以起到抗炎修复、科学调理子宫环境、保护身体健康、增强生育能力的作用，特别适用于患有人流后的子宫损伤、妇科炎症、宫寒不孕等疾病患者的辅助治疗。

艾叶生姜蛋
原料：艾叶10克，生姜15克，鸡蛋1个
做法：将清洗干净的艾叶与生姜片加水煎汁，去渣取汁，打入鸡蛋，煮熟即可食用。
专家点评：每日1次，治疗宫寒。经期冒雨、受寒或贪食生冷后宜食用此药膳，以免引起寒凝胞宫、经血运行不畅而导致的宫寒。

红糖生姜汤
原料：红糖250克，生姜末150克
做法：将红糖与姜末拌匀放入盅中，隔水蒸30分钟后即成。

专家点评：将成品分成7份，从月经干净后的第2天开始用开水冲服，宜早上空腹服用，连服7天。服药期间禁止同房。此方有助于蓄积体内热能，温煦阳气，治疗宫寒。

温补鹌鹑汤
原料：鹌鹑2只，菟丝子、川芎各15克，枸杞子10克，艾叶5克，盐3克
做法：将菟丝子、枸杞子、艾叶和川芎清洗干净后一起放入锅中，加清水煎汁；去渣取汁，将鹌鹑与药汁一同放入盅中，隔水炖熟，加盐调味即可。
专家点评：可温肾固冲，适用于妇女宫寒、体质虚损者。

8 备孕爸爸宜储备营养

研究表明：如果男性体内维生素 A 严重不足，容易使精子受损，还会削弱精子的活动能力；即使受孕，也容易导致胎儿畸形或死胎。而一旦缺乏 B 族维生素（包括泛酸），则会影响男性的睾丸健康，降低男性的生殖能力。

当叶酸在男性体内呈现不足时，会降低男性精液浓度，减弱精子的活动能力，使受孕困难。

蛋白质是生成精子的重要原料，充足而优质的蛋白质可以提高精子的数量和质量。富含优质蛋白质的食物包括牡蛎、深海虾等，这些海产品不仅污染程度低，其中的 DHA、EPA 等营养素还能促进大脑发育和增强体质。此外，各种瘦肉、动物肝脏、乳类、蛋类也是优质的蛋白质食品。

人体内的矿物质对男性的生育能力也有重要影响，如锌、锰、硒等元素参与了男性睾酮的合成和运载活动，同时有助于提升精子的活动能力和提高受精的成功率。因此，准备生宝宝的男性，应多摄入一些含矿物质的食物。

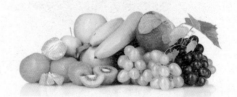

备孕期 宜 吃的食物

备孕期，备孕妈妈要多吃营养价值高的食物，这样有助于提高卵子质量。以下23种食物尤其适合备孕期的女人食用。

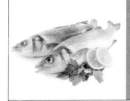

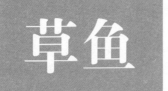
草鱼

别名：混子、鲩鱼、油鲩

适用量：每日100克为宜

热量：473千焦/100克

性味归经：性温，味甘，无毒；
归肝、胃经

搭配宜忌

宜	草鱼+豆腐	可为孕妇提供多种营养素	忌	草鱼+番茄	会抑制铜元素吸收
	草鱼+冬瓜	有祛风、清热、平肝的作用，有助于增强免疫力		草鱼+甘草	或会引起中毒

主打营养素

蛋白质、维生素、锌

　　草鱼含有丰富的蛋白质，而且容易被人体吸收，可供给人体必需的多种氨基酸。草鱼还富含锌元素及多种维生素，有增强体质、美容养颜的功效，适合备孕妈妈食用。

食疗功效

　　草鱼具有暖胃、平肝、祛风、活痹、截疟、降压、祛痰及轻度镇咳等功能。此外，草鱼对增强体质、延缓衰老有食疗作用。多吃草鱼还可以预防乳腺癌。对身体瘦弱、食欲不振的人及备孕女性来说，草鱼肉嫩而不腻，可以开胃、滋补。

选购保存

　　将草鱼放在水中，凡游在水的底层，且鳃盖起伏均匀地呼吸的为鲜活草鱼。先将草鱼宰杀处理，清洗干净，用厨房纸抹干表面水分，分别装入保鲜袋，入冰箱保存。一般冷藏保存，必须于两天之内食用。

♥ 温馨提示

　　草鱼的营养丰富，功能强大，对胎儿的生长发育有积极的促进作用。孕产妇可以吃草鱼，注意少量食用即可。常吃草鱼头可以增智、益脑。但若食用过多会诱发各种疮疥，因此备孕女性及产妇要适量食用。

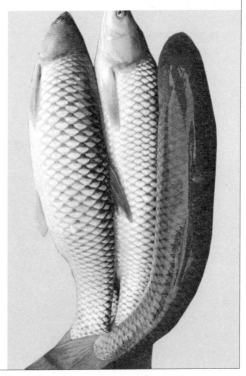

百合鱼片汤

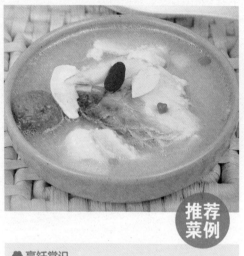

推荐菜例

🍵 烹饪常识

　　鱼胆有毒不能吃；草鱼要新鲜，煮时火候不能太大，以免把鱼肉煮散。烹调时不用放味精就很鲜美。

原料： 草鱼肉200克，百合10克，干无花果4颗，枸杞子10克，马蹄（罐装）5颗，盐、葱花各5克，香油5毫升

做法：

❶ 将草鱼肉清洗干净切片；将百合清洗干净；将干无花果浸泡、清洗干净；将马蹄稍洗切片备用。

❷ 净锅上火倒入水，调入盐，下入草鱼肉、百合、干无花果、枸杞子、马蹄煲至熟，淋入香油，撒上葱花即可。

专家点评： 百合可润肺止咳、清心安神，对肺燥、脾虚具有较好的食疗作用。在河鱼中，草鱼的性味最平和，且肥嫩可口，有暖胃、补虚之功。百合配以有凉血解毒、清热止渴、利尿通便功效的马蹄，以及有美容驻颜、促进食欲的无花果煲草鱼片为汤，鲜爽可口，有润肺暖胃、滋阴润燥、开胃健食之效。此品为备孕妈妈的营养靓汤。

苹果草鱼汤

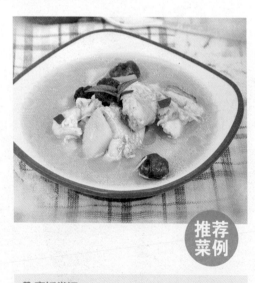

推荐菜例

🍵 烹饪常识

　　鱼肉切厚一些，否则容易煲散；要掌握好火候和时间，否则煲出来的鱼汤口感不好。

原料： 草鱼300克，苹果200克，桂圆50克，花生油30毫升，盐少许，葱段、姜末各3克，高汤适量

做法：

❶ 将草鱼收拾干净，切块；将苹果清洗干净，去皮、核，切块；将桂圆用清水洗干净备用。

❷ 净锅上火倒入花生油，将葱、姜爆香，下入草鱼微煎，倒入高汤，调入盐，再下入苹果、桂圆煲至熟即可食用。

专家点评： 这道汤有浓浓的苹果味，酸酸甜甜，很开胃，可养脾虚、补充气血不足，治疗水肿、头晕和失眠。苹果有助消化、润肺悦心、开胃、补中益气及清热化痰的功效。桂圆肉有补心脾、益智补血的功效。草鱼肉中含蛋白质、脂肪、氨基酸等，有补脾益气、利水消肿之效，有助于备孕妈妈调理身体，滋养脾胃。

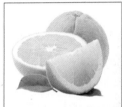

橙子

别名：甜橙、黄果、金橙

适用量：	每日1~2个为宜
热量：	197千焦/100克
性味归经：	性凉、味酸；归肺经

搭配宜忌

宜			忌		
	橙子+玉米	治胃气不和、呕逆少食		橙子+虾	会产生毒素
	橙子+蜂蜜	有助于促进维生素的吸收		橙子+黄瓜	破坏维生素C

主打营养素

维生素C、维生素B₁、柠檬酸

橙子富含维生素C，能增强人体抵抗力，善疏肝理气，不仅能增强机体抵抗力，增加毛细血管的弹性，还能将脂溶性有害物质排出体外，是名副其实的保健抗氧化剂，经常食用有益人体；富含维生素B₁，能帮助葡萄糖新陈代谢；而富含的柠檬酸可促进胃液生成，有消食开胃的作用。

食疗功效

橙子有化痰、健脾、温胃、助消化、增食欲、增强毛细血管韧性、降低血脂等功效。果皮可作为健胃剂、芳香调味剂。经常食用橙子能保持皮肤湿润，强化免疫系统，有效防止流感等病毒的侵入，有助于维持大脑活力，提高敏锐度。

选购保存

要选购果实饱满、有弹性、着色均匀、散发着香气的橙子。另外，还要留意橙子的颜色是否特别鲜艳，最好选购正常成色的。橙子较耐储藏，可放在阴凉通风处保存半个月，但不要将其堆在一起存放。

♥ 温馨提示

食用橙子后不要立即饮用牛奶，因为橙子中的维生素C可破坏牛奶中的蛋白质，容易导致腹泻、腹痛。中医认为，橙子还有通乳的功效，且有很好的补益作用，所以产妇也可以适当吃一些橙子，但不宜过量。另外，橙皮中除了含有果肉

的成分外，还含有较多的胡萝卜素，有止咳化痰的功效，是治疗感冒咳嗽、食欲不振、胸腹胀痛的良药。橙皮中所含的橙皮油对慢性支气管炎有较好的治疗作用。

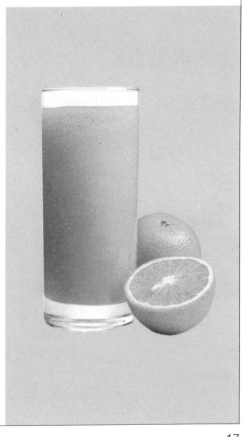

橙子当归煲鸡

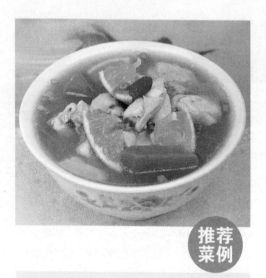

推荐
菜例

🍲 烹饪常识
　　橙皮和橙肉之间的那层白色的丝络食用时
最好不要扔掉。

原料：橙子、南瓜各100克，肉鸡175克，枸杞子10克，当归6克，盐3克，白糖3克，葱花5克

做法：

❶ 将橙子、南瓜清洗干净切块；将当归清洗干净备用。

❷ 将肉鸡洗净，斩块；锅中放水烧开，放入肉鸡块氽水，沥干备用。

❸ 煲锅上火倒入水，调入盐、白糖，下入橙子、南瓜、鸡肉、枸杞子、当归煲至熟，撒上葱花即可。

专家点评：橙子是富含维生素C的天然抗氧化剂，具有强烈的抗氧化功能，同时也是清洁身体和增强能量的佳品，可以帮助备孕妈妈消除身体炎症，促进细胞再生。橙子与温中益气的鸡肉、能增强机体免疫力的南瓜以及有补血活血作用的当归一同煲汤，不仅有助于补血养气，还可以提高免疫力。

什锦水果杏仁

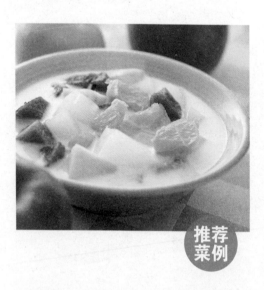

推荐
菜例

🍲 烹饪常识
　　也可以在煮杏仁豆腐时，加入少许牛奶，
那样味道更佳。

原料：杏仁粉24克，洋菜粉8克，柳橙40克，西瓜60克，苹果40克，脱脂鲜奶120毫升

做法：

❶ 将240毫升水放入锅中煮沸，加入杏仁粉搅拌煮至均匀，待再沸腾时加入洋菜粉，边煮边搅拌，待成黏稠状即可熄火，倒入方形模型，凉至凝固。

❷ 将凝固的杏仁豆腐倒出，切小块，备用；将柳橙清洗干净，去皮，切小丁；将西瓜清洗干净，去皮，切小丁；将苹果清洗干净后去皮，切小丁。

❸ 将杏仁豆腐丁、柳橙丁、西瓜丁、苹果丁放入碗中加入牛奶拌匀即可。

专家点评：杏仁富含蛋白质、脂肪、胡萝卜素、B族维生素、维生素C、钙、磷、铁等营养成分。柳橙含有170种以上不同的植物化学成分，具有解毒、消炎等功效。常食此菜有清热解毒、增强免疫力的作用，适合备孕妈妈食用。

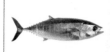

三文鱼

别名：撒蒙鱼

适用量：每次以80克左右为宜

热量：582千焦/100克

性味归经：性平，味甘；入脾、胃经

搭配宜忌

宜			忌		
三文鱼+柠檬	营养丰富，有利于营养吸收		三文鱼+柑橘	生成有毒物质	
三文鱼+蘑菇酱			三文鱼+猕猴桃		

主打营养素

Ω-3不饱和脂肪酸

三文鱼含有丰富的不饱和脂肪酸，可以促进胎儿发育、预防产后抑郁、提高乳汁质量，同时还可以控制孕产妇的体重，促进产后皮肤和体形的恢复。另外，三文鱼中的脂肪酸能消除一种对皮肤胶原和保湿因子有破坏作用的生物活性物质，防止皱纹产生，避免皮肤变得粗糙。

食疗功效

三文鱼能有效降低血脂和血胆固醇，防治心血管疾病。它所含的Ω-3脂肪酸更是脑部、视网膜及神经系统所必不可少的物质，有增强脑功能、防治阿尔茨海默病和预防视力减退的功效。三文鱼还能有效地预防诸如糖尿病等慢性疾病的发生、发展。

选购保存

一般从口感、手感和颜色来选购三文鱼。新鲜的三文鱼有隐隐流动的光泽，带着润泽的感觉；不新鲜的三文鱼则无光泽。新鲜的三文鱼摸上去有弹性，用手按下去之后会慢慢恢复；不新鲜的三文鱼，按下去木木的，没有弹性。新鲜的三文鱼口干结实饱满，鱼油丰盈；不新鲜的三文鱼入口即散。将买回来的三文鱼切成小块，然后用保鲜膜封好，再放入冰柜保鲜，以便随时取用。

♥ 温馨提示

三文鱼鳞小刺少，肉色橙红，肉质细嫩鲜

美，既可直接生食，又能烹制菜肴，是深受人们喜爱的鱼类。同时，由它制成的鱼肝油更是营养佳品。从备孕、孕期到产后，其都是女性的优选食物。

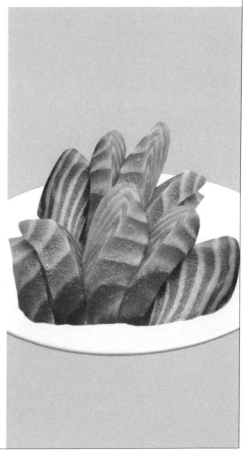

天麻归杞鱼头汤

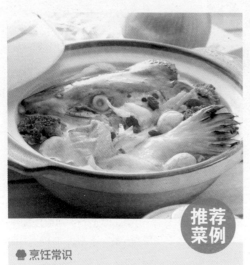

推荐菜例

原料：三文鱼头1个，天麻、当归各10克，枸杞子5克，西蓝花150克，蘑菇3朵，盐4克

做法：

❶ 将鱼头去鳞、腮，清洗干净；将西蓝花撕去梗上的硬皮，洗净切小朵。

❷ 将天麻、当归、枸杞子分别洗净，用5碗水熬至约剩4碗水，放入鱼头煮至将熟。

❸ 加入西蓝花和蘑菇煮熟，加盐调味。

专家点评：鱼头肉质细嫩，除了含蛋白质、钙、磷、铁之外，还含有卵磷脂，可增强记忆力。其次，鱼鳃下的肉呈透明的胶状，富含胶原蛋白，能增强身体活力，修补人体细胞组织，再加上天麻、当归、枸杞子煲汤，有益气养肝、强筋骨、活血行气之效，是备孕妈妈滋养身体的佳选。

🍲 **烹饪常识**

　　将西蓝花在加盐的凉水里浸泡 10 分钟，能将西蓝花里的小虫泡出来，再用清水洗净就行了。炖汤时可用小火慢慢地炖，这样汤汁更鲜。

豆腐蒸三文鱼

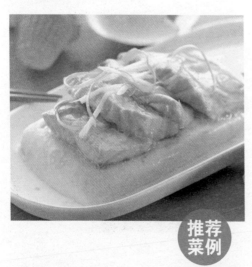

推荐菜例

原料：豆腐400克，新鲜三文鱼300克，葱丝、姜丝各5克，盐3克

做法：

❶ 将豆腐洗净横面平剖为二，平摆在盘中；将三文鱼收拾干净，斜切成约1厘米厚的片状，依序排列在豆腐上。

❷ 将葱丝、姜丝铺在鱼上，撒上盐。

❸ 蒸锅中加2碗水煮开后，将盘子移入，用大火蒸3~5分钟即可。

专家点评：三文鱼不但鲜甜美味，其营养价值也非常高，蕴含多种有益身体的营养成分，包含蛋白质、维生素A、维生素D和维生素E以及多种矿物质。另外，三文鱼含有不饱和脂肪酸，能有效地预防慢性传染病、糖尿病及某些癌症，减少积聚在血管内的脂肪。常吃三文鱼，对脑部发育十分有益。

🍲 **烹饪常识**

　　选用口感嫩一点的豆腐烹饪，味道会更好。三文鱼最佳成熟度为七成熟，此时的三文鱼口感软滑鲜嫩、香糯松散。

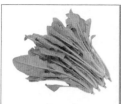

菠菜

别名：赤根菜、波斯菜

适用量：每次80克为宜

热量：116千焦/100克

性味归经：性凉，味甘、辛；归大肠、胃经

搭配宜忌

宜			忌		
	菠菜+胡萝卜	可保持心血管的畅通		菠菜+黄豆	会损害牙齿
	菠菜+鸡蛋	预防贫血、营养不良		菠菜+鳝鱼	导致腹泻，影响营养素的吸收

主打营养素

膳食纤维、叶酸、铁

菠菜富含膳食纤维，能清除胃肠道的有害毒素，加速胃肠蠕动，帮助消化，预防便秘；菠菜中还富含叶酸，这是备孕父母必须补充的营养素。此外，菠菜所含的铁，有预防缺铁性贫血的作用。

食疗功效

菠菜具有促进肠道蠕动的作用，利于排便，对痔疮、慢性胰腺炎、便秘、肛裂等病症有食疗作用，能促进生长发育，增强抗病能力，促进人体新陈代谢，延缓衰老。菠菜可以维持人体的酸碱度，并提供大量的纤维素，有助于清理肠胃，使身材苗条。因此，菠菜不但适合备孕妈妈预防贫血食用，也适合便秘者、皮肤粗糙者、过敏者食用。

选购保存

选购菠菜时，以粗壮、叶大、色翠绿、无烂叶和萎叶、无虫害和农药痕迹的为佳。利用沾湿的报纸来包装菠菜，再用塑胶袋包装之后放入冰箱冷藏菠菜，可保鲜两三天。

♥温馨提示

菠菜含有草酸，而草酸与钙结合易形成草酸钙，它会影响备孕妈妈对钙的吸收。因此，菠菜不能与含钙丰富的豆类、豆制品类、木耳、虾米、海带、紫菜等食物同食或同煮，要尽可能与蔬菜、水果等碱性食品同食，可使草酸钙溶解排除，防止结石。烹饪的时候，可先将菠菜用开水烫后再食用，这样菠菜中的草酸与涩味即被去除，不会影响人体对钙质的吸收。

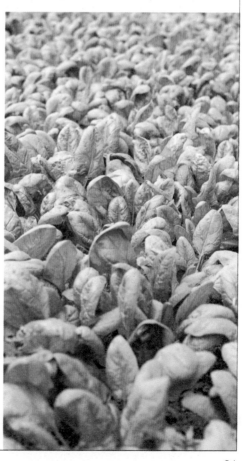

上汤菠菜

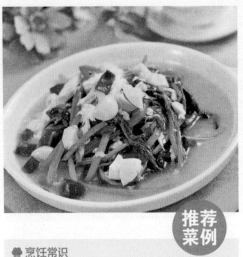

推荐
菜例

🍳 烹饪常识

将菠菜焯水至七成熟即可，即水开后倒下去即可起锅。皮蛋蒸一下之后会更容易切，如果不蒸，也可以用线来切。

原料：菠菜500克，咸蛋、皮蛋、鸡蛋各1个，三花淡奶50毫升，盐、蒜各5克

做法：

❶ 将菠菜清洗干净，入盐水中焯烫，装盘；将咸蛋、皮蛋各切成丁状；将蒜洗净。

❷ 锅中放100毫升的水，倒入咸蛋、皮蛋、蒜、盐下锅煮开，再加三花淡奶煮沸，后下鸡蛋清煮匀即成美味的上汤。

❸ 将上汤倒于菠菜上即可。

专家点评：这道菜清新爽口，是备孕妈妈较佳的菜品选择之一。因为菠菜中含有丰富的维生素C、胡萝卜素及铁、钙、磷等矿物质，可帮助备孕妈妈预防缺铁性贫血，还可以增强备孕妈妈的体质；同时菠菜中含有丰富的叶酸，是孕前补充叶酸的佳品，有益于日后胎儿的健康发育。

蒜蓉菠菜

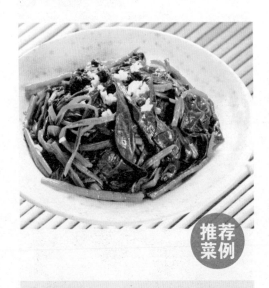

推荐
菜例

🍳 烹饪常识

菠菜不宜焯太久，否则维生素C易大量流失。

原料：菠菜500克，蒜蓉50克，香油20毫升，盐4克

做法：

❶ 将菠菜去根，洗净，切段，放沸水中焯水，捞出沥干，装盘待用。

❷ 炒锅注油烧热，放入蒜蓉炒香，倒在菠菜上。

❸ 加入香油和盐充分搅拌均匀即可食用。

专家点评：这道菜有补血养颜、防癌抗癌、通便滑肠的作用。菠菜中含有大量的植物粗纤维，有润肠排便的作用，而含有的胡萝卜素、维生素E、微量元素等，有促进人体新陈代谢、调节血糖的作用，是备孕妈妈补充营养的佳品。

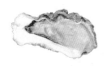

牡蛎

别名：蛎黄、青蚵、生蚝

适用量：每次2～3个为宜

热量：305千焦/100克

性味归经：性凉，味咸、涩；归肝、心、肾经

搭配宜忌

宜			忌		
	牡蛎+猪肉	滋阴健脾、益气补血		牡蛎+豌豆	会影响锌的吸收
	牡蛎+百合	润肠通便、润肺调中		牡蛎+柿子	导致胸闷、气短

主打营养素

锌、牛磺酸、蛋白质

牡蛎富含锌，而锌在组成男性精液和睾丸激素以及女性的排卵和生育能力方面，都能发挥作用。牡蛎中还富含牛磺酸，有保肝利胆的作用，也可防治孕期肝内胆汁淤积症；所含的蛋白质有多种优良的氨基酸，可去除体内的有毒物质。

食疗功效

牡蛎肉具有滋阴、养血、补五脏、活血等功效，对眩晕耳鸣、手足震颤、心悸失眠、烦躁不安、瘰疬瘿瘤、乳房结块、自汗盗汗、吞酸胃痛、湿疹疮疡等症有一定的疗效，备孕妈妈可酌量食用。用鲜牡蛎熬制而成的蚝油富含牛磺酸，可防癌抗癌及增强人体免疫力等多种保健功能。蚝油中的锌、铜、碘、硒含量较高，长期食用可补充人体内的微量元素。

选购保存

若要买牡蛎，就要购买外壳完全封闭的牡蛎，不要挑选外壳已经张开的。如果是已经剥壳的牡蛎，应选购肉质柔软隆胀、黑白分明的。剥出的活体牡蛎应浸泡于盐水中保存。

♥ 温馨提示

牡蛎中的锌不仅能让备孕妈妈身体健康，还能促进备孕爸爸精子的生成。备孕妈妈在烹饪时可经常使用蚝油，蚝油除含蛋白质、脂肪、糖类及盐等成分外，还含有游离氨基酸、核糖核酸、有机酸酯和多种矿物质元素。蚝油中含有的氨基酸种类达22种之多，其中谷氨酸含量占总量的一半，它与核酸共同构成蚝油品味的主体，两者含量越高，蚝油的味道越鲜香。不过处在孕初期的孕妇要慎食，因为牡蛎有活血的功效，可能会引起流产。

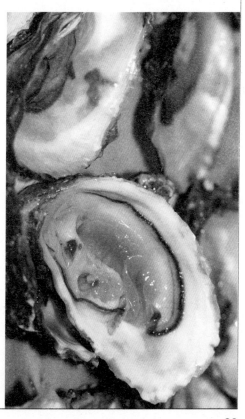

山药韭菜煎牡蛎

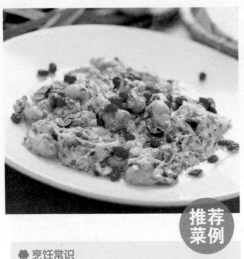

烹饪常识

烹饪韭菜前一定要用水多泡一会儿，多洗几遍，最好使用淘米水浸泡，这样去除残留农药的效果最好。

原料： 山药100克，韭菜150克，牡蛎300克，枸杞子、盐、红薯粉各适量

做法：

① 将牡蛎清洗干净，沥干。

② 将山药去皮，清洗干净磨泥；韭菜清洗干净切细；将枸杞子泡软，沥干。

③ 将红薯粉加适量水拌匀，加入牡蛎和山药泥、韭菜末、枸杞子，并加盐。

④ 平底锅加热放油，倒入牡蛎等材料煎熟即可。

专家点评： 这道菜味道鲜香，肉质酥嫩。韭菜古称"壮阳草""起阳草"，顾名思义，即其有补肾壮阳的作用，医学上有"春夏养阳"之说；牡蛎的含锌量之高，可为食物之冠，牡蛎中还含有海洋生物特有的多种活性物质及多种氨基酸，有助孕的作用。这道菜有提高免疫力、调节精神的功效。

牡蛎豆腐羹

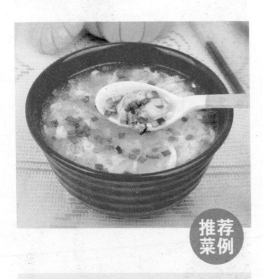

烹饪常识

做此汤时不需要再放味精了，否则会破坏原来的鲜味。将豆腐放入盐水中焯一下可以去掉豆腥味，并且不容易散开。

原料： 牡蛎肉150克，豆腐100克，鸡蛋2个，韭菜50克，花生油、盐、葱段、香油、高汤各适量

做法：

① 将牡蛎肉清洗干净；将豆腐洗净，均匀切成细丝；将韭菜清洗干净切末；将鸡蛋打入碗中打散备用；葱段洗净切葱花。

② 净锅上火倒入花生油，炝香葱，倒入高汤，下入牡蛎肉、豆腐丝，调入盐，煲至入味，再下入韭菜末、鸡蛋，淋入香油即可。

专家点评： 牡蛎肉肥爽滑，营养丰富，含有丰富的蛋白质、脂肪、钙、磷、铁等营养成分，素"海底牛奶"之美称。牡蛎体内含有大量制造精子所不可缺少的精氨酸与微量元素锌，备孕爸爸非常适合饮用此汤。

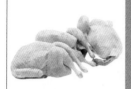

鹌鹑

别名：鹑鸟肉、赤喉鹑肉

适用量：每日60克左右为宜

热量：460千焦/100克

性味归经：性平，味甘；归大肠、脾、肺、肾经

搭配宜忌

宜		
鹌鹑+天麻	益气补虚、息风定惊
鹌鹑+桂圆	可补肝益肾、养心和胃、改善贫血

忌		
鹌鹑+木耳	会引发痔疮
鹌鹑+猪肝	使皮肤出现色素沉淀

主打营养素

高蛋白、低脂肪、低胆固醇

鹌鹑肉是典型的高蛋白、低脂肪、低胆固醇食物。鹌鹑肉含有多种无机盐、卵磷脂、激素和多种人体必需的氨基酸，可有效降低血糖、血脂，防治糖尿病性高脂血症。

食疗功效

鹌鹑肉营养丰富，蛋白质含量高达22.2%，还含有多种维生素和矿物质、卵磷脂以及多种人体所必需的氨基酸，具有补五脏、益精血、温肾助阳的功效。男子经常食用鹌鹑，可增强性功能，养肝清肺，增气力、壮筋骨。鹌鹑肉中还含维生素P等成分，常食有防治高血压和动脉硬化之效。贫血头晕、体虚乏力、营养不良的备孕妈妈非常适合食用鹌鹑肉。

选购保存

肉用鹌鹑一般体重在250~350克，用手捏胸肌比较丰满、肉质细嫩、肌肉有光泽、脂肪洁白的，可以放心选购。鹌鹑肉宜现买现吃，如果吃不完，可放入冰箱保鲜层保鲜，但时间不宜太长。

♥ 温馨提示

鹌鹑肉味美而可口、香而不腻，一向被列为野禽上品，春秋时已是宫廷筵席上的珍馐，素有"动物人参"之美名。鹌鹑是典型的高蛋白、低脂肪、低胆固醇的食物，鹌鹑肉中富含卵磷脂和脑磷脂，是高级神经活动不可缺少的营养物质，具有健脑益智的作用。它不仅适合备孕妈妈食用，还是孕产妇的理想滋补食品，对胎儿的大脑发育十分有好处。

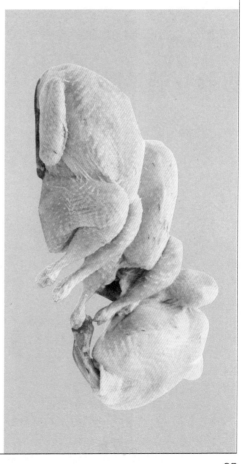

莲子鹌鹑煲

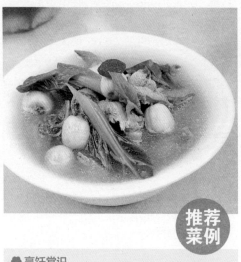

推荐
菜例

🍴烹饪常识

优质莲子的外观上有一点自然的皱皮或残留的红皮，孔较小，煮过后有清香味，膨化较大。

原料：鹌鹑400克，莲子100克，油菜叶30克，盐、枸杞子各少许，高汤、香油各适量

做法：

❶ 将鹌鹑收拾干净斩块汆水；将莲子、枸杞子洗净；将油菜叶洗净，撕成小片备用。

❷ 炒锅上火倒入高汤，下入鹌鹑、莲子、枸杞子，调入盐，小火煲至熟时，下入油菜叶，淋入香油即可。

专家点评：鹌鹑有"动物人参"之称。它富含蛋白质、脂肪、无机盐、卵磷脂、多种维生素和多种人体必需的氨基酸，且容易被吸收。它富含的卵磷脂是构成神经组织和脑细胞代谢的重要物质，而丰富的矿物质和维生素是健全脑功能活动和促进智力活动的必需品。鹌鹑及莲子合二煲汤，醇香可口，具有健脑益智、益心养血、健脾壮骨的功效。

红腰豆鹌鹑煲

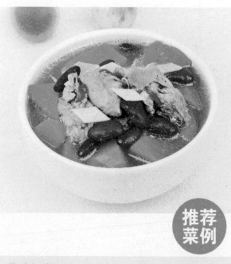

推荐
菜例

🍴烹饪常识

红腰豆含有一种叫"植物凝白素"的天然植物毒素，食用前需将其浸透，并用沸水高温彻底烹煮。

原料：南瓜200克，鹌鹑1只，红腰豆50克，盐4克，姜片5克，高汤适量，香油3毫升

做法：

❶ 将南瓜去皮、籽，清洗干净切，滚刀块；将鹌鹑清洗干净，剁块焯水备用；将红腰豆清洗干净，浸泡后用热水焯熟。

❷ 油锅置于火上烧热，将姜片炝香，下入高汤，调入盐，加入鹌鹑、南瓜、红腰豆煲至熟，淋入香油即可。

专家点评：这道汤咸鲜味美，可补虚养身，调理营养不良，补充气血。鹌鹑肉中蛋白质含量高，脂肪、胆固醇的含量极低，且富含芦丁、磷脂，可补脾益气、健筋骨；红腰豆富含维生素A、维生素C及维生素E，也富含蛋白质、食物纤维及铁、镁、磷等多种营养素，有补血、增强免疫力、帮助细胞修补等功效，是备孕妈妈不错的营养选择。

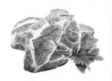

牛肉

别名：黄牛肉

适用量：每日约80克为宜

热量：444千焦/100克

性味归经：性平，味甘；归脾、胃经

搭配宜忌

宜			忌		
	牛肉+土豆	可保护胃黏膜		牛肉+黄豆	会引起消化不良
	牛肉+白萝卜	可补五脏、益气血		牛肉+海带	会导致便秘

主打营养素

蛋白质、B族维生素、铁

牛肉富含蛋白质，能提高机体的抗病能力，尤适合处于生长发育期及术后恢复期的人食用。牛肉还含有丰富的B族维生素和铁元素，可补血补气及促进机体的正常发育，为胎儿提供健康的母体。

食疗功效

牛肉中的氨基酸比猪肉更接近人体需要，能提高机体的抗病能力，对术后、病后调养的人在补充失血、修复组织等方面特别适宜。中医认为，牛肉具有补中益气、滋养脾胃、强健筋骨、化痰息风、止渴止涎的功效，对虚损羸瘦、脾弱不运、癖积、腰膝酸软、久病体虚、面色萎黄、头晕目眩等病症有食疗作用。

选购保存

新鲜牛肉有光泽，红色均匀，脂肪洁白或为淡黄色；外表微干或有风干膜，不粘手，弹性好，宜选购。可将新鲜牛肉放在1%的醋酸钠溶液里浸泡1小时再取出，一般可存放3天。

♥ 温馨提示

牛肉是中国人的第二大类肉食品，仅次于猪肉。牛肉瘦肉多、脂肪少，是高蛋白质、低脂肪的优质肉类食品，备孕期的女性、孕妇及产妇都可以食用，不过要注意不能食用过量。另外注意，每餐食用80克牛肉为宜，烹调时要使用热水直接加热，不要加冷水。热水可以使牛肉表面的蛋白质迅速凝固，防止肉中的氨基酸外浸，保持肉味鲜美。武火烧开后，揭开锅盖炖20分钟去异味，然后盖上锅盖改用小火。

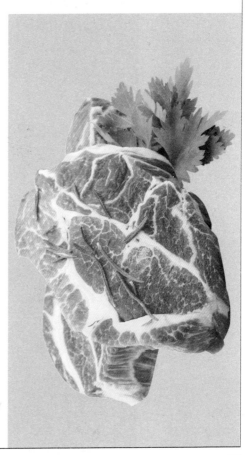

白萝卜炖牛肉

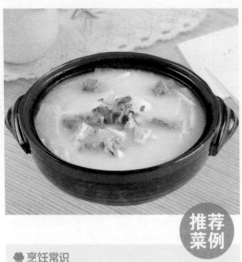

推荐菜例

🍲 烹饪常识

　　此汤炖煮的时间不宜过长，以免牛肉失去韧劲。另外，要注意盐不要放太早，否则牛肉容易变老。

原料： 白萝卜200克，牛肉300克，盐4克，香菜段3克

做法：

❶ 将白萝卜清洗干净去皮，切块；将牛肉清洗干净切块，汆水后沥干。

❷ 锅中倒水，下入牛肉和白萝卜煮开，转小火熬约35分钟。

❸ 加盐调好味，撒上香菜即可。

专家点评： 这道美食可补血益气、健脾养胃，对气血亏损、头晕乏力、腹胀积食、食欲不振、营养不良等症有防治作用。其中牛肉的蛋白质含量高，而脂肪含量低，既能强筋健骨，还不用担心吃了会长胖。白萝卜是物美价廉的健康食品，含芥子油、淀粉酶和粗纤维，具有促进消化、增强食欲、加快胃肠蠕动和止咳化痰的作用。

洋葱牛肉丝

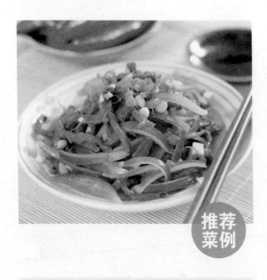

推荐菜例

🍲 烹饪常识

　　牛肉的纤维组织较粗，结缔组织又较多，应横切，将长纤维切断，不能顺着纤维组织切，否则嚼不烂。

原料： 牛肉、洋葱各150克，葱花5克，盐、油各适量

做法：

❶ 将牛肉清洗干净，去筋切丝；将洋葱清洗干净切丝。

❷ 将牛肉丝用盐腌渍。

❸ 锅上火，加油烧热，放入牛肉丝快火煸炒，再放入葱花，待牛肉炒出香味后加入剩余调料，放入洋葱丝略炒即可食用。

专家点评： 这道菜中的牛肉含有丰富的蛋白质，氨基酸的组成比猪肉更接近人体需要，能提高机体的抗病能力，对强壮身体、补充失血、修复组织等特别有效，是备孕妈妈极佳的补益食品。再加上具有润肠、理气和胃、健脾消食、发散风寒、温中通阳、提神健体功效的洋葱，不仅营养更丰富了，还可益气增力。

猪血

别名：液体肉、血豆腐

适用量：每日约50克为宜

热量：230千焦/100克

性味归经：性平，味咸；归肝、脾经

搭配宜忌

宜	猪血+葱	可生血、止血	忌	猪血+黄豆	会引起腹痛、恶心、呕吐等
	猪血+菠菜	润肠通便		猪血+海带	不利于营养物质的吸收，会降低营养价值

主打营养素

铁、维生素K

猪血中所含的铁，易被人体吸收利用，可以防治缺铁性贫血。猪血中还含有丰富的维生素K，能促使血液凝固，有止血作用。备孕妈妈补充充足的维生素K可预防流产。

食疗功效

猪血的含铁量较高，而且以血红素的方式存在，容易被人体吸收利用，具有良好的补血功能。处于生长发育阶段的儿童、孕妇及哺乳期的妇女多吃猪血，可以防治缺铁性贫血。猪血中的微量元素钴可延缓肿瘤的生长，对恶性贫血等症也有一定的防治作用。常食猪血能延缓机体衰老，提高免疫功能，清除人体新陈代谢所产生的"垃圾"，对备孕妈妈调养身体非常有益。

选购保存

猪血正常的颜色应该是暗红色，太黑或者太红的都不正常。选购猪血的时候可以看看颜色，再闻闻味道，若有点血腥味，这是正常的。除此之外，还可以摸一摸猪血，一般来说猪血制作时若放石膏，会有点硬。猪血宜放在冰箱冷冻保存。

♥温馨提示

猪血通常被制成血豆腐，是理想的补血佳品之一。日本和欧美许多国家的食品市场上出现的以动物血为原料的香肠、点心等，很受消费者的青睐。在中国，人们喜欢用血豆腐制作菜肴，并称之为"液体肉"，它是一种食疗价值很高的食品。酌量食用猪血，可收到防病、治病和保健的功效。现在能买到干净的猪血已经不容易了，如果在品质不能保证的情况下，备孕妈妈还是少食猪血为好。

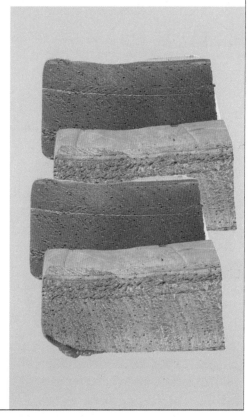

韭菜猪血汤

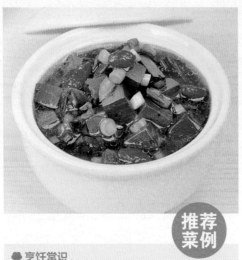

原料： 猪血200克，韭菜100克，枸杞子10克，花生油20毫升，盐适量，鸡精、葱花各3克

做法：

❶ 将猪血清洗干净，切小丁。水锅置于火上烧开，放入猪血焯水。

❷ 将韭菜清洗干净后切末；将枸杞子洗净，沥干备用。

❸ 炒锅上火，倒入花生油，先将葱花炝香，再倒入水，调入盐、鸡精，下入猪血、枸杞子煲至入味，撒入韭菜末即可食用。

专家点评： 猪血中所含的铁以血红素铁的形式存在，可起到补血养颜的作用。而且猪血中含有蛋白质，有消毒和润肠的作用，可以清除肠腔的沉渣浊垢，对尘埃和金属微粒等有害物质具有净化作用。所以，这道菜不仅可以补血，还可以除去备孕妈妈和孕产妇体内的多种毒素。

🍲 烹饪常识

　　猪血有腥味，买回后来要泡水并汆烫过再烹饪才不会腥，且可以避免出水。

红白豆腐

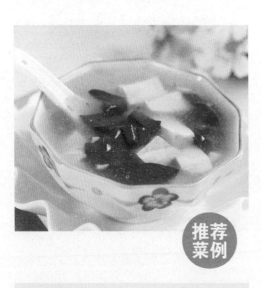

原料： 豆腐、猪血各150克，盐4克，油适量

做法：

❶ 将豆腐、猪血洗净切成小块。

❷ 锅中加水烧开，下入猪血、豆腐，汆水焯烫后捞出。

❸ 油锅置于火上烧热，先下入猪血、豆腐稍炒，再加入适量清水焖熟后调味即可。

专家点评： 猪血有生血、解毒之功效；豆腐富含大豆蛋白和卵磷脂，能保护血管、降低血脂、降低乳腺癌的发病率，同时还有益于胎儿神经、血管、大脑的发育。这道菜营养丰富，不仅可以帮助备孕妈妈排毒，预防缺铁性贫血，还能有效补充孕产妇所缺失的铁和血，并能保护心血管。

🍲 烹饪常识

　　清洗豆腐和猪血时，先用水冲去表面污物，再用清水浸泡半小时即可。豆腐焯水可去除其酸味。

木耳

别名：树耳、木蛾、黑菜

适用量：干品每次约15克

热量：1107千焦／100克

性味归经：性平，味甘；归肺、胃、肝经

搭配宜忌

宜	木耳+银耳	可降压消暑
	木耳+绿豆	提高免疫力

忌	木耳+田螺	不利于消化
	木耳+茶	不利于铁的吸收，无法发挥木耳的补血作用

主打营养素

铁、钙、碳水化合物

　　木耳中所含的铁有补血、活血的功效，能有效预防缺铁性贫血；含有的钙有助于母体的骨骼更健壮；含有的碳水化合物能为母体提供日常消耗的热量。

食疗功效

　　木耳具有补血气、活血的作用，常吃木耳能养血驻颜，令人肌肤红润，容光焕发，并可防治缺铁性贫血。木耳还有强壮、通便之功效，对痔疮、胆结石、肾结石、膀胱结石等病症有食疗作用。木耳含维生素K，能减少血液凝结成块，预防血栓等症的发生。吃木耳后，能降低胆固醇，人就不容易得脑血栓、阿尔茨海默病，也不容易得冠心病，其非常适宜备孕妈妈补血、补气。

选购保存

　　干木耳越干越好，朵大适度、朵面乌黑但无光泽、朵背略呈灰白色、无异味、有清香气的为上品。保存干木耳要注意防潮，最好用塑料袋装好、封严，常温或冷藏保存均可。

♥温馨提示

　　鲜木耳中含有一种"卟啉"的光感物质，食用后经太阳照射可引起皮肤瘙痒、水肿。干木耳在暴晒过程中会分解大部分的卟啉，在食用前，干木耳又经水浸泡，其中含有的剩余卟啉会溶于水，因而水发木耳可安全食用。需要

注意的是，木耳不可多食，特别是孕妇、儿童食用时更应控制数量。癌症、高血压、动脉硬化患者适宜食用。虚寒溏泻者慎食。

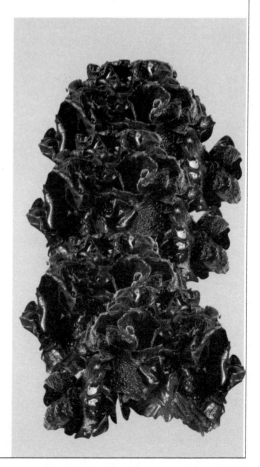

芙蓉木耳

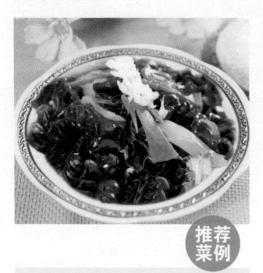

推荐菜例

🍲 烹饪常识

　　木耳泡发后仍然紧缩在一起的部分不宜食用。将木耳用盐搓一下，可以杀死寄生虫。

原料：水发木耳250克，鸡蛋2个，芹菜段、胡萝卜片各10克，盐适量，油适量

做法：

❶ 取鸡蛋清打散入碗，加少许盐搅拌均匀。油锅置于火上烧热，放入蛋清，用油滑散。

❷ 将木耳清洗干净，焯水备用。

❸ 锅留底油，先将芹菜段、胡萝卜片煸炒1分钟，再下入木耳、鸡蛋清，加入调味料，炒匀即可。

专家点评：木耳味道鲜美，营养颇丰，既可做菜肴、甜食，还可防治糖尿病，可谓药食兼优。而且木耳中的胶质，还可将残留在人体消化系统内的灰尘杂质吸附聚集，排出体外，起到清涤肠胃的作用，有助于备孕妈妈排毒。同时，木耳含有抗肿瘤的活性物质，能增强机体免疫力，经常食用可防癌、抗癌。

胡萝卜烩木耳

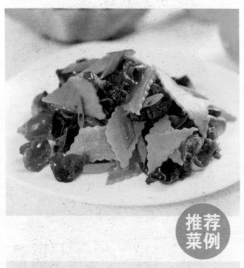

推荐菜例

🍲 烹饪常识

　　在温水中放入木耳，然后再加入两勺淀粉，之后进行搅拌。用这种方法可以去除木耳里细小的杂质和残留的沙粒。

原料：胡萝卜200克，木耳20克，盐3克，生抽5毫升，鸡精2克，葱段10克，油适量

做法：

❶ 将木耳用冷水泡发清洗干净；将胡萝卜清洗干净，切片。

❷ 锅置火上倒油，待油烧至七成热时，放入葱段煸炒，随后放木耳稍炒一下，再放胡萝卜片，再依次放盐、生抽、鸡精，炒匀即可。

专家点评：木耳营养丰富，除含有大量的蛋白质、钙、铁、钾、钠及少量脂肪、粗纤维、维生素C、胡萝卜素等人体所必需的营养成分外，还含有卵磷脂、脑磷脂、鞘磷脂等。木耳的含铁量较高，能养血驻颜，令人肌肤红润，容光焕发，并可防治缺铁性贫血，对备孕妈妈调养身体非常有益。

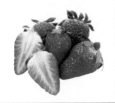

草莓

别名：洋莓果、红莓

适用量：	每日100~150克为宜
热量：	134千焦/100克
性味归经：	性凉，味甘、酸；归肺、脾经

搭配宜忌

宜			忌		
	草莓+蜂蜜	可补虚养血		草莓+黄瓜	会破坏维生素C
	草莓+牛奶	有利于维生素B$_{12}$的吸收		草莓+樱桃	容易导致上火

主打营养素

维生素C、果胶、纤维素

草莓中含有丰富的维生素C，可以防治牙龈出血，促进伤口愈合，并会使皮肤细腻而有弹性。而草莓中含有的果胶及纤维素，可促进胃肠蠕动，改善便秘，预防痔疮、肠癌。

食疗功效

草莓具有生津润肺、养血润燥、健脾、解酒的功效，可以用于干咳无痰、烦热干渴、积食腹胀、小便灼痛、醉酒等。草莓中的鞣酸含量高，在体内可吸附致癌物质和阻止致癌化学物质的吸收，具有防癌作用。草莓含有果胶和丰富的膳食纤维，可以帮助消化、通畅大便。草莓中还含有一种胺类物质，对白血病、再生障碍性贫血等血液病也有辅助治疗作用。草莓多吃也不会受凉或上火，是老少皆宜的健康食品，备孕妈妈可酌量食用。

选购保存

应选购硕大坚挺、果形完整、无畸形、外表鲜红发亮及无碰伤、冻伤或病虫害的果实。草莓保存前不要清洗，带蒂轻轻包好，勿压，放入冰箱中即可。

♥ 温馨提示

不要买畸形草莓。正常生长的草莓外观呈心形。畸形草莓往往是在种植过程中滥用激素造成的，长期大量食用这样的果实，有可能损害人体健康。特别是孕妇和儿童，不能食用畸形草莓。另外，草莓表面粗糙，不易洗净，用淡盐水或高锰酸钾水浸泡10分钟，既可杀菌又能较易洗净。食用量每次为10个。可鲜食，也可做成各种佳肴。如草莓拌奶油或鲜奶，还可以加工成果汁、果酱等。

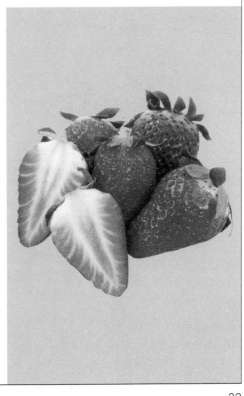

酸奶土豆铜锣烧

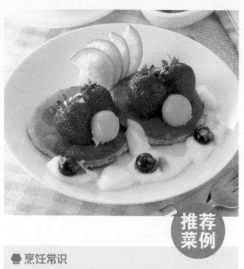

原料： 酸奶适量，土豆50克，草莓4颗，芒果半个，小蓝莓3颗，蜂蜜（枫糖浆）20毫升，低筋面粉150克，鸡蛋2个，色拉油10毫升，泡打粉、盐各少许

做法：

❶ 将土豆去皮清洗干净，蒸熟后压成泥；将芒果去皮，挖成球状。

❷ 将鸡蛋打散，加低筋面粉、色拉油、水、泡打粉、盐拌匀，煎成铜锣烧，盛入盘中。

❸ 将铜锣烧均匀铺入土豆泥，摆上芒果球、草莓，再淋上蜂蜜，倒入酸奶，放上小蓝莓即可。

专家点评： 草莓鲜红艳丽，酸甜可口，是一种色香味俱佳的水果。它含有丰富的维生素和矿物质，还含有葡萄糖、果糖、柠檬酸、苹果酸、胡萝卜素等。这些营养素对备孕妈妈的健康很有益。

推荐菜例

🧁 **烹饪常识**

　　洗草莓前不要把草莓蒂摘掉，以免在浸泡中让污物通过"创口"渗入果实内。

草莓塔

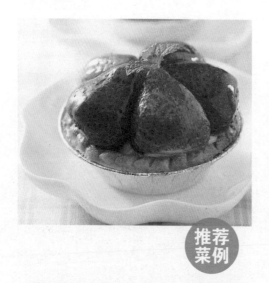

原料： 草莓、镜面果胶各适量，奶油布丁馅100克，鸡蛋1个，低筋面粉330克，奶油170克，糖粉100克

做法：

❶ 将奶油、糖粉、蛋液拌匀。再用压拌的方式拌入低筋面粉，拌匀后放入塑胶袋中，入冰箱冷藏约30分钟；草莓洗净。

❷ 取出，擀成约0.5厘米厚的面皮，用圆模压扣出适当大小，再放入塔模中压实，边缘多出的修除。

❸ 用叉子在塔皮部戳洞后，排入烤盘入烤箱烤至表面金黄。

❹ 将布丁馅填入挤花袋中，适量填入塔皮中，摆上草莓，刷上果胶即可。

专家点评： 本品富含糖类、蛋白质、有机酸、果胶等营养物质，这些都是备孕妈妈所需要的。

推荐菜例

🧁 **烹饪常识**

　　草莓表面粗糙，不易被清洗干净，用淡盐水浸泡10分钟，既能杀菌又易清洗干净。

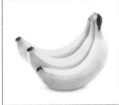

香蕉

别名：蕉子、甘蕉、大蕉

适用量：	每日1~2根为宜
热量：	389千焦/100克
性味归经：	性寒，味甘；入肺、大肠经

搭配宜忌

宜			忌		
	香蕉+牛奶	可补益心脾、养心安神		香蕉+红薯	会引起身体不适
	香蕉+芝麻	提高对维生素B$_{12}$的吸收		香蕉+西瓜	导致腹泻

主打营养素

氨基酸、钾

香蕉含有一种特殊的氨基酸，这种氨基酸能帮助人体制造"开心激素"，减轻心理压力，解除忧郁，令人快乐开心，欧洲人因它能解除忧郁而称它为"快乐水果"。香蕉所含的钾能降低机体对钠盐的吸收，故其有降血压的作用。

食疗功效

香蕉具有解酒、降血压、抗癌的功效，还有润肠通便、润肺止咳、清热解毒、助消化和滋补的作用，常吃香蕉还能健脑。香蕉含有的纤维素可使大便软滑，易于排出，对便秘、痔疮患者大有益处，适合发热、口干烦渴、大便干燥难解、中毒性消化不良的人及备孕妈妈调养身体时食用。

选购保存

手捏后有软熟感的香蕉一定是甜的。香蕉不宜放在冰箱内存放，在12~13℃即能保鲜，温度太低，反而会使它"感冒"。香蕉容易因碰撞、挤压、受冻而发黑，在室温下很容易滋生细菌。因此，香蕉买回来后，最好用绳子串起来，挂在通风的地方。

♥ 温馨提示

香蕉含有被称为"智慧之盐"的磷，又有丰富的蛋白质、糖、钾、维生素A和维生素C，

同时纤维素也较多，堪称相当好的营养食品，孕产妇可以食用。不过因其性寒，不宜食用过量，脾胃虚寒的孕产妇则不宜吃，胃酸过多者不宜吃，胃溃疡、糖尿病、胃痛、消化不良或腹泻者亦应该少吃。

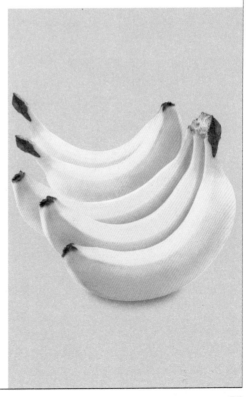

脆皮香蕉

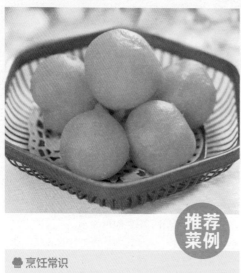

推荐菜例

🍲 烹饪常识

　　香蕉要买熟透的，因为熟透的软糯好造型。炸香蕉时一定要控制好油温，以免炸焦。

原料： 香蕉1根，吉士粉10克，面粉250克，泡打粉10克，白糖8克，淀粉30克

做法：

❶ 将白糖、吉士粉、面粉、泡打粉、淀粉放入碗中，加入水和匀制成面糊。

❷ 将香蕉去皮揉成团，放入调好的面糊中，均匀裹上一层面糊。

❸ 将面糊放入烧热的油锅中，炸至金黄色即可捞出。

专家点评： 香蕉中含有丰富的钾，备孕妈妈缺钾，会出现全身软弱无力、胃肠无法蠕动的现象，导致腹胀、肠麻痹，严重者还会影响心肌收缩，引起心律失常，诱发心力衰竭。若每天吃上一根香蕉，就可以满足体内钾的需求，同时还可以稳定血压，保护胃肠道。而且常吃香蕉还能健脑。

香蕉薄饼

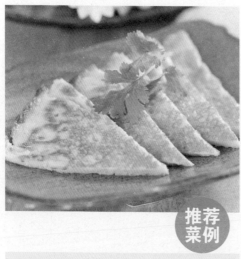

推荐菜例

🍲 烹饪常识

　　煎饼时，放入的面糊宁少勿多。分量少的话，煎饼较小，会外酥里嫩；分量过多的话，煎饼不易煎熟，容易夹生。

原料： 香蕉1根，面粉300克，鸡蛋1个，盐、葱花各4克，油适量

做法：

❶ 将香蕉去皮，放入碗中捣成泥。

❷ 把鸡蛋打匀，放入捣成泥的香蕉，加水、面粉调成面糊。

❸ 再放些葱花、盐搅匀。

❹ 油锅烧热，放入少许油，将面糊倒入锅内（一般放3勺），摊薄，两面煎至金黄色即可。

专家点评： 香蕉含有大量的维生素和矿物质，食物纤维含量丰富，而热量却很低。其中所含的钾能防止血压上升及肌肉痉挛；镁具有消除疲劳的效果，是有益健康的食物。用香蕉制作的煎饼风味独特，适合备孕妈妈食用，也适合孕早期的孕妈妈食用，不仅可以提供丰富的营养，还能缓解紧张的情绪。

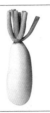

白萝卜

别名：莱菔、罗菔

适用量：每次50～100克为宜

热量：94千焦/100克

性味归经：性凉，味辛、甘；归肺、胃经

搭配宜忌

宜			忌		
	白萝卜+牛肉	可促进营养素的吸收		白萝卜+黄瓜	会破坏维生素C，降低营养价值
	白萝卜+豆腐	有助于补五脏、益气血		白萝卜+猪肝	不利于营养成分的吸收

主打营养素

叶酸、植物蛋白、维生素C、胡萝卜素、矿物质

白萝卜含有大量的植物蛋白、维生素C和叶酸，可洁净血液，滋润皮肤，同时还能降低胆固醇，有利于血管弹性的维持。此外，其胡萝卜素的含量是所有食物之冠，有十分突出的抗菌作用，可以使人的免疫力提升2～3倍。矿物质可增强免疫力。

食疗功效

白萝卜能促进新陈代谢、增进食欲、化痰清热、帮助消化、化积滞，对食积胀满、痰咳失音、吐血、消渴、痢疾、头痛、排尿不利等症有食疗作用。常吃白萝卜可降低血脂、软化血管、稳定血压，还可预防冠心病、动脉硬化、胆石症等疾病，备孕父母可酌量食用。

选购保存

应选个体大小均匀、根形圆整、表皮光滑的白萝卜。白萝卜最好能带泥存放。如果室内温度不太高，可放在阴凉通风处。

♥ 温馨提示

白萝卜既可用于制作菜肴，又可当作水果生吃，还可腌制泡菜、酱菜。白萝卜和肉一起炖煮，味道也很好。生吃以汁多、辣味少者为好，平时不爱吃凉性食物者以熟食为宜。白萝卜不能和人参或胡萝卜一起食用。白萝卜为寒凉蔬菜，阴盛偏寒体质者、脾胃虚寒不宜多食，胃肠功能不佳者及先兆流产、子宫脱垂患者不能食用白萝卜。白萝卜营养丰富，一般来说孕产妇都可以食用，但食用时注意不宜过量，特别是体质偏寒的备孕妈妈。

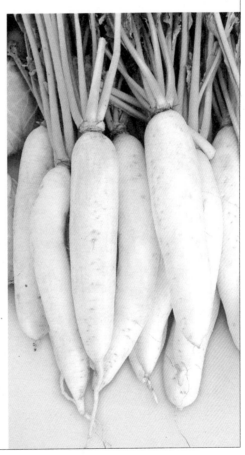

脆皮白萝卜丸

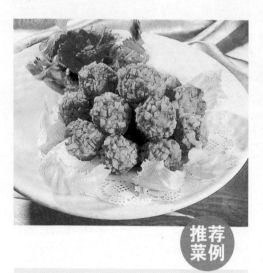

推荐菜例

🥢 烹饪常识

　　萝卜丁尽量切得大小一致，制成的丸子才更加美观。炸丸子时多加点儿油，口感更好。

原料： 白萝卜300克，白菜50克，鸡蛋2个，盐3克，淀粉适量，油适量

做法：

❶ 将白萝卜去皮清洗干净，切粒；将白菜清洗干净，撕成片，焯水后摆盘。

❷ 将淀粉加适量清水、盐，打入鸡蛋搅成糊状，放入白萝卜粒充分混合，做成丸子。

❸ 锅下油烧热，放入白萝卜丸子，炸熟装盘即可。

专家点评： 这道菜鲜香脆嫩，非常美味，有养心润肺、消食化积等功效。备孕妈妈食用还可软化血管，增强免疫力，防止脂肪沉积，抑制黑色素合成。同时，白萝卜含有的木质素，能提高巨噬细胞的活力，吞噬癌细胞，具有防癌作用。此外，白萝卜中还含有丰富的锌，由于缺锌导致精子减少的状况可以通过食用白萝卜得到改善。

虾米白萝卜丝

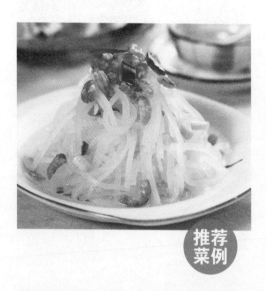

推荐菜例

🥢 烹饪常识

　　起锅前用水淀粉勾芡，色泽会更佳，味道会更好。

原料： 虾米50克，白萝卜350克，生姜1块，红甜椒1个，色拉油适量，盐3克，鸡精2克

做法：

❶ 将虾米泡涨、白萝卜洗净切丝、生姜洗净切丝、红甜椒洗净切小片待用。

❷ 炒锅置火上，加水烧开，下白萝卜丝焯水，倒入漏勺滤干水分。

❸ 炒锅上火加入色拉油，爆姜丝，下白萝卜丝、红甜椒片、虾米。

❹ 最后放入调味料翻炒均匀，出锅装盘即可。

专家点评： 这道菜味道爽口，营养丰富。虾米中富含的钙可满足人体对钙质的需要；磷可以促进骨骼、牙齿生长发育、加强人体新陈代谢。白萝卜中富含的维生素C能提高机体免疫力，有助于预防感冒；芥子油能促进肠胃蠕动，可有效防止便秘，是备孕妈妈补钙的佳品。

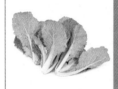

小白菜

别名：不结球白菜、青菜

适用量：每次100克为宜
热量：72千焦/100克
性味归经：性凉，味甘；归肺、胃、大肠经

搭配宜忌

宜	小白菜+虾皮	可使营养更加全面
	小白菜+猪肉	促进儿童生长发育

忌	小白菜+兔肉	会导致腹泻和呕吐
	小白菜+醋	引起营养物质的流失

主打营养素

维生素C、叶酸、膳食纤维、钙

小白菜富含维生素C、膳食纤维，能通肠利胃，促进肠管蠕动，保持大便通畅，而且还含有丰富的叶酸和钙，充足的叶酸能避免胎儿神经管畸形，钙可以强化母体的牙齿及骨骼。

食疗功效

小白菜是蔬菜中含矿物质和维生素最丰富的菜，所含的钙是大白菜的2倍，维生素C是大白菜的3倍，胡萝卜素是大白菜的74倍，能促进骨骼的发育，加速人体的新陈代谢和增加机体的造血功能。而且小白菜还具有清热除烦、行气祛淤、消肿散结、通利肠胃等功效，对口渴、身热、胸闷、心烦、食少便秘、腹胀等症有食疗作用。一般人都可以食用小白菜，特别适合需补充叶酸的备孕妈妈食用。

选购保存

选购小白菜时以外表青翠、叶片完整的为佳，叶片萎烂、枯黄的则不宜选购。将小白菜包裹后冷藏只能维持2～3天；如连根一起贮藏，可延长1～2天。保存时可先将小白菜清洗干净，然后用保鲜膜封好置于冰箱中，可保存1周左右。

♥温馨提示

小白菜可清炒，或是与香菇、蘑菇、笋合炒。小白菜汤有利于减肥。脾胃虚寒、大便溏薄者，不宜多食小白菜，更不宜生食。用小白菜制作菜肴，炒、煮的时间不宜过长，以免损失营养。小白菜不宜生食，食用前应先用水焯一下。因小白菜营养丰富，又富含孕妇所需的维生素、叶酸等营养素，所以，除了备孕妈妈可以食用，孕妇及产妇也可以食用，可以促进消化，预防便秘。

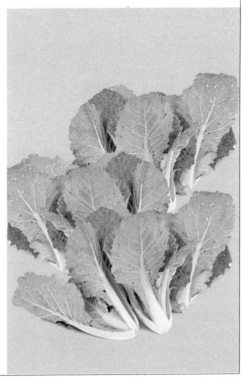

芝麻炒小白菜

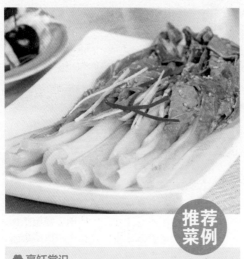

推荐菜例

🍲 烹饪常识

　　将小白菜下入锅后要用旺火快炒，以免出水，且炒制的时间不宜过长，否则口感不佳，营养也会流失。

原料：小白菜500克，白芝麻15克，姜丝、红甜椒丝各10克，盐5克

做法：

❶ 放少许白芝麻到锅里，锅热了转小火，不断地炒芝麻，等到它的香味出来时盛盘。

❷ 将小白菜清洗干净，锅加油烧至八成热，放姜丝、红甜椒丝炝锅，再放入小白菜，猛火快炒，然后放盐调味，等菜熟时把刚准备好的白芝麻放进去，再翻炒两下即可出锅食用。

专家点评：这道菜中的小白菜含有大量的粗纤维和维生素C，有助于促进肠蠕动，预防便秘，增强抵抗力，搭配富含蛋白质、铁、钙、磷、维生素A、维生素D、维生素E、亚油酸、卵磷脂、芝麻素、芝麻酚等营养素的芝麻食用，具有强壮身体、补脑、抗氧化的功效，尤其适合备孕父母食用。

滑子菇扒小白菜

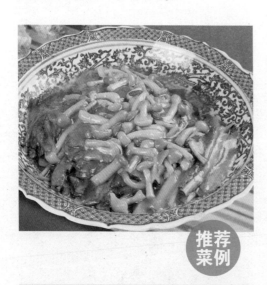

推荐菜例

🍲 烹饪常识

　　小白菜氽水的时间不宜过长，否则容易变黄。最后加入香菇，此菜的味道会更好。

原料：小白菜350克，滑子菇150克，枸杞子20克，盐3克，鸡精1克，高汤蚝油、水淀粉各20毫升，油适量

做法：

❶ 将小白菜清洗干净，切段，入沸水锅中氽水至熟，装盘中备用；将滑子菇清洗干净；将枸杞子清洗干净。

❷ 炒锅注油烧热，放入滑子菇滑炒至熟，加少许高汤煮沸，加入枸杞子，加盐、鸡精、蚝油调味，用水淀粉勾芡。

❸ 起锅倒在小白菜上即可。

专家点评：这道菜味道鲜美，营养丰富，对保持人体的精力和脑力大有益处。小白菜有“和中，利于大小肠”的作用，能健脾利尿、促进吸收。滑子菇含粗蛋白、脂肪、粗纤维、钙、磷、铁、B族维生素、维生素C和人体所必需的其他各种氨基酸，对备孕父母非常有益。

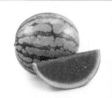

西瓜

别名：寒瓜、夏瓜

适用量：	每日100～150克为宜
热量：	108千焦/100克
性味归经：	性寒，味甘；归心、胃、膀胱经

搭配宜忌

宜			忌		
	西瓜+冬瓜	可补虚损、祛风湿		西瓜+海虾	降低锌的吸收
	西瓜+鳝鱼	治疗暑热烦渴、尿浊等症		西瓜+鱼肉	引起呕吐、腹泻等反应

主打营养素

酶类、维生素C、有机酸

西瓜富含酶类、维生素C以及有机酸等营养成分。另外，西瓜具有生津止渴的作用，对肾炎、膀胱炎等疾病有辅助疗效。

食疗功效

西瓜味道甘甜多汁，清爽解渴，是盛夏佳果，具有清热解暑、除烦止渴、降压美容、利水消肿等功效。西瓜富含多种维生素和矿物质，具有平衡血压、调节心脏功能、预防癌症的作用，可以促进新陈代谢，有软化及扩张血管的功能。常吃西瓜还可以使头发秀美稠密。对男性性功能障碍者来说，西瓜有助于重振雄风。美国利用西瓜做原料，开发出一种可与"伟哥"相媲美的"天然伟哥"，目前已在美国上市。

选购保存

瓜皮表面光滑、花纹清晰，用手指弹西瓜可听到"嘭嘭"声音的是熟瓜。另外，熟瓜会浮在水面上，生瓜则沉入水里。未切开时可低温保存5天左右，切开后用保鲜膜裹住，可低温保存3天左右的时间。

♥ 温馨提示

西瓜尤其适用于发热者和注重养颜者。心力衰竭者、肾炎患者、水肿严重的患者不宜多吃。西瓜的含糖量高，糖尿病患者要少食。口腔溃疡和感冒初期患者不宜多吃西瓜。夏至之前和立秋之后，体弱者不宜食用。西瓜是夏令瓜果，冬季不宜多吃，也不要吃刚从冰箱里拿出来的西瓜。西瓜寒凉，过分的寒凉刺激会减弱正常的胃蠕动，影响胃功能。因此，脾胃虚寒、消化不良及有胃肠道疾患者，应少吃或不吃西瓜。

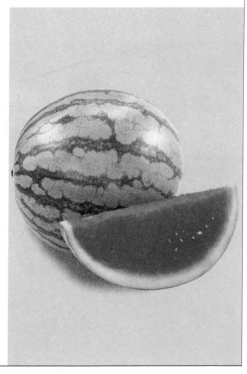

蜜汁火方瓜球

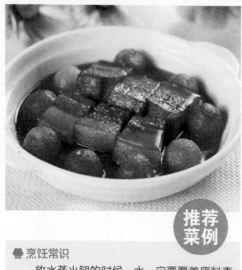

原料：火腿上方（带皮的）500克，西瓜500克，柠檬1个，蜂蜜100毫升，砂糖200克

做法：

❶ 将火腿上方清洗干净切块；将西瓜扣成圆珠；将柠檬挤汁放入碗中。

❷ 将火腿块加蜂蜜、砂糖装入碗中，加水至覆盖表层，再将碗放入锅中用中火蒸1小时，取出，把碗中的水倒一部分入锅中。

❸ 在火腿汤中加入柠檬汁，勾薄芡，淋在火腿上，用西瓜圆珠伴边即可食用。

专家点评：这道菜色泽鲜艳，火腿的瘦肉香咸带甜，肥肉香而不腻，美味可口。西瓜饱含水分与果糖、多种维生素、矿物质及氨基酸，可改善汗多口渴、小便量少、尿色深黄等症状。备孕妈妈食用此菜可滋养身体。

🍴 烹饪常识

　　放水蒸火腿的时候，水一定要覆盖原料表面。火腿可以多清洗几遍，以便去除咸味。

西瓜炒鸡蛋

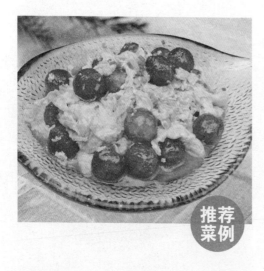

原料：西瓜100克，鸡蛋3个，盐3克，葱10克，生抽、香油各10毫升，油适量

做法：

❶ 将葱清洗干净，切成碎末备用。

❷ 将鸡蛋打入碗中，加盐，用筷子沿顺时针方向搅拌均匀；西瓜用挖球器挖成小球。

❸ 炒锅置于火上，下油烧至六成热，下鸡蛋炒散，炒至金黄，下入西瓜炒匀。

❹ 再放入盐、生抽、香油调味，撒上葱花，盛盘即可。

专家点评：这道菜营养丰富，包含人体所需要的大部分营养成分，含有大量的蔗糖、果糖、葡萄糖，以及丰富的维生素A、维生素B族、维生素C，多量的有机酸、氨基酸、磷、钙、铁等矿物质，具有开胃、助消化、解渴生津、利尿、祛暑疾、降血压、滋补身体的效用，适合备孕妈妈食用。

🍴 烹饪常识

　　炒鸡蛋时要用中小火慢炒，以防火急了有焦煳的现象，那样炒出的鸡蛋就不嫩了。

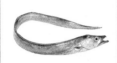

带鱼

别名：裙带鱼、海刀鱼

适用量：每日80克左右

热量：531千焦/100克

性味归经：性温，味甘；归胃经

搭配宜忌

宜	带鱼+豆腐	可补气养血、健脑补肾、滋补强身	忌	带鱼+南瓜	不利于营养的吸收
	带鱼+牛奶	促进蛋白质吸收		带鱼+菠菜	导致中毒

主打营养素

维生素A、卵磷脂

带鱼含有丰富的维生素A，维生素A有维护细胞功能的作用，可保持皮肤、骨骼、牙齿、毛发的健康生长。带鱼中卵磷脂的含量丰富，对提高智力、增强记忆力大有帮助。

食疗功效

带鱼具有强心补肾、舒筋活血、消炎化痰、清脑止泻、消除疲劳、提精养神之功效，可治疗和预防多种疾病，对脾胃虚弱、消化不良、皮肤干燥者尤为适宜。中医认为，带鱼可用作迁延性肝炎、慢性肝炎辅助食疗食材。常吃带鱼还可滋润肌肤、保持皮肤的润湿与弹性。此外，带鱼油有养肝止血的作用，主要用于治疗肝炎、疮疖、痈肿等。多食带鱼，对脾胃虚弱、消化不良者及备孕妈妈调养身体十分有益。

选购保存

要选择银灰色或银白色、鱼体表面鱼鳞分布均匀，且鱼肚完整无破损的带鱼；如果鱼肚有破损，说明曾经在非冷冻环境下放得时间较长，不宜选购。带鱼宜冷冻保存。

♥ 温馨提示

备孕女性及孕产妇多吃带鱼对宝宝很好处，会使宝宝更聪明。不过带鱼属发物，剖宫产的产妇最好在伤口愈合后再吃。另外，要注意出血性疾病患者，如血小板减少、血友病、维生素K缺乏等病症患者要少吃或不吃带鱼。带鱼的食用量以每餐80克为宜，一次不宜多食。患有疥疮、湿疹、荨麻疹等过敏性皮肤病者要慎食，身体肥胖者不宜多食。带鱼腥气较重，不适合清蒸，以红烧、糖醋为佳，油煎亦可。

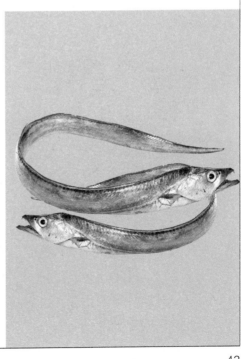

手撕带鱼

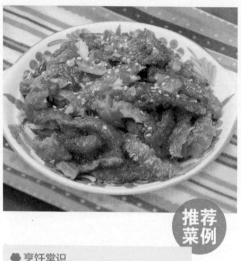

推荐菜例

🍴 烹饪常识

　　如果带鱼比较脏，可用淘米水清洗，这样不但能把鱼清洗干净，还可避免手被弄脏、弄腥。

原料：带鱼350克，熟芝麻5克，盐3克，酱油各8毫升，葱花10克，香油、油各适量

做法：

①　将带鱼收拾干净，氽水后捞出。

②　油锅烧热，放入带鱼炸至金黄色，待凉后撕成小条。

③　油锅烧热，下鱼条，放盐、酱油炒匀，淋香油，撒熟芝麻、葱花。

专家点评：带鱼是高脂肪鱼类，所含脂肪多为不饱和脂肪酸，带鱼所含的蛋白质也很高，还含有较丰富的钙、磷及多种维生素，可为大脑提供丰富的营养成分。特别是带鱼中卵磷脂丰富，对提高智力、增强记忆力大有帮助。金黄的带鱼丝配以营养丰富的熟芝麻，这道菜不仅酥香味美，独具风味，可促进备孕妈妈的食欲，而且营养丰富，是备孕妈妈补虚损、益胃气、健脑的美食。

家常烧带鱼

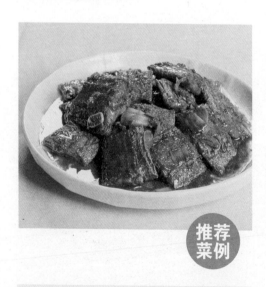

推荐菜例

🍴 烹饪常识

　　把带鱼放在温热的碱水中浸泡，然后用清水清洗，鱼鳞就会被洗得很干净。

原料：带鱼800克，盐3克，葱白10克，蒜20克，水淀粉30毫升，香油少许，油适量

做法：

①　将带鱼清理干净，洗净后切段；将葱白清洗干净，切小段；将蒜去皮洗净，切片备用。

②　将带鱼加盐腌渍5分钟，再抹一些淀粉，下油锅中炸至金黄色。

③　添入水，烧熟后，加入葱白、蒜片炒匀，以水淀粉勾芡，淋上香油即可。

专家点评：带鱼营养丰富，脂肪含量较少。这道菜色泽深黄，味道鲜美，鱼肉软嫩，营养丰富，富含蛋白质、不饱和脂肪酸、钙、磷、镁及多种维生素。这道菜有滋补强壮、和中开胃及养肝补血的功效。

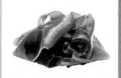

海带

别名：昆布、江白菜

适用量：	每次15～20克为宜
热量：	55千焦/100克
性味归经：	性寒，味咸；归肝、胃、肾三经

搭配宜忌

宜			忌		
	海带+冬瓜	可降血压、降血脂		海带+猪血	易引起便秘
	海带+紫菜	治水肿、贫血		海带+白酒	导致消化不良

主打营养素

碘、维生素E、硒

海带中富含的碘有促进生长发育、维护中枢神经系统的作用；富含的维生素E有护肤养颜以及保胎、护胎的作用；而富含的硒，有降压消肿、提高视力、护肝的作用。

食疗功效

海带能化痰、软坚、清热、降血压、防止夜盲症、维持甲状腺的正常功能。海带还有抑制癌症的作用，特别是能够抑制乳腺癌的发生。海带中含有大量的碘。碘可以刺激垂体，使女性体内的雌激素水平降低，恢复卵巢的正常机能，调节内分泌，消除乳腺增生的隐患。另外，海带不含热量，对预防肥胖症颇有益，适合甲状腺肿大、高血压、冠心病、脑水肿等患者及备孕妈妈调养身体时食用。

选购保存

应选购质厚实、形状宽长、身干燥、色黑褐或深绿、边缘无碎裂或黄化现象的海带。将干海带剪成长段，清洗干净，用淘米水泡上，煮30分钟，放凉后切成条，分装在保鲜袋中，放入冰箱中冷冻起来。

♥ 温馨提示

海带的食用方法多种多样，可煮汤、炒食或凉拌。因海带含有褐藻胶物质，不易被煮软，如果把成捆的干海带打开，放在蒸笼里蒸半小时，再用清水泡上一夜，就会变得脆嫩软烂。由于现在全球水质遭到污染，海带中很可能含有毒素——砷，所以烹制前应先用清水浸泡2～3小时，中间换1～2次水。但浸泡时间不要过长，最多不超过6小时，以免使水溶性的营养物质损失过多。海带性寒，脾胃虚寒、痰多便溏者不宜食用。

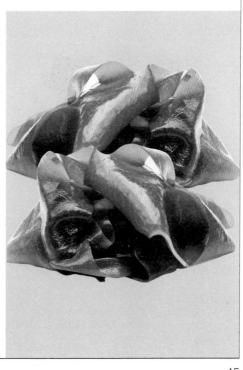

海带蛤蜊排骨汤

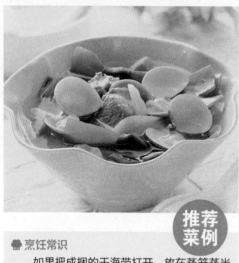

原料： 海带结200克，蛤蜊300克，排骨250克，胡萝卜半根，姜1块，盐3克

做法：

① 将蛤蜊泡在淡盐水中，待其吐沙后，清洗干净，沥干。

② 将排骨汆烫去血水，捞出冲净；将海带结清洗干净；将胡萝卜削皮，清洗干净切块；将姜清洗干净，切片。

③ 将排骨、姜、胡萝卜先入锅中，加8碗水煮沸，转小火炖约30分钟，再下海带结续炖15分钟。

④ 待排骨熟烂，转大火，倒入蛤蜊，待蛤蜊开口，酌加盐调味即可。

专家点评： 猪肉是维生素B$_{12}$的重要来源，维生素B$_{12}$能促进注意力集中，增强记忆力，并能消除烦躁不安的情绪，有益于备孕妈妈调养身体。

🍲 **烹饪常识**

如果把成捆的干海带打开，放在蒸笼蒸半小时，再用清水泡上一夜，海带就会变得脆嫩软烂。

排骨海带煲鸡

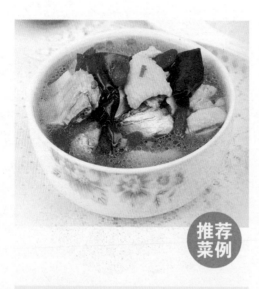

原料： 嫩鸡250克，猪肋排200克，海带结100克，枸杞子5克，盐少许，葱、姜各3克，油适量

做法：

① 嫩鸡斩块洗净；猪肋排洗净，剁块。

② 将海带结用温水洗净，再用清水冲净；将枸杞子清洗干净备用。

③ 净锅上火，倒入油、葱、姜炒香，下入海带翻炒几下，倒入水，加入鸡块、排骨、枸杞子，调入盐，小火煲至成熟即可。

专家点评： 海带含有丰富的蛋白质、碘、钙、硒等营养素；猪肋排含有丰富的蛋白质、脂肪、磷酸钙、骨胶原等；鸡肉含有丰富的蛋白质、B族维生素、钙、铁等。这些食材配上用营养丰富的枸杞子煲的汤，不仅营养十足，还能增强体质，非常适合备孕妈妈食用。

🍲 **烹饪常识**

汤开时，汤面上有很多泡沫出现，应先将汤上的泡沫舀去。

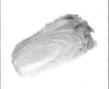

大白菜

别名：白菜、黄芽菜、菘

适用量：每次100克为宜

热量：76千焦/100克

性味归经：性平，味苦、辛、甘；归肠、胃经

搭配宜忌

宜			忌		
	大白菜+猪肉	可补充营养、通便，促进消化		大白菜+羊肝	会破坏维生素C
	大白菜+辣椒	润肠利尿、消食化积		大白菜+鳝鱼	可引起中毒

主打营养素

维生素、膳食纤维、锌

大白菜富含多种维生素、膳食纤维，不仅能增进食欲，帮助消化，还能增强人体的抗病能力。此外，大白菜中富含的锌还有造血功能，非常适合备孕父母食用。

食疗功效

传统医学认为，大白菜"性味甘、平寒无毒，清热利水，养胃解毒"，有清除体内毒素、利尿通便的作用，可用于治疗咳嗽、咽喉肿痛等症。现代医学认为，大白菜是营养极为丰富的蔬菜，具有通利肠胃、清热解毒、止咳化痰、利尿养胃的功效。常食用可以增强人体抵抗力和降低胆固醇，对伤口难愈、牙龈出血有防治作用，还有预防心血管疾病的作用。大白菜适合脾胃气虚者、大小便不利者、维生素缺乏者及备孕者食用。

选购保存

应选购包得紧实、新鲜、无虫害的大白菜。若温度在0℃以上，保存时可在大白菜叶上套上塑料袋，口不用扎，根朝下戳在地上即可。

♥温馨提示

大白菜的吃法有很多，可素炒，可荤做，可做水饺、包子的馅，亦可被制成酸菜、腌菜、酱菜、泡菜、脱水菜等，可以做出很多特色风味的菜肴。烹调时不宜用焖煮的方法，不要用铜制器皿盛放或烹调大白菜。炒大白菜时适当加醋，既能防止维生素C流失，又增添了大白菜的味道。生拌大白菜须先用开水烫一下，然后再放些醋，这样不但能保护营养素，而且还能杀死菜中的病菌。冻大白菜勿用热水泡洗，将其放入冷水中浸泡1小时左右，使冰融化，再洗净切好。如做炖菜，应在汤煮沸时将大白菜下锅。

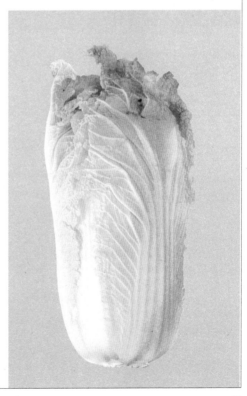

大白菜粉丝炖肉片

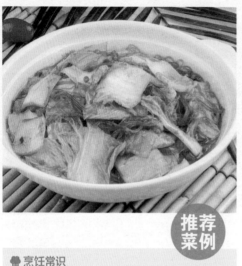

推荐菜例

● 烹饪常识

　　将粉丝泡好后，最好用剪刀剪短，这样吃起来更方便。

原料： 大白菜200克，五花肉300克，粉丝50克，盐3克，酱油10毫升，葱花8克，油适量

做法：

❶ 将大白菜清洗干净，切大块；将粉丝用温水泡软；将五花肉用清水洗干净后切片，用盐腌10分钟。

❷ 将油锅置于火上烧至八成热，先下入葱花爆香，然后下猪肉炒至变色，最后下大白菜炒匀。

❸ 加入粉丝和开水，以开水没过菜为宜，加酱油、盐炒匀，先大火烧开，然后转中小火焖至汤汁浓稠即可。

专家点评： 五花肉含有丰富的优质蛋白质和人体必需的脂肪酸，并提供血红素和促进铁吸收的半胱氨酸，能改善缺铁性贫血症状。大白菜含有丰富的维生素C、维生素E，多吃大白菜，可以起到很好的护肤和养颜的效果。此菜醇香有营养，是备孕者不错的选择。

枸杞子大白菜

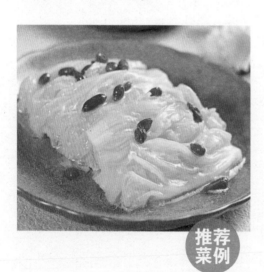

推荐菜例

● 烹饪常识

　　大白菜等蔬菜要先洗后切，不要切碎了再洗。大白菜炒熟后隔夜放置，不宜食用。

原料： 大白菜500克，枸杞子20克，盐3克，鸡精3克，上汤适量，淀粉15克

做法：

❶ 将大白菜清洗干净切片；将枸杞子入清水中浸泡后清洗干净。

❷ 在锅中倒入上汤煮开，放入大白菜煮至软，捞出放入盘中。

❸ 汤中放入枸杞子，加盐、鸡精调味，用淀粉勾芡，浇淋在大白菜上。

专家点评： 大白菜不仅能改善胃肠道功能，延缓餐后血糖上升，增加粪便的体积，让排便的频率更快，还有提高人体免疫力，防止皮肤干燥，促进骨骼生长等多方面的功能。大白菜中的膳食纤维还可以预防结肠癌。同时，枸杞子富含多种维生素，其抗氧化能力指数很高。此外，将大白菜搭配枸杞子一起炒制，具有高营养、色香味俱全、清新爽口的特点，非常适合备孕妈妈食用。

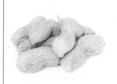

花生

别名：长生果、落花生

适用量：	每日40克为宜
热量：	2400千焦/100克
性味归经：	性平，味甘；归脾、肺经

搭配宜忌

宜			忌		
	花生+莲藕	滋阴调气、健脑益智		花生+黄瓜	增加其滑利之性，极容易导致腹泻
	花生+猪蹄	滋润皮肤、延缓衰老		花生+毛蟹	生成不利于人体健康的物质

主打营养素

卵磷脂、脑磷脂、脂肪油、蛋白质

花生富含卵磷脂和脑磷脂，能促使细胞发育和增强大脑的记忆力。花生中含丰富的脂肪油和蛋白质，对产后乳汁不足者，有滋补气血、养血通乳的作用。

食疗功效

花生有健脾和胃、润肺化痰、滋阴调气的功能，对营养不良及咳嗽等症状有一定疗效。花生有止血作用，其红色外皮的止血作用更好。花生能增强记忆，抗老化，延缓脑功能衰退，滋润皮肤。花生还可防治肿瘤类疾病，含降低血小板聚集、预防和治疗动脉粥样硬化、心脑血管疾病的化学预防剂，有降低胆固醇的作用，有助于防治动脉硬化、高血压和冠心病。

选购保存

选购花生时，应选择外壳为土黄或乳白色的，果仁颜色为白色，大小颗粒饱满均匀，无疤痕，且味道纯正，无任何异味的。

♥ 温馨提示

花生一般人均可食用，尤其适宜病后体虚者、手术后恢复者以及孕妇和产妇。炒熟或油炸后的花生米，性质热燥，不宜多食。伤风感冒、喉咙发炎的患者更应少吃。花生霉变后含有大量致癌物质——黄曲霉毒素，所以霉变的

花生制品忌食。花生能增进血凝，促进血栓形成，故血黏度高或有血栓的人不宜食用；花生含油脂多，患有肠胃疾病或皮肤油脂分泌旺盛、易长青春痘的人，不宜大量食用；消化花生时需要多耗费胆汁，故胆病患者不宜食用。

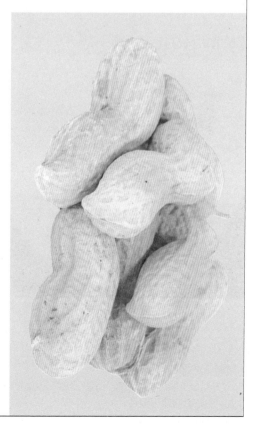

蜜汁花生

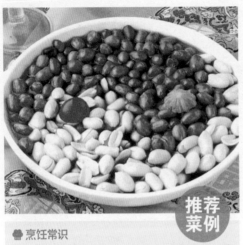

原料： 花生仁500克，蜂蜜30毫升，盐3克，白糖5克，食用油适量

做法：

❶ 将花生仁洗净。锅中加水后置于火上烧开，先将一部分花生入锅焯熟，捞出过凉水，使其脆嫩，沥干。

❷ 锅中油热后放入剩下的花生仁，炸至金黄色。

❸ 锅中倒入少量油，加入盐、白糖化开，再倒入蜂蜜搅匀。

❹ 将煮花生和炸花生一起倒入，搅拌均匀后稍加热即可。

专家点评： 本品可降压安神、养胃消食。花生还含有钙、磷、硒、卵磷脂、胆碱、维生素K、不饱和脂肪酸等。花生的红色外皮含有大量维生素B_1、维生素B_2及可以用来止泻的单宁成分。

🦪 **烹饪常识**

花生可以直接生食，也可以炒熟食用。花生还可以搭配其他食材煮汤食用，这种吃法不仅口感很好，而且不会破坏花生的营养素。花生的红衣有补血、促进血凝的作用，对伤口愈合有好处。

红豆花生乳鸽汤

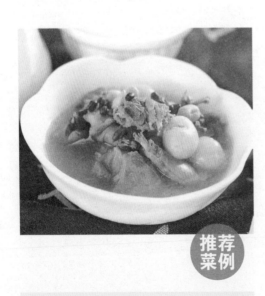

原料： 红豆、花生各50克，桂圆肉30克，乳鸽200克，盐5克

做法：

❶ 将红豆、花生先浸泡半小时，然后与桂圆肉一起洗净。

❷ 将乳鸽宰杀后去毛、内脏，洗净，斩大件。锅中加水后置于火上烧开，放入斩好的乳鸽汆烫，去除血水。

❸ 将清水1800毫升放入瓦煲内，先用大火煮沸，然后加入以上全部原料，继续以大火煲沸后，改用小火煲2小时，加盐调味即可出锅。

专家点评： 这道汤中的乳鸽肉厚而嫩，滋养作用较强，富含蛋白质和少量无机盐等营养成分，是不可多得的食品佳肴。再加上有补血益气的红豆及桂圆肉，此汤对备孕妈妈有温补功效，有助于提高受孕率。

🦪 **烹饪常识**

煲汤时，要小火慢炖，有助于将红豆和花生中的营养物质析出来。

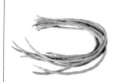

豇豆

别名： 豆角、角豆、裙带豆

适用量： 每日40克左右为宜

热量： 135千焦/100克

性味归经： 性平，味甘；归脾、胃经

搭配宜忌

宜			忌		
	豇豆+香菇	可健胃补肾、理中益气、益气补虚		豇豆+茶	会生成有害物质
	豇豆+猪蹄	养胃补虚、增进食欲		豇豆+牛奶	影响消化、导致便秘

主打营养素

蛋白质、维生素C

豇豆中含有较多易于消化吸收的优质蛋白质，对增强身体免疫力很有益。豇豆中还含有大量维生素C，有促进抗体的合成、提高机体抗病毒的作用。

食疗功效

中医认为，豇豆有健脾补肾的功效，主治消化不良，对尿频、遗精及一些妇科疾病有辅助功效。现代医学认为，豇豆可为机体补充充足的营养素，包括易于消化吸收的优质蛋白质、适量的碳水化合物和多种维生素、微量元素等，具有降血糖、促消化、增食欲、提高免疫力等功效。豆豆所含的B族维生素能使机体保持正常的消化腺分泌和胃肠道蠕动，平衡胆碱酶活性，可帮助消化、增进食欲，适合备孕妈妈食用。

选购保存

在选购豇豆时，一般以豆条粗细均匀、色泽鲜艳、透明有光泽、子粒饱满的为佳。豇豆通常被放在塑料袋或保鲜袋中冷藏能保存5~7天。

♥ 温馨提示

豇豆通常用来炒食，荤素皆宜，或制成豇豆干，与猪肉共煨，味甚鲜美。素炒起锅前拍上两瓣蒜放进锅里，味道更香。豇豆还可凉拌，将豇豆洗净焯好后摊开晾凉，然后加入醋、蒜、少量糖、油，爱吃芝麻酱的，可先用凉开水或醋将芝麻酱化开，再和豇豆一起拌。在陕西、河南等地还有一种吃法，把豇豆加入少量的面粉或玉米面，和匀后上屉蒸，熟后蘸醋、蒜汁、辣椒油吃，既可以当饭，又可以当菜。豇豆还可被制成泡菜，切碎与肉末同炒，俗称酸豆角炒肉，喝粥时当咸菜，味道也不错。

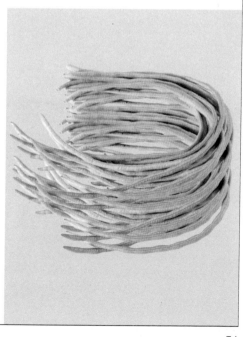

肉末豇豆

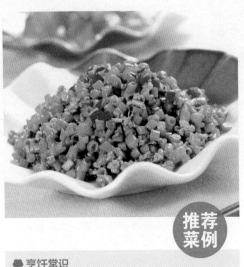

推荐菜例

🍲 **烹饪常识**

瘦肉可以用老抽腌渍一会儿再炒，味道会更好。若食用未熟透的豇豆，可能会中毒。

原料：豇豆300克，瘦肉100克，甜红椒50克，盐3克，姜末、蒜末各10克，油适量

做法：

❶ 将豇豆择洗干净切碎；将瘦肉清洗干净切末；将甜红椒洗净切碎备用。

❷ 将锅置于火上，油烧热，放入肉末炒香，加入甜红椒碎、姜末、蒜末一起炒出香味。

❸ 放入鲜豇豆碎，调入盐，炒匀入味即可出锅。

专家点评：豇豆炒熟时，有一种黑色汁液出现，这是豇豆所含的铁质被分解出来的缘故，有补血的作用。豇豆除了有健脾、和胃的作用外，最重要的是能够补肾。瘦肉可提供人体生理活动必需的优质蛋白质、脂肪，具有滋阴润燥、益精补血的功效，非常适宜备孕妈妈食用。

姜汁豇豆

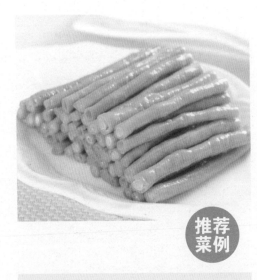

推荐菜例

🍲 **烹饪常识**

豇豆一定要选择嫩的、颜色翠绿的口感才好。烹饪前去掉豇豆上的老筋，味道会更好。

原料：豇豆400克，老姜50克，醋15毫升，盐3克，香油10毫升，糖少许

做法：

❶ 将豇豆清洗干净，切成约5厘米长的段，入沸水中烫熟，捞起沥干水分。

❷ 将老姜切细，捣烂，用纱布包好挤汁，和醋、盐、香油、糖一起调匀，浇在豇豆上，整理成型即可。

专家点评：豇豆的营养价值很高，含蛋白质、糖类、磷、钙、铁和维生素B_1、维生素B_2及烟酸、膳食纤维等，能维持正常的消化腺分泌和胃肠道蠕动，抑制胆碱酯酶活性，提高机体抗病毒能力，还可帮助消化，增进食欲。这道姜汁豇豆菜，姜汁浓郁，口感清爽，有健脾开胃的效果，备孕妈妈可以酌量食用。

备孕期 忌 吃的食物

备孕期调整饮食，可为优生优育储备能量，备孕期的饮食要注意哪些事项呢？下面就介绍几种不适宜备孕期食用的食物。

咖啡

忌吃关键词：
咖啡因、降低受孕概率

不宜饮用咖啡的原因

美国全国环境卫生科学研究所的研究人员对104位希望怀孕的女性进行研究后得出结论：咖啡对受孕有直接影响。每天喝一杯咖啡以上的女性，成功受孕的可能性只是不喝此种饮料者的一半。咖啡中的咖啡因作为一种能够影响女性生理变化的物质可以在一定程度上改变女性体内雌、孕激素的比例，从而间接抑制受精卵在子宫内的着床和发育。备孕妈妈如果长期大量饮用咖啡，可以使心跳加快、血压升高，不仅易患心脏病，还会降低受孕的概率。

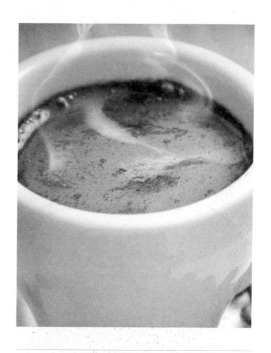

辣椒

忌吃关键词：
辛热、刺激性、消耗肠道水分

不宜食用辣椒的原因

辣椒是大辛大热之品，食用过多会危害人体的健康。因为辣椒中含有的辣椒素极易消耗肠道水分而使胃腺体分泌减少，造成胃痛、肠道干燥、痔疮、便秘，而且辣椒中还含有麻木神经的物质，会对胎儿的神经造成影响。如果备孕妈妈本来就消化不良，或有便秘的症状，过量食用辣椒会加重这些症状，也会影响孕期对胎儿的营养供给，甚至增加分娩的困难。产妇也要尽量少吃辣椒，因为生了孩子本来就容易得痔疮，受到辣椒刺激会更容易染上此症。

烤肉

忌吃关键词：
弓形虫感染

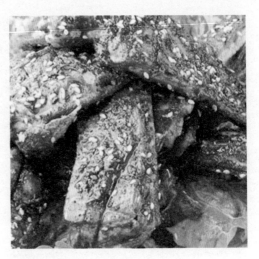

不宜食用烤肉的原因

烤肉香味浓郁，风味独特，深受大家的喜爱。不过有人发现爱吃烤肉的少数妇女生下的孩子易出现智力低下、瘫痪或畸形等现象。研究发现，这些妇女和其所生的畸形儿都是弓形虫感染者。当人们接触了感染弓形虫病的畜禽并吃了这些畜禽未熟的肉时，常可被感染。被感染弓形虫后的妇女可能没有自觉症状，但当其妊娠时，感染的弓形虫可通过子宫使胎儿受染，引发胎儿畸形。

泡菜

忌吃关键词：
亚硝酸、破坏营养、各种添加剂

不宜食用泡菜的原因

泡菜是我国部分地区的人们喜欢的一种食物，它虽然可口，但是计划怀孕的女性却不宜食用。因为泡菜中不仅含有微量的亚硝胺，还有防腐剂、调味品、色素等大量对人不宜的化学物质，有致癌作用，还可以诱发胎儿畸形。泡菜在腌渍的过程中，其维生素 C 被大量破坏，人体如果缺乏维生素 C，会使抑制肾内草酸钙结晶体沉积的能力降低，如果长期贪食泡菜，还可能引起泌尿系统结石。

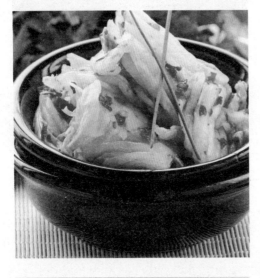

浓茶

忌吃关键词：
咖啡因、降低受孕机会

不宜饮用浓茶的原因

准备生育的女性，不宜喝茶太浓、太多。因为备孕妈妈如果每天喝过多浓茶，有可能使日后受孕的成功率降低。专家指出，浓茶中含有丰富的咖啡因，备孕妈妈过多摄入可致雌激素分泌减少，而体内雌激素水平下降，就有可能对卵巢的排卵功能构成不利影响，使得受孕机会降低。相关数据显示：平均每天喝浓茶超过 3 杯的备孕妈妈，其受孕机会要比不喝浓茶的女性降低 27%。

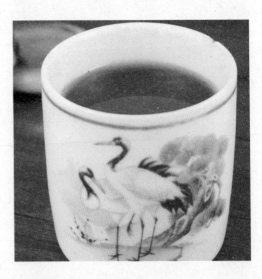

可乐

忌吃关键词：
伤害精子、含糖较高、胎儿畸形

不宜饮用可乐的原因

甜甜的、冒着小气泡的可乐是不少人钟爱的日常饮品。不过，研究表明，可乐型的饮料会直接伤害精子，影响男性的生育能力。如果受损伤的精子和卵子结合，很有可能导致胎儿畸形或者先天不足。多数可乐型饮料都含有咖啡因，很容易通过胎盘的吸收进入胎儿体内，危及胎儿的大脑、心脏等重要器官，使胎儿畸形或患先天性痴呆症。而且可乐型饮料的含糖量也较高，多饮会增加患糖尿病的风险。

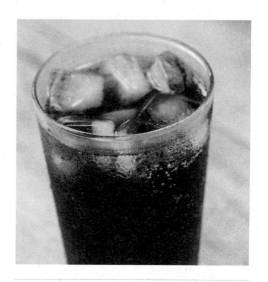

酒

忌吃关键词：
酒精、精卵不健全、胎儿畸形

不宜饮酒的原因

大量事实证明，嗜酒会影响后代。因为酒的主要成分是酒精，当酒精被胃、肠吸收后，会进入血液运行到全身，大部分在肝脏内代谢。随着饮酒量的增加，血液中的酒精浓度随之增高，对身体的损害作用也相应增大。酒精在体内达到一定浓度时，对大脑、心脏、肝脏、生殖系统都有危害。酒精使生殖细胞受到损害后，受毒害的卵子就很难迅速恢复健康，也可能使精卵不健全。而且酒后受孕可造成胎儿发育迟缓，发生胎儿畸形的可能性也较大。

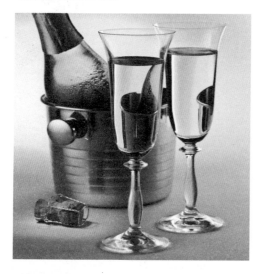

猪腰

忌吃关键词：
镉、损害精子、不孕不育

不宜食用猪腰的原因

现在很多人喜欢吃动物内脏，尤其吃烧烤时，猪腰更是很多男人的最爱，他们认为吃腰子补肾，但请当心重金属镉损精不育。最新研究发现：猪、牛、羊的肾脏里面均含有不同程度的重金属镉，男人食用的时候多多少少会将镉吸入身体，不仅会造成精子的数目减少，而且影响受精卵着床，很可能造成不育。如果再加上本身就是吸烟人群，不育概率可高达六成。因此，备孕期尽量不要食用猪腰。

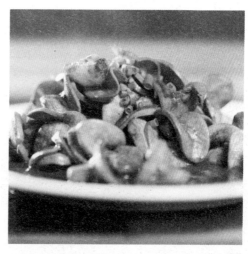

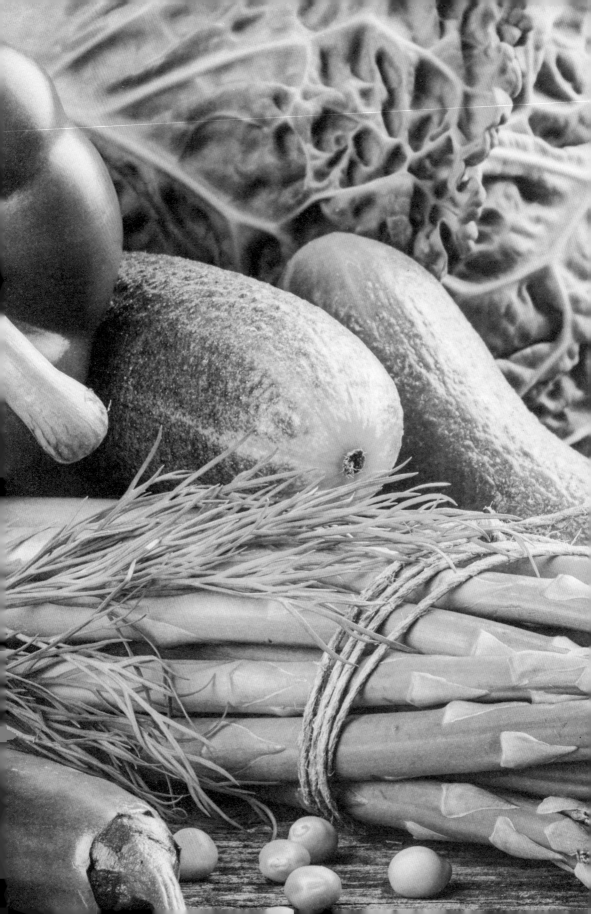

第三章
孕早期饮食宜忌

　　孕早期是指女性怀孕的第 1 个月到第 3 个月的时间段。在这一阶段，胎儿真正在孕妇的身体里落户了，这是一段期待幸福与甜蜜的时期。这个阶段的营养对孕妇和胎儿来说非常重要，为了胎儿的健康成长，孕妇应了解一些饮食常识。在这一阶段能吃什么，不能吃什么，科学补充各种营养，把身体养得棒棒的，为胎儿提供尽可能多的营养，为拥有一个健康可爱的宝宝打下坚实的基础。

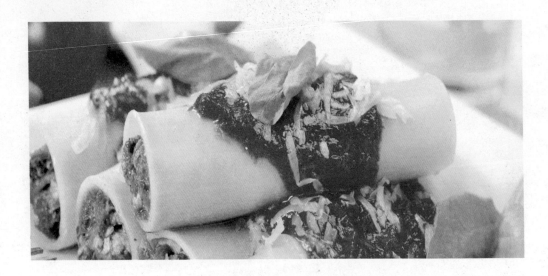

孕早期的营养指南

孕早期是胎儿细胞分化、人体器官形成的主要时期，也是母体内发生适应性生理变化的时期。这一阶段的饮食成了孕妇的头等大事。

1 孕妇要继续补充叶酸

孕前要补充叶酸，孕后还要继续补充，如果孕妇在孕早期缺乏叶酸，会影响胎儿大脑和神经系统的正常发育，严重时将造成无脑儿和脊柱裂等先天畸形，也可使胎盘发育不良而造成流产、早产等。

孕早期孕妇体内的叶酸水平明显低于非孕妇女，而且孕早期是胎儿中枢神经系统生长发育的关键期，脑细胞增殖迅速，最易受到不良因素的影响。如果在这个关键期补充叶酸，可使胎儿患神经管畸形的危险性减少。

当然，叶酸也并非补得越多越好。长期过量服用叶酸，会干扰孕妇的锌代谢。锌元素不足，同样会影响胎儿的发育。所以，服用叶酸一定要在医生或保健人员的指导下使用，切忌滥用。

2 孕妇一定要吃早餐

孕妇孕期的营养很重要。早餐是一天的第一餐，它的重要性就不必多说了。如果孕妇不吃早餐，不仅自己挨饿，也会让胎儿挨饿，这对胎儿的生长发育极其不利。所以，孕妇一定要吃早餐，而且还要吃好。

有些孕妇在怀孕之前就有不吃早餐的不良习惯。为了改掉不吃早餐的习惯，孕妇可以稍微早点起床，早餐前先活动一段时间，比如散步、做简单家务等，激活器官活动功能，促进食欲，加速前一天晚上剩余热量的消耗，以产生饥饿感，

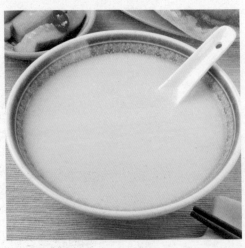

早餐宜吃一些流质食物

促使产生吃早餐的欲望。

为了刺激食欲，孕妇也可以在起床后喝一杯温开水，通过温开水的刺激和冲洗作用激活器官功能。血液稀释后，可增加血液的流动性，使肠胃功能活跃起来，同时活跃其他器官功能。当然，养成早上大便一次的习惯，排出肠内废物，也有利于进食早餐。

❸ 孕妇晚餐宜吃少

有些孕妇忙碌了一整天，到了晚上就大吃特吃，这样对健康是不利的。晚饭既是对下午劳动消耗的补充，又是对晚上及夜间休息期间热量和营养物质需求的供应。但是，晚饭后人的活动毕竟有限，且晚间人体对热量和营养物质的需求量并不大，特别是睡眠时，只要能提供较少的热量和营养物质，使身体维持基础代谢的需要就足够了。

如果孕妇吃得过饱，营养摄入过多，就会增加肠胃负担，睡眠时肠胃活动减弱，不利于食物的消化吸收。因此，孕妇晚餐应少吃一点儿，并以细软、清淡的食物为宜，这样有利于消化，也有利于睡眠，还能为胎儿的正常发育提供良好的条件。

❹ 不宜强迫孕妇吃东西

孕吐是孕妇保护腹中胎儿的一种本能反应。如果孕妇觉得某种食品很难吃，就不应强迫孕妇吃这种东西，而应根据孕吐的症状，对孕妇的日常饮食做出相应调整，以适应腹中胎儿生长发育的需要。

营养学家主张孕妇的饮食应以"喜纳适口"为原则，尽量满足其对饮食的嗜好，尽量避免可能会让她觉得恶心的食物或气味。如果孕妇觉得好像吃什么都会觉得恶心，不要着急，可以吃那些能提起孕妇胃口的东西，哪怕这些食物不能让孕妇达到营养均衡也没关系。总之，不管什么东西，多少吃进去一点儿，总比吃一大顿但全都吐出去要强很多。

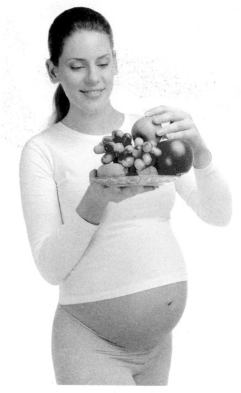

胃口不好时，可多吃些新鲜水果

❺ 缓解孕吐宜调整饮食

孕妇孕吐吃不下东西时，首先应该在饮食上进行调整，以满足孕妇和胎儿的营养需求。首先，可让孕妇多吃些富含蛋白质的清淡食物，帮助抑制恶心症状。其次，孕妇应随时吃点儿零食，一刻都不要让自己的胃空着，因为空腹是最容易引起恶心的。如在床头放点儿饼干等简单的小零食，如果半夜醒来恶心，可以吃点儿饼干来缓解一下。除此之外，姜能够有效缓解孕吐症状。可把生姜切碎，用热水冲泡，给孕妇冲一杯姜茶，这样可以让孕妇的胃感到舒服一些。姜糖也有同样的功效。

还要避免吃高脂肪的食物，因为它们需要更长的时间才能被消化。油腻、辛辣、有酸味和油炸的食物也要少吃，因为这些食物会刺激孕妇已经变得脆弱的消化系统，加重孕吐的症状。

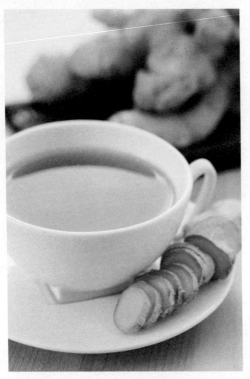

姜可止呕，早孕反应时不妨喝点儿姜汁

6 孕妇不宜全吃素食

有些孕妇怀孕前怕身体发胖，平时多以素食为主，不吃荤食，怀孕后加上妊娠反应比较大，就更不想吃荤腥油腻的食物，结果全吃素食了。这种做法可以理解，但是孕期长期吃素会不利于胎儿的健康生长。因为母体如果摄入营养不足，就会造成胎儿营养不良，势必会影响胎儿的健康。

孕妇全吃素食而不吃荤食，最直接的影响是会造成牛磺酸缺乏。虽然人体自身也能合成少量的牛磺酸，但是对孕妇而言，由于牛磺酸需要的量比平时大，人体本身合成牛磺酸的能力又有限，加上全吃素食，而素食中又普遍缺乏牛磺酸。久而久之，必然会造成牛磺酸缺乏。那么，孕妇从外界摄取一定量的牛磺酸，以维持正常的生理功能就十分必要了。摄取牛磺酸最健康、最安全的方法，就是从荤菜中来补充。

因此，为了自己的身体健康和胎儿的正常发育，吃素食的孕妇也应适量吃些荤食，注意做到荤素搭配，以避免造成孕妇、胎儿营养不良。

7 孕妇宜多吃绿色食品

如果经济条件允许并且买得到，应该多购买有机农产品给孕妇吃。这是因为现代化的农产品大多在种植的过程中会使用化学肥料、杀虫剂，这样的产品大多含化学污染的残留物，对孕妇和胎儿有一定影响。而有机农产品则多不用这些农药和化学肥料，更为卫生、安全，且往往更具有丰富的食物纤维和营养素，也比传统种植的农产品更安全。

此外，在购买猪肉、牛肉、鸡肉等肉类菜时，也最好能挑选有机饲料饲养的家畜、家禽，这样的产品一般不含有激素和抗生素等化学物质，也很少携带如沙门氏菌这样的致病细菌，可以让孕妇吃得更放心。

8 孕妇不宜食用被污染的食物

食物从其原料生产、加工、包装、运输、储存、销售至食用前的整个过程中，都有可能不同程度地受到农药、金属、霉菌毒素以及放射性核素等有害物质的污染。如果孕妇食用被农药污染的蔬菜、水果后，极易导致基因正常控制过程中发生转向或胎儿生长迟缓，从而导致胎儿先天畸形，严重的可使胎儿停止发育，流产、早产或者出现死胎。

因此，孕妇在日常生活中尤其应当重视饮食

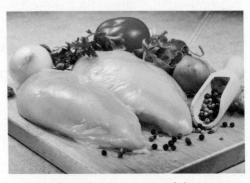

饮食要丰富全面，不宜全吃素食

卫生，防止食物污染。应尽量选用新鲜天然食品，避免食用含食品添加剂、色素、防腐剂物质的食品。食用蔬菜前要充分清洗干净，水果应去皮后再食用，以避免农药污染。

另外，在家庭炊具中应使用铁锅或不锈钢炊具，避免使用铝制品及彩色搪瓷制品，以防止铝元素、铅元素对人体细胞的伤害。

9 孕妇饮水宜选白开水

怀孕期间多饮水可以增加循环血量，促进新陈代谢，提高孕妇自身的免疫功能，对胎儿的生长发育也有积极的促进作用。但是，专家提醒孕妇，饮水也有一定的讲究：首选白开水，其次是矿泉水，少喝茶水，最好不喝纯净水、可乐和咖啡，鲜榨纯果汁每天也不要超过 300 毫升。

白开水对人体有"内洗涤"的作用，比较容易透过细胞膜，促进新陈代谢，增加血红蛋白含量，从而提高机体的免疫功能。同时，白开水还可以降低血液中能引起孕妇呕吐的激素浓度。经过煮沸消毒后的白开水清洁卫生，能避免致病菌引发的疾病，应是孕妇补充水分的主要来源。白开水的水源只要是合格的自来水即可，但不要喝久沸或反复煮沸的开水。

如果要饮用矿泉水，应尽量选择可靠的品牌，

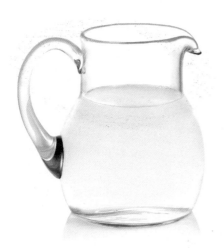

白开水是孕妇补充体液最好的饮品

合格的矿泉水应无异味、杂味。但孕妇尽量不要喝冷水，以免刺激肠道，引起子宫收缩。需要孕妇注意的是，喝饮水机上的桶装水要注意出厂日期，每桶水要在 1 周内喝完，以免时间过长滋生细菌。饮水机也要半年清洗一次内胆，达到洁净的目的。

需要提醒孕妇的是，孕期不宜喝纯净水。纯净水、太空水、蒸馏水都属于纯水。其优点是没有细菌、病毒，缺点是大量饮用时，会带走体内有用的微量元素，进而降低人体免疫力。

另外，要少喝茶水。饮茶容易提高孕妇的神经兴奋性，可能导致其睡眠不深、心跳加快、胎动增加等情况的出现。而且茶叶中所含的鞣酸可能与食物中的钙、铁元素结合，生成一种不能被机体吸收的复合物，影响人体对钙、铁的吸收，从而影响胎儿发育，导致孕妇贫血。

可乐和咖啡也会提高孕妇的神经兴奋性，而且可乐含有咖啡因、色素、碳酸等成分，还会加重孕妇缺钙的症状。因此，为慎重起见，孕妇最好不要饮用咖啡和可乐。

10 孕妇禁吃霉变食物

霉菌在自然界中到处都有，其产生的霉菌素对人体的危害很大，如果孕妇吃了则危害更大。研究表明，孕妇因食用霉变食品中毒而发生昏迷、剧烈呕吐、呼吸不正常进而导致缺氧，严重影响胎儿正常发育。

妊娠早期 2~3 个月时，胚胎正处在高度增殖、分化时期，由于霉菌毒素的危害，可使染色体断裂或畸变，产生遗传性疾病或畸形胎儿，如先天性心脏病、先天性愚钝型胎儿等，甚至导致胚胎停止发育而发生死胎或流产。

除此之外，霉菌毒素长期作用于人体，可致人体细胞癌变，如黄曲霉毒素可致肝癌。因此，孕妇在日常生活中要讲究饮食卫生，不吃霉变的粳米、玉米、花生、薯类、菜类以及甘蔗、柑橘等食品，以防霉菌毒素殃及胎儿。

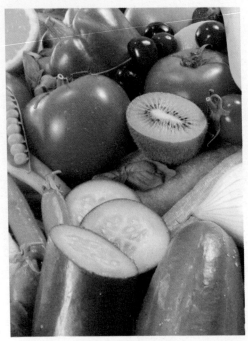

新鲜食品的营养价值很高

11 孕妇不宜过度进补

怀孕期间，为了孕妇和胎儿的身体健康，良好的营养是必不可少的。但物极必反，孕期摄入太多的营养不但对母子健康不利，甚至有害。

孕妇过多摄入主食，使热量超标，会导致孕妇过胖、胎儿过大。孕妇过胖可能引起孕期血糖过高、妊高征（即妊娠高血压征）；胎儿过大会导致难产。胎儿体重越重，难产发生率越高。如新生儿体重大于 3500 克，难产率可达 53%；新生儿体重超过 4000 克，难产率高达 68%。而且，由于营养过剩，体重超过 4500 克的巨大胎儿也时有出现。这些肥胖婴儿出世时，由于身体脂肪细胞大量增殖，往往导致将来发生肥胖、糖尿病、高血压等代谢性疾病。

判断孕妇是否营养过剩最简便、最常用的指标就是体重。怀孕期间每月称体重至少 1 次。孕前体重正常的女性，妊娠后的前 3 个月内体重可增加 1.1 ~ 1.5 千克；3 个月后，每周增加 0.35 ~ 0.4 千克，至足月妊娠时，体重比孕前增

加 9 ~ 12.5 千克。如体重增加过快、肥胖过度，应及时调整饮食结构，并去医院咨询。

12 孕妇不宜摄入过量的糖

如今，由于生活水平不断提高，人们的饮食结构越来越精细，摄入的细粮越来越多，糖分也越来越多。

从营养成分上分析，对正常人来讲，摄入过多的糖分，可能会造成体内糖分堆积。糖分在体内新陈代谢时，需要大量的维生素，糖分摄入过多，人体内的维生素就会因消耗过大而不足，而眼部视细胞发育同样也需要大量的维生素参与，若人体内维生素不足，就会影响其发育。

对孕妇来说更是如此，如果摄入了过多的饮料和细粮，体内糖分过多，就会导致胎儿眼球晶体发育环境异常，使得胎儿的晶体过早发育，更容易导致近视的发生。有动物实验表明，让动物摄入过多糖分，对它们的视力有影响。因此，为了胎儿的健康发育，孕妇要尽量少进食糖。

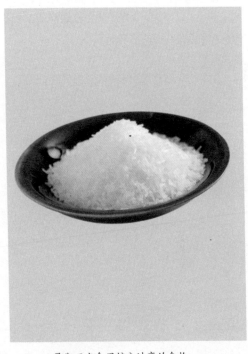

孕期不宜食用糖分过高的食物

孕早期 宜 吃的食物

孕早期，胎儿较小，对营养物质和能量的需求较少，所以孕妇只要保证饮食的质量即可，尤适合吃以下20种食物。

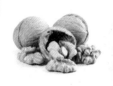

核桃

别名：胡桃仁、核仁、胡桃肉
适用量：每日3颗为宜
热量：2 704千焦/100克
性味归经：性温、味甘；归肾、肺、 大肠经

搭配宜忌

宜	核桃+红枣	健脾益胃、补脑强体	忌	核桃+黄豆	会引发腹痛、腹胀、消化不良、血热
	核桃+黑芝麻	可美容养颜、补肝益肾、乌发润肤		核桃+野鸡肉	有损健康、易患疾病

主打营养素

蛋白质、不饱和脂肪酸、碳水化合物、维生素E

核桃富含蛋白质和不饱和脂肪酸，能滋养脑细胞，增强脑功能；含有的碳水化合物能为孕妇提供所需的热量；含有的维生素E（主要成分为生育酚），可预防早产。

食疗功效

核桃仁具有滋补肝肾、强健筋骨之功效，孕妇食用有助胎儿的发育。核桃油中油酸、亚油酸等不饱和脂肪酸含量高于橄榄油，饱和脂肪酸含量极微，是预防动脉硬化、冠心病的优质食用油。

选购保存

应选个大、外形圆整、干燥、壳薄、色泽白净、表面光洁、壳纹浅而少的核桃。带壳核桃风干后较易保存，核桃仁要用有盖的容器密封装好，放在阴凉、干燥处存放，避免潮湿生虫。

♥温馨提示

孕妇适当吃一些核桃，有利于胎儿的脑部发育。但核桃火气大，含油脂多，吃多了会令人上火和恶心，正在上火、腹泻的孕妇不宜食

用。有的孕妇喜欢将核桃仁表面的褐色薄皮剥掉，这样会损失一部分营养，所以不要剥掉这层薄皮。

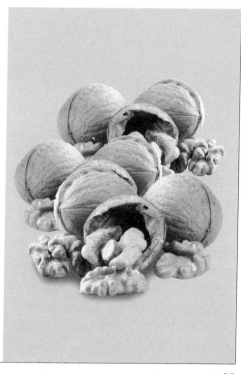

花生核桃猪骨汤

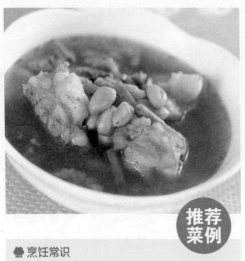

原料：花生50克，核桃仁20克，猪骨500克，盐3克，鸡精3克，葱段适量

做法：

❶ 将猪骨用清水洗净，斩件；将核桃仁、花生泡发。

❷ 将锅中水烧沸，入猪骨氽透后捞出，冲洗干净。

❸ 煲中加水烧开，下入猪骨、核桃仁、花生，煲1小时，调入盐、鸡精，撒上葱段即可食用。

专家点评：这道汤对胎儿的大脑发育以及孕妇的身体很有好处。核桃仁中含有人体不可缺少的微量元素锌、锰、铬等，对人体极为有益。另外，核桃中的营养成分还有增强细胞活力、促进造血、增强免疫力等功效。花生含的谷氨酸和天冬氨酸可促进脑细胞发育，同时花生的红衣可补气补血。猪骨含有大量的骨钙、磷酸钙、骨胶原等，对胎儿的发育大有裨益。

推荐菜例

🍴 烹饪常识

　　猪骨烹调前莫用热水清洗，因猪肉中含有一种肌溶蛋白的物质，若用热水浸泡就会丧失很多营养。

核桃仁拌韭菜

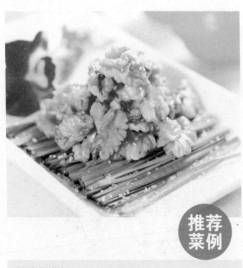

原料：核桃仁300克，韭菜150克，白糖10克，盐5克，白醋、香油各5毫升，油适量

做法：

❶ 将韭菜清洗干净，焯熟，切段。

❷ 在锅内放入油，待油烧至五成热，下入核桃仁炸成浅黄色捞出。

❸ 将韭菜、白糖、白醋、盐、香油拌匀，和核桃仁一起装盘即成。

专家点评：这道菜有润肠通便、健脑强身之功效。核桃仁中含有丰富的磷脂和不饱和脂肪酸，孕妇经常食用，可以获得足够的亚麻酸和亚油酸。这些脂肪酸不仅可以补充孕妇身体所需的营养，还能促进胎儿的大脑发育、提高大脑活动的功能。核桃仁中还含有大量的维生素，对缓解孕妇脑神经的紧张状态、消除大脑疲劳也有着重要的作用。

推荐菜例

🍴 烹饪常识

　　韭菜用淘米水先浸泡15分钟，然后再用清水冲净，这样不仅能有效减少韭菜上的农药残留，还可以节约用水。

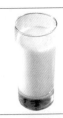

牛奶

别名：牛乳

适用量：	每日250毫升为宜
热量：	226千焦/100克
性味归经：	性平，味甘；归心、肺、肾、胃经

搭配宜忌

宜	牛奶+木瓜	抗衰美容、平肝和胃
	牛奶+火龙果	可润肠通便、降糖降压、美白养颜

忌	牛奶+橘子	不利于消化吸收，易发生腹胀、腹泻
	牛奶+醋	影响钙质吸收

主打营养素

钙、磷、钾

牛奶中钙、磷、钾等矿物质含量丰富，且极易被人体吸收利用，可减少胃肠道刺激，并能有效地维持人体酸碱度的平衡，是孕妇的极佳饮品。

食疗功效

牛奶具有补肺养胃、生津润肠的功效；喝牛奶能促进睡眠安稳；牛奶中含有的乳清蛋白，易被人体吸收从而增强机体免疫能力。牛奶中含有促进睡眠的L-色氨酸，具有松弛神经之效。在睡觉前喝牛奶，可以促进睡眠安稳。泡牛奶浴可以治失眠。牛奶中的碘、锌和卵磷脂能大大提高大脑的工作效率；牛奶中的镁元素会促进心脏和神经系统的耐疲劳性；牛奶能润泽肌肤，经常饮用可使皮肤白皙光滑，增加弹性，同时还能保护表皮。

选购保存

要选择品质有保证的牛奶，新鲜优质的牛奶应有鲜美的乳香味，以乳白色、无杂质、质地均匀为宜。牛奶买回后应尽快放入冰箱冷藏，以低于7℃为宜。

♥温馨提示

孕早期孕妇的胃口不佳时，可以适当喝些牛奶。并不是所有孕妇都适合饮用牛奶，如贫血、患有胃溃疡的孕妇就不能喝牛奶，可用酸奶或豆浆代替。牛奶含有人体所需的多种营养物质，产妇每天喝牛奶也有利于身体康复。另外注意，牛奶一般要温热饮用，饮用牛奶的最佳时间是晚上入睡前，此时饮用牛奶既可以促进睡眠，又会使牛奶的防病功效得到更好的发挥。不要空腹喝牛奶。喝牛奶的同时还应吃些面包、糕点等，以延长牛奶在消化道中的停留时间。

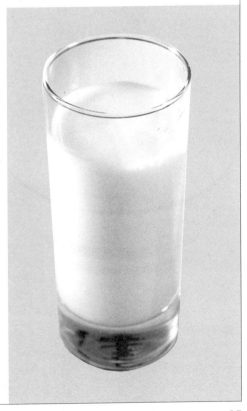

牛奶红枣粳米粥

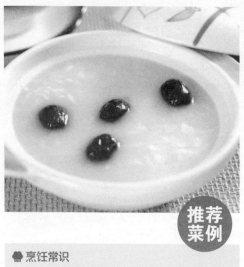

推荐菜例

原料: 红枣20枚,粳米100克,牛奶150毫升,红糖适量

做法:

1 将粳米、红枣一起洗净泡发。

2 再将泡好的粳米、红枣放入锅中,加入适量水,大火煮开后改小火煮约30分钟,加牛奶煮开。

3 待煮成粥后,加入红糖继续煮溶即可食用。

专家点评: 牛奶营养丰富,容易消化吸收,人称"白色血液",是理想的天然食品,富含蛋白质、维生素A、维生素B_2、钙。红枣富含维生素A、维生素C、维生素E、胡萝卜素、磷、钾、铁、叶酸、泛酸、烟酸等营养成分,有提高人体免疫力、预防妊娠贫血的作用。粳米有帮助调节脂肪和蛋白质代谢的功能,可以改善面部色素沉着,起到美容养颜的作用。

🍲 烹饪常识

可先将红枣和粳米清洗干净,然后加清水泡发,煮粥时将泡过粳米和红枣的水也加入锅里。

苹果胡萝卜牛奶粥

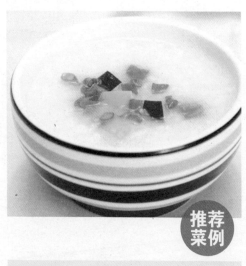

推荐菜例

原料: 苹果、胡萝卜各25克,牛奶100毫升,粳米100克,白糖5克,葱花少许

做法:

1 将胡萝卜、苹果清洗干净,切小块;将粳米淘洗干净。

2 锅置火上,注入清水,放入粳米煮至八成熟。

3 放入胡萝卜、苹果煮至粥将成,倒入牛奶稍煮,加白糖调匀,撒葱花便可食用。

专家点评: 胡萝卜中的维生素A是骨骼正常生长发育的必需物质;苹果富含多种维生素,以及柠檬酸、苹果酸等有机酸,能缓解孕吐;牛奶含有丰富的优质蛋白质、脂肪、钙、铁等营养成分。这道粥有助于孕妇滋补身体,孕育健康的胎儿。

🍲 烹饪常识

煮牛奶时,不要煮沸,也不要久煮,否则会破坏牛奶中的营养素,影响人体吸收。煮这道粥时,先将胡萝卜的皮削去。

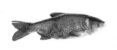

鳙鱼

别名：花鲢鱼、大头鱼

适用量：每日100克为宜

热量：418千焦/100克

性味归经：性温，味甘；归胃经

搭配宜忌

宜		
	鳙鱼+苹果	可补钙
	鳙鱼+豆腐	有助于止腹泻

忌		
	鳙鱼+番茄	不利于营养吸收
	鳙鱼+甘草	易引起身体不适

主打营养素

不饱和脂肪酸

鳙鱼富含不饱和脂肪酸，这是一种人体必需的营养素，主要存在于大脑的磷脂中，可以起到维持、提高、改善大脑机能的作用，孕妇食用后有助于促进胎儿的脑部发育，生出高智商的宝宝。

食疗功效

鳙鱼肉有疏肝解郁、健脾利肺、补虚弱、祛风寒、益筋骨的作用，咳嗽、水肿、肝炎、眩晕、肾炎、小便不利和身体虚弱者都可用它来进行食疗。食用鳙鱼对心血管系统有保护作用。同时，鳙鱼富含磷脂，可改善记忆力，特别是其头部的脑髓含磷脂量很高，经常食用，能祛头眩、益智力、助记忆、延缓衰老。此外，孕妇经常食用还能起到润泽皮肤的美容作用。

选购保存

以鲜活、鱼体光滑、整洁、无病斑、无鱼鳞脱落的鳙鱼为佳。将鱼洗剖干净后抹少许盐腌渍4小时，春、秋季可存放一周，冬天则更长。

♥ 温馨提示

每餐食用鳙鱼以100克为宜，不宜食用过多，否则容易引发疥疮。鳙鱼的鱼胆有毒，不能食用，凡有瘙痒性皮肤病、内热、荨麻疹、癣病者应少食鳙鱼。鳙鱼头汤是一种防哮喘的良剂。鱼头汤中含有一种特别的脂肪酸，具有消炎作用，可以防止呼吸道发炎，但吃鳙鱼鱼头时要对所食鱼头的来源有所了解，比如环境受到严重污染，头大、身瘦、尾小的畸形鱼，变质鱼以及死了太久的鱼，这样的鱼头都不要吃。鳙鱼的温补效果很好，还可为产妇增乳，产妇也可以食用。

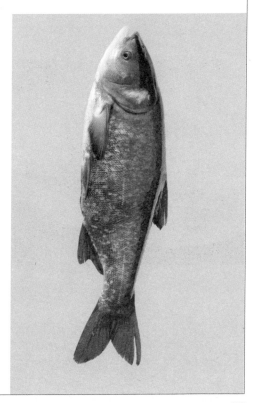

香菜豆腐鱼头汤

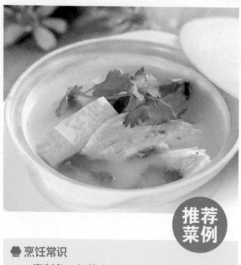

原料：鳙鱼头450克，豆腐250克，香菜30克，姜2片、盐、油各适量

做法：

❶ 将鱼头去鳃，剖开，洗净后用盐腌2小时；将香菜清洗干净；将豆腐清洗干净，沥干水，切块。

❷ 油锅置于火上烧热，放入豆腐、鱼头煎炸，煎至两面金黄色即可。

❸ 将锅置于火上，锅中下入鱼头、姜，加入沸水，大火煮沸后，加入煎好的豆腐，煲30分钟，放入香菜，稍滚即可，不用加盐。

专家点评：这道汤是孕期的一道好食谱。鱼头肉质细嫩、营养丰富，含蛋白质、脂肪、钙、磷、铁、锌等营养成分。豆腐营养丰富，含有铁、钙、磷、镁等人体必需的多种元素，有增加营养、帮助消化、增进食欲的功能。

推荐菜例

🍲 烹饪常识

烹制鱼、虾等水产时不用放味精，因为它们本身就具有很好的鲜味。做这道菜宜选用老豆腐。

下巴划水

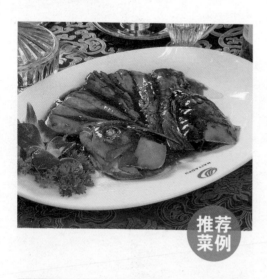

原料：鳙鱼1条，盐、酱油、水淀粉、糖、姜、蒜、老抽、油各适量

做法：

❶ 将鳙鱼处理干净抹干，鱼头对半切开，鱼肉切条，下油锅煎至半熟；将姜、蒜清洗干净切末。

❷ 另起锅，爆香姜末、蒜末，加入适量酱油、糖、盐、老抽和水烧开，再加入鱼头、鱼尾和鱼肉，以中火焖烧10分钟即可。

❸ 捞出鱼装盘，将锅内的汤汁加水淀粉勾芡，淋在鱼身上即可。

专家点评：在孕早期，孕妇食用这道菜，可开胃消食，保证营养摄入。鱼头肉质细嫩、营养丰富，尤其是卵磷脂含量丰富，对胎儿大脑的发育尤为重要。因此，在胎儿脑部发育的孕早期，孕妇可经常食用这道菜。

推荐菜例

🍲 烹饪常识

勾芡的时候，要将火关小，以防止煳锅。煎鱼的时候，火不宜过大，以免将鱼煎焦。

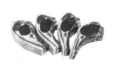

猪骨

别名：	猪脊骨、猪排骨
适用量：	每日100克左右为宜
热量：	1 105千焦/100克
性味归经：	性温，味甘、咸；归脾、胃经

搭配宜忌

宜	猪骨+洋葱	可滋养生津、抗衰老	忌	猪骨+甘草	会引起中毒
	猪骨+西洋参	可滋阴补肾、增加体质		猪骨+苦瓜	会阻碍钙质吸收

主打营养素

磷酸钙、骨胶原、骨黏蛋白

猪骨中磷酸钙、骨胶原、骨黏蛋白的含量非常丰富，尤其是丰富的钙质可维护骨骼的健康，具有滋阴润燥、益精补血的作用，是孕妇和胎儿补钙的上佳之品，有助于母体和胎儿的骨骼健康。

食疗功效

猪骨有很高的营养价值，可滋阴壮阳、益精补血，有补脾、润肠胃、生津液、丰肌体、泽皮肤、补中益气、养血健骨、延缓衰老、延年益寿的功效。儿童经常喝猪骨汤，能及时补充人体所必需的骨胶原等物质，增强骨髓造血功能，有助于骨骼的生长发育。孕妇喝猪骨汤，有助于补钙，满足母体和胎儿对钙的需求：一方面，可促进胎儿骨骼发育；另一方面，孕妇自己也可强筋健骨。

选购保存

应选购富有弹性、肉呈红色的新鲜猪骨。用浸过醋的湿布将猪骨包起来，可保鲜一昼夜；可将猪骨放入冰箱中冷藏；将猪骨煮熟放入刚熬过的猪油里，可保存较长时间。

♥ 温馨提示

喝猪骨汤是非常有益的，孕早期孕妇要注意营养均衡。熬制骨头汤的时候应注意：宜用冷水，并用小火慢慢熬。这样可以延长蛋白质的凝固时间，使骨肉中的新鲜物质充分渗到汤中，汤才好喝。在烧煮时，骨头中的蛋白质和脂肪逐渐解聚而溶出，于是，骨头汤便越烧越浓。因此，不要在煨烧中途加生水，否则会使蛋白质、脂肪迅速凝固变性，不再解聚；同时骨头也不易烧酥，骨髓内的营养无法大量溶出，影响汤味的鲜美。

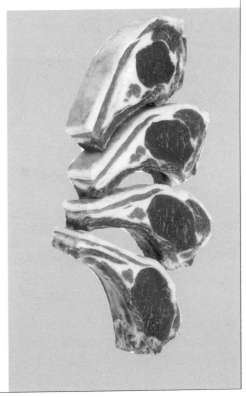

玉米板栗排骨汤

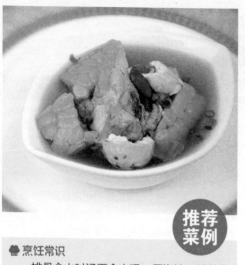

推荐菜例

🍲 烹饪常识

　　排骨汆水时汤面会出现一层泡沫，这就是被煮出来的血水，把排骨捞出后要用清水冲洗干净。

原料： 猪排骨350克，玉米棒200克，板栗50克，花生油30毫升，盐3克，葱花、姜末、枸杞子各5克，高汤适量

做法：

❶ 将猪排骨清洗干净，斩块。锅中加水后置于火上烧热，加入猪排骨汆水。

❷ 将玉米棒洗净切块；将板栗、枸杞子清洗干净，备用。

❸ 锅上火倒入花生油，将葱花、姜末爆香，下入高汤、猪排骨、玉米棒、板栗、枸杞子，调入盐煲熟即可。

专家点评： 猪排骨含有大量磷酸钙、骨胶原、骨黏蛋白等，可为人体提供钙质；玉米含蛋白质、维生素和矿物质都比较丰富；板栗含有蛋白质、维生素等多种营养素，所以这道汤有补血养颜、开胃健脾、强筋健骨的作用，很适合孕妇食用。

芋头白菜排骨汤

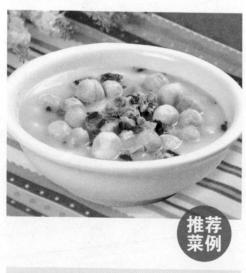

推荐菜例

🍲 烹饪常识

　　猪排骨最好用五花肉上方的子排，质地较嫩，也可以汆烫后直接煲，但色泽较淡。

原料： 猪排骨350克，芋头300克，白菜100克，枸杞子30克，葱花20克，老抽6毫升，盐3克，油适量

做法：

❶ 将猪排骨洗净剁块，锅中加水后置于火上烧沸，放入猪排骨汆烫后捞出。

❷ 将芋头去皮，清洗干净；将白菜清洗干净，切碎；将枸杞子洗净。

❸ 锅中倒油烧热，先放入排骨煎炒至黄色，加入老抽炒匀后，加入沸水，撒入枸杞子，炖1小时，加入芋头、白菜煮熟。

❹ 加入盐调味，撒上葱花起锅即可食用。

专家点评： 这道汤有荤有素，同时含有排骨、芋头、白菜、枸杞子的多重营养，营养素比较丰富，口味也比较鲜美，不仅能增强孕妇的食欲，还能够使皮肤润泽，同时提高机体的免疫力。

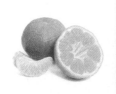

橘子

别名：福橘、蜜橘、黄橘

适用量：每日1个为宜

热量：215千焦/100克

性味归经：性平，味甘、酸；归肺、脾、胃经

搭配宜忌

宜	橘子+玉米	有利于吸收维生素	忌	橘子+牛奶	影响蛋白质的消化吸收
	橘子+生姜	可防治感冒		橘子+动物肝脏	会破坏维生素C

主打营养素

维生素A、维生素C

橘子富含维生素A，能维持胎儿皮肤、胃肠道和肺部的健康。橘子富含的维生素C是提高孕妇身体免疫力、参与人体正常代谢的重要营养物质，对孕妇本身及胎儿的生长发育都有好处。

食疗功效

橘子具有开胃理气、生津润肺、化痰止咳等功效，可用于脾胃气滞、胸腹胀闷、呃逆少食、胃肠燥热、肺热咳嗽等症。橘子富含维生素C和柠檬酸，具有消除疲劳和美容的作用，孕妇可以适量食用。另外，橘子对冠心病、高血压、糖尿病、动脉硬化、痛风有预防的功效。食用橘子，可以降低沉积在动脉血管中的胆固醇，有助于使动脉粥样硬化发生逆转。鲜橘还能健脾和胃、温肺止咳。

选购保存

表面平滑光亮、外表皮薄、果实成熟，果蒂不干枯的是新鲜的橘子。储存时装在有洞的网袋中，放置于通风处即可。如果要长期储存，应放进冰箱保鲜，可以保存一个月不变质。

♥ 温馨提示

橘子一次不宜食用过多，每天1个为宜，最多不超过3个。橘子含热量较多，如果一次食用过多，就会"上火"，促发口腔炎、牙周炎、大便秘结等症。而且，一次食用橘子太多，还会引起"橘子病"，出现皮肤变黄等症状。另外，吃完橘子应及时漱口刷牙，以免对口腔、牙齿有害。此外，为避免其对胃黏膜产生刺激而引起不适，最好不要空腹吃橘子。孕妇可食用橘子，也需注意不要过量。

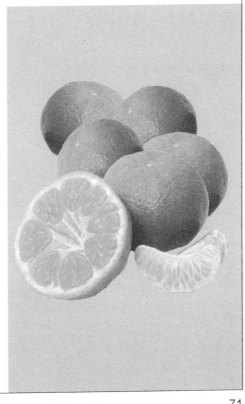

芒果橘子汁

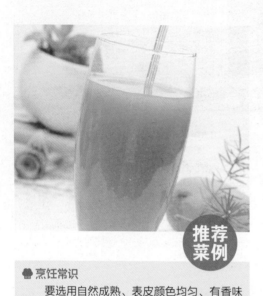

推荐菜例

🍲 烹饪常识
　　要选用自然成熟、表皮颜色均匀、有香味的芒果。加入糖水，此饮品的味道会更好。

原料：芒果150克，橘子1个，蜂蜜适量
做法：
❶ 将芒果清洗干净，去皮，切成小块备用。
❷ 将橘子去皮，去子，撕成瓣。
❸ 将芒果、橘子放入榨汁机中榨汁，加入蜂蜜搅拌均匀即可。

专家点评：橘子深受孕妇喜爱，其果实细嫩多汁，清香鲜美，酸甜宜人，营养极为丰富。它的维生素C含量很丰富，同时还含大量的糖、蛋白质、氨基酸等多种有机物和人体必需的多种矿物质；与芒果榨汁，有益胃止呕、生津解渴及止眩晕等功效，可以有效缓解孕妇的孕吐症状，不过吃橘子容易上火，孕妇不要食用过量。

橘子优酪乳

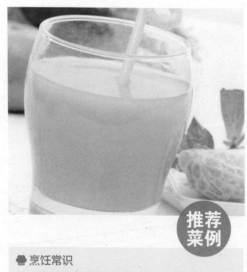

推荐菜例

🍲 烹饪常识
　　购买时要选择有品质保证的优酪乳。这样不仅可以在制造卫生条件上获得保障，也可以确保所使用的是安全菌种。

原料：橘子2个，优酪乳250毫升
做法：
❶ 将橘子用清水洗干净，去皮、子，备用。
❷ 将橘子放入榨汁机内，榨出汁，加入优酪乳，搅拌均匀即可。

专家点评：橘子含有丰富的糖类、维生素、苹果酸、柠檬酸、蛋白质、膳食纤维以及多种矿物质等；优酪乳除了含有钙、磷、钾之外，还含有维生素A、叶酸及烟酸等，营养素的种类比较多。将橘子汁与营养丰富的优酪乳搅拌成果汁，酸甜可口，可以缓解孕吐，还有助于消化及防止便秘，帮助有益菌抑制有害菌的生长，从而改善肠内的菌群比例，促进肠胃的正常蠕动。

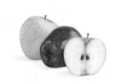

苹果

别名：滔婆、柰、柰子

适用量：	每日1个为宜
热量：	227千焦/100克
性味归经：	性凉，味甘、微酸；归脾、肺经

搭配宜忌

宜	苹果+洋葱	可降糖降脂、保护心脏	忌	苹果+白萝卜	易导致甲状腺肿大
	苹果+香蕉	可防止铅中毒		苹果+海鲜	易导致腹痛、恶心

主打营养素

钾、苹果酸、维生素C

孕妇多吃苹果可消除妊娠呕吐，并补充维生素C等营养素。苹果所含的钾可以调节水、电解质平衡，防止因频繁呕吐而引起酸中毒。

食疗功效

苹果具有润肺、健胃、生津、止渴、止泻、消食、顺气、醒酒的功能，而且对癌症有良好的食疗作用。苹果含有维生素C、不含饱和脂肪、胆固醇和钠，所以是心血管的保护神、心脏病患者的健康元素。同时，苹果还有改善呼吸系统和肺的功能，保护肺部免受污染和烟尘的影响。苹果还含有大量的纤维素，常吃可以使肠道内的胆固醇减少，缩短排便时间，有助于防治孕妇便秘，还能够减少直肠癌的发生，保护肠道健康。

选购保存

应挑选大小适中、果皮光洁、颜色艳丽的苹果。另外，用手或餐巾纸擦拭苹果，如留下淡淡的红色或绿色，可能是工业蜡，千万别买。将苹果放在阴凉处可以保存7~10天，若装入塑料袋放冰箱中则可以保存更久。

♥ 温馨提示

"一天一个苹果，医生远离我。"苹果不单是健康之果，还是智慧之果、美容之果。它能够缓解妊娠呕吐、孕期水肿等多种妊娠反应。我国民间还有孕期吃苹果，将来宝宝皮肤白嫩的说法。孕妇每天吃1~2个苹果，可以减轻孕期反应。除了孕早期孕妇，其他孕期孕妇也可以食用苹果。吃苹果前，最好先用水洗干净，削去果皮后食用。特别在当前主要以化学农药防治果树害虫的情况下，果皮中常常积累较多的农药残留毒物。

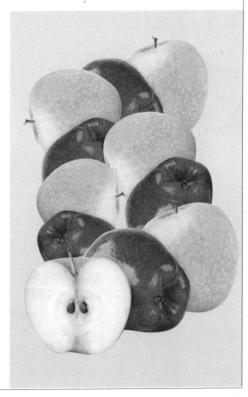

苹果菠萝桃汁

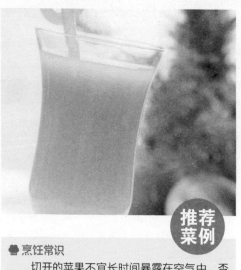

推荐菜例

🍳 烹饪常识

　　切开的苹果不宜长时间暴露在空气中，否则暴露在外的果肉与空气接触，会因发生氧化反应而变成褐色，影响味道。

原料：苹果1个，菠萝300克，桃子1个，柠檬汁适量

做法：

❶ 分别将桃子、苹果、菠萝去皮并清洗干净，均切成小块，入盐水中浸泡。

❷ 将桃子、苹果、菠萝一起放入榨汁机中，榨出果汁，然后加入柠檬汁，搅拌均匀即可。

专家点评：苹果含有丰富的锌，锌是构成核酸及蛋白质不可或缺的营养素，多吃苹果可以促进胎儿的大脑发育，增强记忆力；苹果所含的丰富的膳食纤维可促进消化，缓解孕妇便秘；菠萝含膳食纤维、烟酸和维生素A等，可补脾胃、益气血；桃子富含B族维生素、维生素E等，可促进胎儿发育。

苹果青提汁

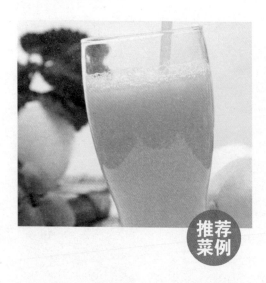

推荐菜例

🍳 烹饪常识

　　柠檬汁可根据个人口味适量加入，最后轻轻搅拌均匀即可。青提可用淀粉浸泡后再清洗。

原料：苹果150克，青提150克，柠檬汁适量

做法：

❶ 将苹果清洗干净，去皮、核，切块；将青提清洗干净，去核。

❷ 将苹果和青提一起放入榨汁机中，榨出果汁。

❸ 在榨好的果汁中加入柠檬汁，搅拌均匀即可饮用。

专家点评：苹果不仅富含锌等微量元素，还富含碳水化合物、多种维生素等营养成分，尤其是细纤维的含量高，有利于胎儿大脑的发育。将苹果与青提榨汁，再混合柠檬汁，口味酸甜，不仅可以有效缓解孕妇在孕早期的孕吐，还有助于胎儿的健康发育。

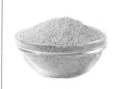

	别名： 粟米、谷子、黄粟	

小米

适用量：	每日50克左右为宜
热量：	1511千焦/100克
性味归经：	性凉，味甘、咸；归脾、肾经

搭配宜忌

宜	小米+洋葱	可生津止渴、降脂降糖	忌	小米+杏仁	会使人呕吐、泄泻
	小米+黄豆	可健脾和胃、益气宽中		小米+烧酒	会引发心脏疾病

主打营养素

钙、铁、锌、硒、镁、磷、维生素B_1

小米含有丰富的矿物质，能有效调节血糖。小米含有维生素B_1，对糖尿病患者的手、足、视觉神经有保护作用。小米还可缓解精神压力、紧张情绪等。

食疗功效

小米能滋养肾气、和胃安眠、清虚热。小米含有大量的碳水化合物，对缓解精神压力、紧张情绪等有很大的功效。小米富含维生素B_1、维生素B_{12}等，能防止消化不良及口角生疮。发芽的小米和麦芽一样，含有大量的酶，是一味中药，有健胃消食的作用，食欲不振的孕妇可以多吃。小米具有滋阴养血的功效，可以使产妇虚寒的体质得到调养，帮助她们恢复体力，因此产妇也适合吃小米。另外，小米还可以有效地防止血管硬化。

选购保存

宜选购米粒大小一致，颜色均匀，呈乳白色、黄色或金黄色，有光泽，无虫、无杂质的小米。贮存于低温干燥避光处即可，也可在小米中加入几瓣大蒜，有防虫的作用。

♥温馨提示

小米是老人、产妇宜用的滋补品，民间还有给产妇吃红糖小米粥、给婴儿喂小米粥的习惯。小米熬成粥后黄香柔滑、回味悠长，喝之满口泛香，营养价值丰富，有"代参汤"之美誉，较适合没胃口的孕妇吃。小米与粳米同食可提高其营养价值，发挥互补作用。将小米与动物性食品或豆类搭配，可以提供给孕妇更完善、更全面的营养。但不能食用变质或劣质的小米，变质的小米用手捻易成粉状，易碎、碎米多，有异味。

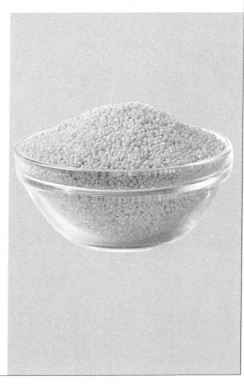

小米红枣粥

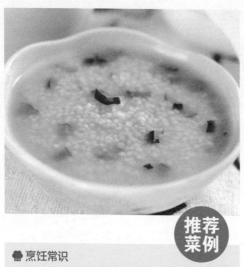

推荐菜例

原料：小米100克，红枣20枚，蜂蜜20毫升，白糖适量

做法：

❶ 将红枣洗净，去核，切成碎末。

❷ 将小米入清水中清洗干净。

❸ 将小米加水煮开，加入红枣末熬煮成粥，关火后凉至温热，根据口味，调入蜂蜜和白糖即可食用。

专家点评：小米能开胃又能养胃，具有健胃消食、防止反胃和呕吐的功效。小米含有蛋白质、钙、胡萝卜素和B族维生素；红枣含维生素C，二者互补，是一种具有较高营养价值的滋补粥品，是孕妇缓解孕吐、滋养身体的较佳选择。此外，这道粥含铁量高，对产妇产后滋阴养血也大有功效。

🍲 **烹饪常识**

加入蜂蜜时，粥不宜太热，否则会降低蜂蜜的营养。小米熬煮的时间可以长一些，味道会更佳。

小米玉米粥

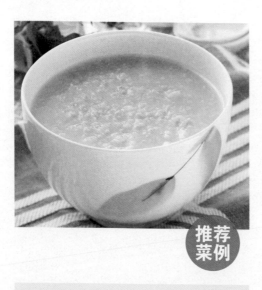

推荐菜例

原料：小米、玉米各50克，糯米20克，白糖少许

做法：

❶ 将小米、玉米、糯米清洗干净。

❷ 将洗后的原材料放入电饭煲内，加清水后开始煲粥，煲至粥黏稠时倒出盛入碗内。

❸ 加白糖调味即可。

专家点评：小米含有多种维生素、氨基酸、脂肪、纤维素和碳水化合物，一般粮食中不含的胡萝卜素，小米中也有，特别是它的维生素B_1的含量居所有粮食之首，含铁量很高，含磷也很丰富，有补血、健脑的作用。将小米搭配玉米和糯米一同熬煮，营养更加全面且更加丰富，非常适合孕早期孕妇滋补身体，还能预防缺铁性贫血。

🍲 **烹饪常识**

小米粥不宜太稀薄，淘米时不要用手搓，忌长时间浸泡或用热水淘米，以免营养流失。

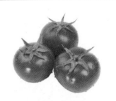

番茄

别名：西红柿、番李子、洋柿子

适用量：每日2个为宜

热量：85千焦/100克

性味归经：性凉，味甘、酸；归肺、肝、胃经

搭配宜忌

宜		
番茄+芹菜	可降压、健胃消食	
番茄+蜂蜜	可补血养颜	

忌		
番茄+南瓜	会降低营养	
番茄+红薯	会引起呕吐	

主打营养素

番茄红素、苹果酸、柠檬酸

番茄特有的番茄红素有保护血管内壁的作用，可预防妊娠高血压；所含的苹果酸和柠檬酸，有助于胃液对脂肪及蛋白质的消化，可以增强孕妇的食欲。

食疗功效

中医认为，番茄可养颜美容、消除疲劳、增进食欲。现代医学认为，番茄含有番茄红素，能够保护心血管，具有抗氧化、抑制突变、降低核酸损伤等多种功能。番茄红素能清除自由基，保护细胞，并能减少心脏病的发作。综合来看，番茄具有止血、降压、利尿、健胃消食、生津止渴、清热解毒的功效，可以预防妊娠高血压、宫颈癌、胰腺癌等症。适合食欲不振、习惯性牙龈出血、高血压、急慢性肾炎者或孕妇等食用。

选购保存

要选择颜色粉红、蒂的部位圆润的番茄，如果蒂部再带着淡淡的青色，就是最沙最甜的了。保存时可以将番茄放入食品袋中，扎紧口，放在阴凉通风处，每隔一天打开口袋透透气，擦干水珠后再扎紧。

♥ 温馨提示

番茄可以生吃、煮食或加工用。但不管是哪一种，都有令人难忘的鲜甜滋味。要想多摄取番茄红素，可以将番茄做菜食用，如将番茄切碎和橄榄油一起烹调。把番茄煮熟吃，有益于心脏健康并可提高抗癌效果。青色的番茄不宜生食。因为未成熟的番茄含有大量的毒番茄碱，孕妇食用后，可能出现恶心、呕吐、全身乏力等中毒症状，对胎儿发育有害。备孕期、孕早期、孕中期、孕晚期者都宜吃番茄。

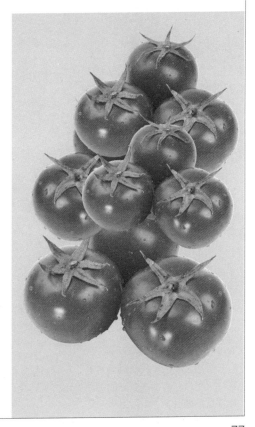

番茄豆腐汤

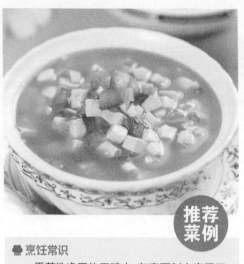

原料：番茄250克，豆腐2块，盐3克，胡椒粉1克，淀粉15克，香油5毫升，植物油50毫升，葱花25克

做法：

❶ 将豆腐洗净切成小粒；将番茄洗净入沸水烫后，剖开，切成粒；将豆腐入碗，加番茄、胡椒粉、盐、淀粉、少许葱花一起拌匀。

❷ 炒锅置中火上，下油烧至六成热，倒入豆腐、番茄，翻炒至香，加入适量清水。

❸ 约5分钟后，撒上剩余葱花，调入盐，淋上香油即可。

专家点评：番茄富含的胡萝卜素在人体内可转化为维生素A，能促进胎儿的骨骼生长，预防佝偻病。同时，番茄有增加胃液酸度、帮助消化、调整胃肠功能的作用。

🍲 烹饪常识

番茄洗净后放于碗中，在表面划十字刀口，放入沸水中烫一会儿，再放入冷水中，就很好剥皮了。

番茄炒鸡蛋

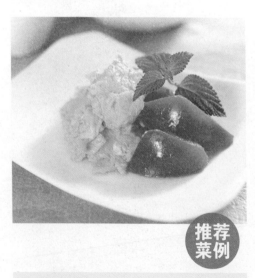

原料：番茄500克，鸡蛋2个，白糖10克，盐适量，淀粉5克，油适量

做法：

❶ 将番茄清洗干净，去蒂，切成块；将鸡蛋打入碗内，加入少许盐，搅匀。

❷ 将炒锅放油，先将鸡蛋倒入，炒成散块，盛出。

❸ 炒锅中再放些油，油烧热后放入番茄翻炒几下，再放入炒好的鸡蛋，搅炒均匀，加入白糖、盐，再翻炒几下，用淀粉勾芡即成。

专家点评：本品营养丰富，对孕妇的身体极为有利，还对胎儿的神经系统发育有利，有健脑的功效。番茄营养丰富，人称"蔬菜中的冠军"，在被孕吐困扰的孕早期，番茄可是孕妇的得力助手。

🍲 烹饪常识

炒鸡蛋要用小火，以免炒老。在做番茄炒鸡蛋的时候就有形成鲜味的物质析出，不需要放提鲜的调料。

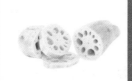

莲藕

别名：莲根、藕丝菜

适用量：每次200克左右为宜

热量：304千焦/100克

性味归经：性凉，味辛、甘；归肺、胃经

搭配宜忌

宜	莲藕+猪肉	可滋阴血、健脾胃	忌	莲藕+菊花	会导致腹泻
	莲藕+生姜	可止呕		莲藕+人参	药性相反

主打营养素

淀粉、蛋白质、维生素C、碳水化合物、维生素B₆

　　莲藕含有丰富的淀粉、蛋白质、维生素C及碳水化合物，能为孕妇提供热量，预防牙龈出血，有助于胎儿的健康发育。其所含的维生素B₆是妊娠呕吐的克星。

食疗功效

　　莲藕具有滋阴养血的功效，可以补五脏之虚、强壮筋骨、补血养血。生食能清热润肺、凉血行淤，熟食可健脾开胃、止泄固精。对淤血、吐血、衄血、尿血、便血者或孕妇、白血病患者极为适宜。在根茎类食物中，莲藕含铁量较高，孕妇食用后有助于补铁，预防孕期贫血。另外，莲藕含有大量的膳食纤维，可减轻孕妇便秘的症状。

选购保存

　　要选择两端的节很细、藕身圆而笔直、用手轻敲声音厚实、皮的颜色为淡茶色、没有伤痕，且藕节之间的间距长的莲藕。没有湿泥的莲藕通常已经过处理，不耐保存，尽量现买现食；有湿泥的莲藕较好保存，可置于阴凉处保存约1周。

♥ 温馨提示

　　藕的食法较多，炒、烹、炸、拌样样都行，酸甜辣咸俱有，如北京的"挂霜藕片"，四川的"酸辣脆藕"，广东的"蛋煎藕饺"，湖北的"椒盐酥藕夹""香酥藕盒"，山东的"炸藕盒"，杭州的"桂花藕羹"，南京的"糯米糖藕"等。藕还可以制成藕原汁、藕蜜汁、藕生姜汁、藕葡萄汁、藕梨子汁等清凉消暑的饮料。因此，孕妇在整个孕期可变着花样吃莲藕。

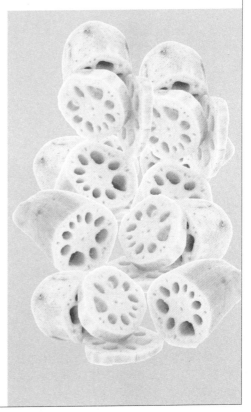

莲藕猪心煲莲子

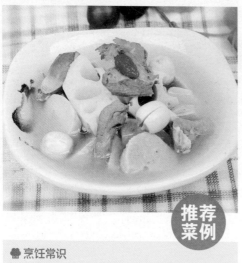

原料： 猪心350克，莲藕100克，火腿30克，莲子10克，色拉油10毫升，盐4克，葱、姜、蒜、枸杞子各3克

做法：

❶ 将猪心清洗干净，切块，汆水；将莲藕去皮，清洗干净，切块；将火腿切块；莲子、枸杞子清洗干净，备用。

❷ 煲锅上火倒入色拉油，将葱、姜、蒜爆香，下入猪心、莲藕、火腿、莲子煸炒，倒入水，放入枸杞子，调入盐煲至熟即可食用。

专家点评： 用猪心、莲藕、莲子等煲出的汤汤醇肉嫩，味道鲜美，有健脾益胃、补虚益气、镇静补心的作用，孕妇食用，有益身体健康。

🍲 **烹饪常识**

将莲藕切开之后马上放进醋里可去除涩味、防止变色。煲此汤的时候，要用小火慢慢煲熟。

莲藕排骨汤

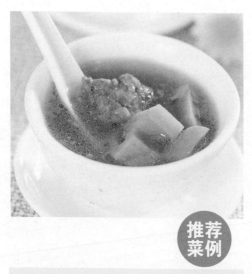

原料： 莲藕350克，排骨250克，盐3克，高汤适量，鸡精3克

做法：

❶ 将莲藕清洗干净，切块；将排骨清洗干净，斩块。

❷ 将排骨入沸水中汆透。

❸ 在瓦罐中加入高汤、莲藕、排骨、盐、鸡精，用锡纸封口，放入煨缸，用木炭煨制4小时即可。

专家点评： 这道汤味道鲜美，能增强脾胃的吸收能力，并可消除恶心和胃痛的症状。莲藕富含淀粉、蛋白质和B族维生素、维生素C、矿物质等，熟吃可消除恶心、下痢和胃痛的症状。排骨可提供人体生理活动必需的优质蛋白质、脂肪，以及丰富的钙质，有维护骨骼健康、滋阴润燥、益精补血的功效。

🍲 **烹饪常识**

挑选煮汤的莲藕以老、皮较黑者为佳。在烹饪此汤时，排骨可以先汆水，这样炖出来的汤更清甜。

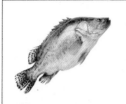

鳜鱼

别名：桂鱼

适用量：	每次80克为宜
热量：	490千焦/100克
性味归经：	性平，味甘；归脾、胃经

搭配宜忌

宜			忌		
	鳜鱼+白菜	可增强造血功能		鳜鱼+干枣	会令人腹部作痛
	鳜鱼+马蹄	有利尿通便的作用		鳜鱼+甘草	会引起中毒

主打营养素

蛋白质、多种矿物质、维生素

鳜鱼含有丰富的蛋白质、钙、磷、锌、维生素A等多种营养素，不仅能增强孕妇的免疫能力，还有开胃消食的作用，可帮助孕吐厉害的孕妇改善胃口。

食疗功效

鳜鱼肉质细嫩、厚实、少刺，营养丰富，具有补气血、健脾胃之功效，可以促进人体气血旺盛、精力充沛、滋阴壮阳，有养心安神补气之功效。鳜鱼的肉和胆等还具有一定的药用价值，可以补充气血、益脾健胃等。常食鳜鱼，可起到补五脏、益精血、健体的作用，为补益强壮的保健佳品。孕早期孕妇常吃鳜鱼，还可预防蛋白质的缺乏。

选购保存

优质的鳜鱼眼球凸出，角膜透明，鱼鳃色泽鲜红，腮丝清晰，鳞片完整有光泽、不易脱落，鱼肉坚实、有弹性。将鱼处理干净后，放入冰箱冷藏即可。

♥ 温馨提示

鳜鱼以肉质细嫩丰满、肥厚鲜美、少刺而著称，故为鱼中之上品。明代医学家李时珍将鳜鱼誉为"水豚"，意指鳜鱼的味道鲜美，如河豚。因此，特别适合孕妇、老人、幼儿、脾胃虚弱者食用。因为鳜鱼既能补气，又易于消化，所以食用鳜鱼后既能补虚，又不必担心消化困难。另外，鳜鱼对贪恋美味又怕肥胖的女士来说是极佳的选择，因为鳜鱼的热量不高，而且富含抗氧化成分，有助于减肥和美容养颜。

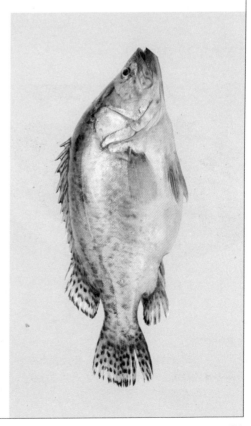

吉祥鳜鱼

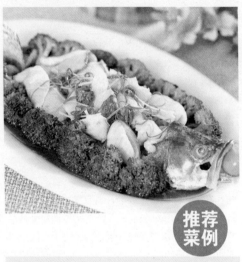

推荐菜例

🍲 烹饪常识

　　将鳜鱼在牛奶中泡一会儿，既可除去鱼腥味，又能增加鲜味。

原料： 鳜鱼1条，西蓝花适量，葱丝、姜丝、红椒丝各5克，盐、酱油、淀粉各适量

做法：

❶ 将鳜鱼处理干净，切成片（保留头尾），以盐、淀粉上浆备用。

❷ 将西蓝花掰成小朵，清洗干净，焯水备用；将鳜鱼头、尾入蒸锅，撒上葱丝、姜丝、红椒丝蒸熟。

❸ 将鱼片下入沸水锅中氽熟，装入盘中，以西蓝花围边，调入酱油。

专家点评： 孕妇食用鳜鱼，既可以补气血又可以消虚劳。再加上维生素丰富的西蓝花，颜色丰富、鲜艳，十分诱人，在营养方面有滋补之功，有助于孕妇补充营养。

松鼠全鱼

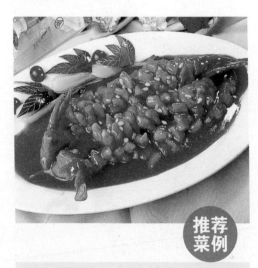

推荐菜例

🍲 烹饪常识

　　鳜鱼的脊鳍和臀鳍有尖刺，刺上有毒腺组织，若被刺伤，有肿痛、发热、畏寒等症状，加工时要特别注意。

原料： 鳜鱼1条，盐、高汤、松仁、面粉、淀粉、葱姜末、番茄酱、醋、生抽、白糖、油各适量

做法：

❶ 将鳜鱼处理干净，打花刀，用盐腌渍入味，并将其周身裹匀面粉。

❷ 锅内加油烧热，将处理好的鱼放入油锅内炸至金黄色，起锅装盘。

❸ 锅留底油，用葱姜末炝锅，加入高汤、番茄酱、醋、生抽、白糖，烧开后用淀粉勾芡，浇在鱼身上，撒上松仁即可食用。

专家点评： 这道菜酸香鲜美，味道极佳，是孕早期孕妇的一款好食谱。鳜鱼肉质细嫩，易消化，适于脾胃消化功能不佳的孕妇食用。

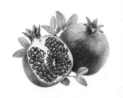

石榴

别名：甜石榴、海榴

适用量：	每日40克为宜
热量：	304千焦/100克
性味归经：	性温，味甘、酸、涩；归肺、肾、大肠经

搭配宜忌

宜			忌		
	石榴+冰糖	可生津止渴、镇静安神		石榴+牛奶	会引起食物中毒
	石榴+苹果	可治疗小儿腹泻		石榴+带鱼	会导致头晕、恶心

主打营养素

维生素C

石榴含有丰富的维生素C，维生素C可以保护细胞，提高人体的免疫力，而且维生素C还可以促进铁的吸收，可以预防孕妇缺铁性贫血。

食疗功效

石榴具有生津止渴、涩肠止泻、杀虫止痢的功效。石榴含有石榴酸等多种有机酸，能帮助消化吸收，增强食欲；石榴有明显的收敛作用，能够涩肠止泻，加之具有良好的抑菌作用，所以是治疗腹泻、出血的佳品。石榴所含的维生素C和胡萝卜素都是强抗氧化剂，可防止细胞癌变。石榴有奇特的抗氧化能力。研究证实，如果每天饮用2～3盎司石榴汁，连续饮用两周，可将氧化过程减缓40%，并可减少已沉积的氧化胆固醇。即使停止饮用，这种奇效仍将持续1个月。

选购保存

果实饱满、重量较重，且果皮表面色泽较深的为佳品。石榴不宜保存太长时间，建议买回后1周之内吃完。储藏时，适宜温度为2~3℃，空气相对湿度以85%~90%为宜。

♥ 温馨提示

石榴以生食为主，还可以酿酒、制醋以及制作上等清凉饮料等。孕妇适当吃石榴还可以预防胎儿大脑发育受损，还可有效缓解孕妇食欲不振的状况，尤其是孕早期，妊娠反应严重的时期，孕妇可以吃石榴以缓解孕吐症状。石榴不光对孕妇自身的健康有好处，还对胎儿的大脑发育有好处。但一次食用不宜过多，多食石榴会腐蚀牙齿的珐琅质，其汁液色素能把牙质染黑，并容易助火生痰，故不宜过食。

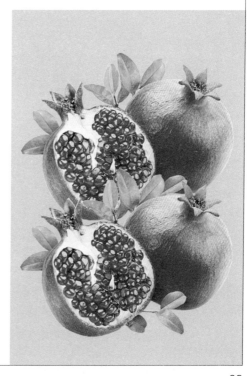

石榴胡萝卜包菜汁

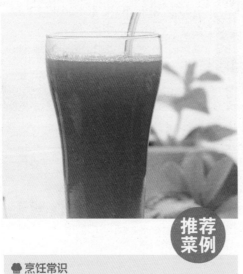

原料：胡萝卜1根，石榴子少许，包菜2片，蜂蜜少许

做法：

❶ 将胡萝卜清洗干净，去皮，切条；将包菜清洗干净，撕碎。

❷ 将胡萝卜、石榴子、包菜放入榨汁机中搅打成汁，加入蜂蜜、凉开水即可饮用。

专家点评：石榴的营养特别丰富，果实中含有维生素C、B族维生素、有机酸、糖类，以及钙、磷、钾等矿物质，有健胃提神、增强食欲的作用；胡萝卜被誉为"小人参"，富含蛋白质、碳水化合物、维生素A、花青素、胡萝卜素、维生素C等多种营养成分。将这两种食材和包菜一同榨汁，可缓解孕吐，补充营养。

推荐菜例

🍴烹饪常识

要选择质地细腻、脆嫩多汁、表皮光滑的胡萝卜为佳。此饮品加入红豆，味道会更好。

石榴苹果汁

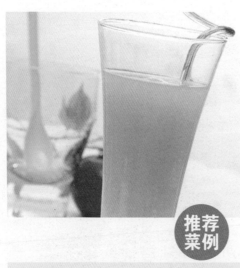

原料：石榴、苹果、柠檬各1个

做法：

❶ 剥开石榴的皮，取出果实；将苹果清洗干净，去核，切块；将柠檬洗净切块。

❷ 将苹果、石榴、柠檬放进榨汁机中榨汁即可。

专家点评：石榴的营养丰富，含有人体所需的多种营养成分，果实中含有维生素C、B族维生素和有机酸等，可以增强人体免疫力。苹果含丰富的锌，是构成核酸及蛋白质不可或缺的营养素，多吃苹果可以促进胎儿大脑发育；苹果丰富的膳食纤维可促进消化，缓解孕妇便秘。柠檬含有维生素C、B族维生素和钙、磷等多种营养成分，有安胎止吐的作用。这道饮品酸甜适中，富含营养，是孕早期孕妇的健康饮品。

推荐菜例

🍴烹饪常识

使用榨汁机一定要把榨汁机按住再打开开关，直到水果搅碎为止。此果汁需要过滤后饮用。

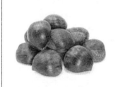

板栗

别名：毛栗、瑰栗、栗子

适用量：每日5个为宜

热量：789千焦/100克

性味归经：性温，味甘、平；归脾、胃、肾经

搭配宜忌

宜			忌		
	板栗+粳米	可健脾补肾		板栗+杏仁	易引起腹胀
	板栗+鸡肉	可补肾虚、益脾胃		板栗+羊肉	不易消化

主打营养素

叶酸、蛋白质

板栗含有大量的叶酸，特别适合怀孕初期的孕妇食用。板栗含有蛋白质和氨基酸，胎儿对蛋白质的需求量较大，适量吃一些板栗不但可提高孕妇的免疫力，还有利于胎儿的发育。

食疗功效

板栗具有养胃健脾、补肾强腰之功效，适合肾虚引起的腰膝酸软、小便增多，以及因脾胃虚寒引起的慢性腹泻者食用。孕妇食用有助于滋补身体。板栗中所含的丰富的不饱和脂肪酸和维生素、矿物质，能防治高血压、冠心病、动脉硬化、骨质疏松等疾病，是抗衰老、延年益寿的滋补佳品。常吃板栗，还可以有效治疗日久难愈的小儿口舌生疮和成人口腔溃疡。

选购保存

购买时应选无虫眼、无黑斑、无瘪印，较为干燥，果实饱满，颗粒均匀，用手捏实感到坚实、沉甸甸，咬开肉质嫩黄的板栗。板栗风干或晒干后连壳保存比较方便，放干燥处防霉变即可。

♥ 温馨提示

板栗素有"干果之王"的美称，食用方法很多，生熟皆可，还可以烹调多种名菜。但要注意，板栗虽养人，又好吃，不过吃多了容易引起腹胀，孕妇一次不可进食过多。另外要注意，板栗生吃难被消化，熟食又易滞气，脾胃虚弱、消化不良或患有风湿病者不宜食用。新鲜板栗容易变质霉烂，吃了发霉的板栗会引起食物中毒，因此变质的板栗不能吃。

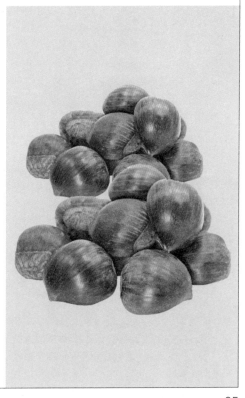

板栗排骨汤

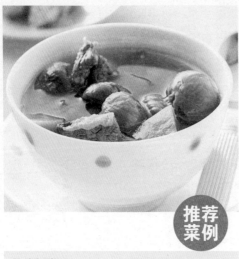

原料: 鲜板栗250克,排骨500克,胡萝卜1根,盐3克

做法:

❶ 将板栗入沸水中用小火煮约5分钟,捞起剥掉壳、膜。

❷ 将排骨放入沸水中余烫,捞起,洗净;将胡萝卜削皮,清洗干净,切块。

❸ 将以上材料放入锅中,加水盖过材料,以大火煮开,转小火续煮30分钟,加盐调味即可。

专家点评: 这道菜含有丰富的蛋白质、脂肪和钙、锌及维生素B_1、维生素B_2、维生素C、叶酸等营养成分。板栗可养胃健脾、补肾强筋,与具有补血益气、强筋健骨的排骨,以及有补肝明目、润肠通便的胡萝卜相配,补而不腻,可以缓解孕妇的不适症状。

推荐菜例

🍴 **烹饪常识**

煮板栗时,一定要将包住果仁的那层薄皮去掉,这层皮煮不烂,会影响汤的口感。

板栗煨白菜

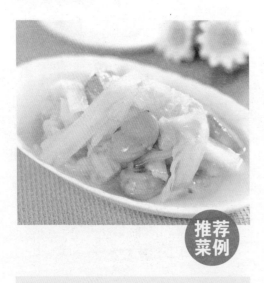

原料: 白菜200克,生板栗50克,姜、盐、鸡汤、水淀粉、油各适量

做法:

❶ 将白菜洗净,切段,用开水煮透,捞出;将姜清洗干净切成末;将板栗煮熟,剥去壳、膜。

❷ 锅上火,放油烧热,将姜末爆香,下白菜、板栗炒匀,加入鸡汤,煨入味后用水淀粉勾芡,加入盐,炒匀即可出锅。

专家点评: 板栗含有大量的叶酸。叶酸能参与血细胞的生成,促进胎儿神经系统的发育。板栗吃多了容易发生便秘,所以这道菜加了富含纤维素的白菜,既可以避免孕妇便秘,又可为胎儿补充发育所需的营养。

推荐菜例

🍴 **烹饪常识**

用刀将板栗切成两瓣,去掉外壳后放入盆里,加上开水浸泡一会儿后用筷子搅拌,板栗皮就会脱去。

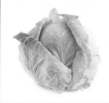

包菜

别名：圆白菜、结球甘蓝

适用量：	每次80克为宜
热量：	101千焦/100克
性味归经：	性平，味甘；归脾、胃经

搭配宜忌

宜			忌		
	包菜+番茄	可益气生津		包菜+黄瓜	会降低营养价值
	包菜+猪肉	补充营养、通便		包菜+兔肉	会引起腹泻或呕吐

主打营养素

叶酸、维生素C、维生素E、B族维生素等

包菜富含叶酸，这是甘蓝类蔬菜的一个优点。叶酸是胎儿神经发育的关键营养素，所以孕妇应当多吃些包菜。包菜还富含多种维生素，有调节新陈代谢的作用，对保证胚胎器官的健康发育有重要作用。

食疗功效

包菜有补骨髓、润脏腑、益心力、壮筋骨、祛结气、清热止痛、增强食欲、促进消化、预防便秘的功效，对睡眠不佳、失眠多梦、耳目不聪、皮肤粗糙、皮肤过敏、关节屈伸不利、胃脘疼痛等病症患者有食疗作用。新鲜的包菜含有植物杀菌素，有抑菌消炎作用。因此，包菜特别适合动脉硬化患者、肥胖患者、孕妇及有消化道溃疡的人食用。

选购保存

选购包菜以结球紧实，修整良好，无老帮、焦边、侧芽萌发，无病虫害损伤的包菜为佳。包菜可置于阴凉通风处保存2周左右。

♥温馨提示

包菜能抑制癌细胞，通常秋天种植的包菜抑制率较高，因此秋冬时期的包菜可以多吃。不过购买时不宜多，以免搁放几天后，减少了菜品本身应具有的营养素。包菜营养丰富，除

了孕早期食用外，其他孕期或产期也可以食用。包菜的食用方法有很多，切丝凉拌、制作色拉或绞汁饮用，都能较好地保存营养成分，特别是各种维生素。需要注意的是，包菜属于爱"招惹"害虫的蔬菜，要注意其表面农药残留是否超标，清洗包菜是非常重要的环节。其烹炒时间不宜过长。

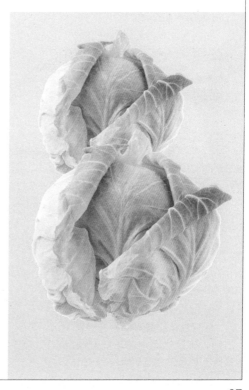

包菜炒肉片

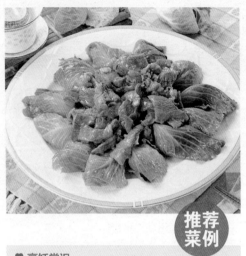

推荐菜例

🍴 烹饪常识

　　若将五花肉放入冰箱冷冻一下，就可以切出薄薄的片了。五花肉可以稍炸出油，这样炒出来的包菜味道更佳。

原料：五花肉150克，包菜200克，盐、蒜末、白糖、酱油、淀粉、油各适量

做法：

❶ 五花肉清洗干净，切片，用盐、白糖、酱油、淀粉腌5分钟；将包菜摘下叶片，清洗干净，撕成小块。

❷ 锅下油烧热，爆香蒜末，放入包菜炒至叶片稍软，加入盐炒匀，盛起。

❸ 另起油锅，放入猪肉片翻炒片刻，放入炒过的包菜炒匀，盛出即可。

专家点评：包菜的营养价值与大白菜相差无几，其中维生素C的含量丰富。包菜中富含的叶酸对巨幼细胞贫血和胎儿畸形有很好的预防作用。将包菜与富含蛋白质的五花肉一同炒制，包菜不仅吸收了肉汁味道变得更香、更美味，而且营养更加全面。

芝麻炒包菜

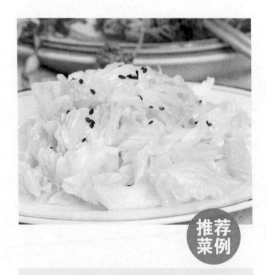

推荐菜例

🍴 烹饪常识

　　炒制包菜心的时间不宜过长，以免影响口感。如果觉得碾压芝麻麻烦，也可以直接撒上炒香的黑芝麻。

原料：黑芝麻10克，包菜嫩心500克，盐、花生油各适量

做法：

❶ 将黑芝麻洗净，入锅内小火慢炒，当炒至芝麻发香时盛出晾凉，碾压成粉状；将包菜嫩心清洗干净，切小片。

❷ 炒锅上火，烧热花生油，投入包菜心炒1分钟后加盐，用旺火炒至包菜熟透发软，起锅装盘，撒上芝麻屑拌匀即成。

专家点评：包菜富含叶酸，这是甘蓝类蔬菜的一个优点，所以孕妇应当多吃些包菜。同时，包菜含有大量人体必需的营养素，如多种氨基酸、胡萝卜素等，维生素C的含量尤多，有提高人体免疫功能的作用。

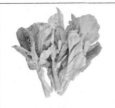

芥蓝

别名：白花芥蓝

适用量：	每次100克为宜
热量：	92千焦/100克
性味归经：	性平，味甘；归肝、胃经

搭配宜忌

宜		
	芥蓝+番茄	有防癌的功效
	芥蓝+山药	有消暑的功效

忌		
	芥蓝+黄瓜	破坏人体对维生素C的吸收
	芥蓝+牛奶	破坏营养

主打营养素

膳食纤维、维生素A、镁

　　芥蓝中含有的可溶性膳食纤维可以润肠通便，减缓餐后血糖的上升速度。芥蓝还富含维生素A和镁元素，不仅能保护胎儿皮肤、胃肠道和肺部的健康，还有助于胎儿骨骼的正常发育。

食疗功效

　　芥蓝具有除邪热、解劳乏、清心明目、利尿化痰、解毒祛风、清心明目、降低胆固醇、软化血管、预防心脏病的作用，不过久食也会抑制性激素的分泌。芥蓝中含有有机碱，这使它带有一定的苦味，能刺激人的味觉神经，增进食欲，还可加快胃肠蠕动，帮助消化。此外，芥蓝含有大量膳食纤维，能防止便秘。非常适合食欲不振、便秘、高胆固醇患者以及孕妇食用。

选购保存

　　以叶色翠绿、柔软，薹茎新嫩的芥蓝为佳，茎部太粗或中间有白点的芥蓝质地较老，含纤维多，咀嚼有渣，不够脆嫩。芥蓝不宜保存太久，建议购买新鲜的芥蓝后尽快食用。

♥ 温馨提示

　　芥蓝的食用部分为带叶的菜薹，因为芥蓝含淀粉多，所以口感不如菜心柔软，但十分爽脆，别有风味。芥蓝属于平性蔬菜，孕、产妇都可以吃，但尽量不要生吃。另外，长期吃芥蓝会抑制性激素的分泌。在烹调的时候需要注意，芥蓝有苦涩味，炒时加入少量糖和酒，可以改善口感。同时，加入的汤水要比一般菜多一些，炒的时间要长些，因为芥蓝梗粗，不易熟透。

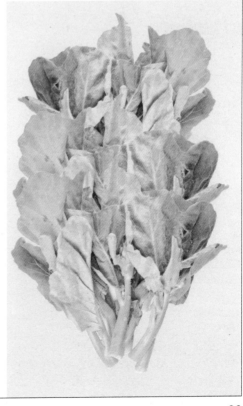

芥蓝炒核桃

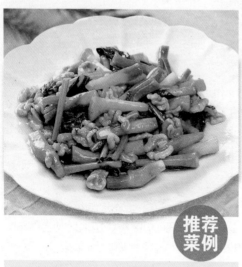

推荐菜例

🍲 烹饪常识

因为芥蓝梗粗，不易熟透，所以要多炒一会儿。将芥蓝梗除去硬皮，味道会更好。

原料：芥蓝350克，核桃仁200克，盐3克，鸡精1克，油适量

做法：

❶ 将芥蓝清洗干净，切段；将核桃仁清洗干净，入沸水锅中氽水，捞出沥干待用。

❷ 锅注油烧热，下入芥蓝爆炒，再倒入核桃仁一起翻炒片刻。

❸ 放入盐和鸡精调味，装盘即可。

专家点评：核桃仁含有较多的蛋白质以及人体营养必需的不饱和脂肪酸，这些成分皆为大脑组织细胞代谢的重要物质，能滋养脑细胞、增强脑的功能；将核桃与有增进食欲作用的芥蓝共同烹调，不仅能有效缓解孕吐，还有助于孕妇补充多种营养，这对胎儿的发育极为有益。

清炒芥蓝

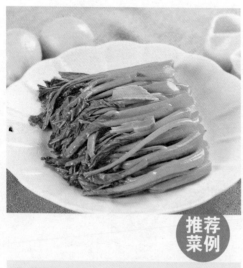

推荐菜例

🍲 烹饪常识

为了去掉芥蓝的苦涩味，炒菜时，可以加入少量糖。另外，加入香菜，此菜味道会更美味。

原料：芥蓝400克，胡萝卜30克，盐3克，鸡精1克，油适量

做法：

❶ 将芥蓝清洗干净，沥干水分待用；将胡萝卜清洗干净，切片。

❷ 锅置于火上，倒入油烧至八成热，放入芥蓝快速翻炒，再加入胡萝卜片一起炒至熟。

❸ 加盐和鸡精调味，装盘即可。

专家点评：芥蓝中有一种独特的苦味成分——奎宁，它能抑制过度兴奋的体温中枢，起到消暑解热的作用。芥蓝还含有大量膳食纤维，能防止便秘。清炒芥蓝鲜嫩清脆，能激发孕妇的食欲，非常适于妊娠呕吐、食欲不振的孕早期孕妇食用。

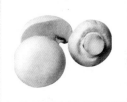

口蘑

别名：白蘑、云盘蘑、银盘

适用量：	每次30克为宜
热量：	1 157千焦/100克
性味归经：	性平，味甘；归肺、心经

搭配宜忌

宜			忌		
	口蘑+鸡肉	可补中益气		口蘑+味精	原有的鲜味尽失
	口蘑+鹌鹑蛋	可防治肝炎		口蘑+驴肉	会导致腹痛、腹泻

主打营养素

膳食纤维、烟酸

口蘑含有大量的膳食纤维，有润肠通便、排毒的功效，还可促进胆固醇的排泄，降低胆固醇含量。口蘑还含有大量的硒，可调节甲状腺的功能，提高免疫力。

食疗功效

口蘑能够防止过氧化物损害机体，降低因缺硒引起的血压升高和血黏度增加，调节甲状腺功能，提高免疫力。口蘑可抑制血清和肝脏中的胆固醇上升，对肝脏起到良好的保护作用。它还含有多种抗病毒成分，对病毒性肝炎有一定食疗效果。口蘑是一种较好的减肥美容食品。口蘑所含的大量膳食纤维，具有防止便秘、促进排毒、预防糖尿病及大肠癌的作用。而且口蘑又属于低热量食物，可以防止发胖。

选购保存

市面上的口蘑有散装和袋装两种，散装的口蘑宜选购淡黄色、表面没有斑点的。

♥ 温馨提示

口蘑是极其名贵的菌类蔬菜，因主要产于河北张家口而得名，目前已有三百年的口蘑加工史。口蘑形状规整好看，口感细腻软滑，味道鲜美，且营养丰富，是人们喜爱的蘑菇之一。口蘑既可炒食，又可焯水凉拌。选购时，最好选择鲜蘑，市场上有泡在液体中的袋装口蘑，食用前一定要多漂洗几遍，以去掉某些化学物质。口蘑宜配肉、菜食用。用口蘑制作菜肴时，不宜放味精或鸡精，以免损失原有的鲜味。

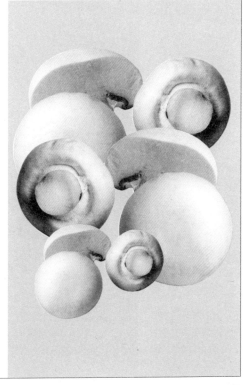

口蘑拌花生

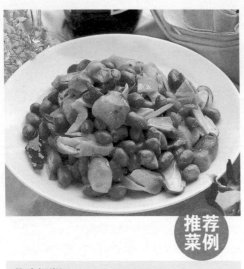

推荐菜例

🍲 烹饪常识

口蘑既可炒食，又可焯水凉拌，是人们喜爱的蘑菇之一。

原料：口蘑50克，花生250克，青椒、红椒各1个，盐3克，生抽10毫升

做法：

❶ 将口蘑、花生分别洗净；青椒、红椒去蒂、去籽，洗净切好。

❷ 水锅置于火上烧沸，下入口蘑、花生焯熟，再下青椒、红椒稍焯一下。将三者捞出沥干，装入盘中。

❸ 将盐、生抽调匀，淋在口蘑、花生、青椒、红椒上拌匀即可。

专家点评：本菜富含锌，锌能激活中老年人的脑细胞，抵抗衰老，还有助于促进胎儿的脑部发育。本菜含有丰富的膳食纤维，可排毒、润肠通便，还可以防治妊娠期便秘，改善孕妇的不适，并有抗疲劳、延缓人体过早衰老的作用。口蘑富含微量元素硒，是良好的补硒食品。

口蘑山鸡汤

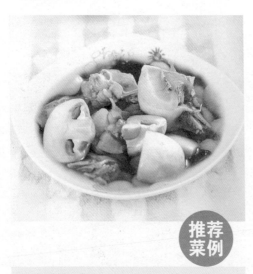

推荐菜例

🍲 烹饪常识

口蘑味道鲜美，口感细腻软滑，十分适口，且营养丰富。宜配肉菜食用，制作时可不用放味精或鸡精，口蘑本身的鲜味已令人垂涎。

原料：口蘑20克，山鸡400克，红枣30克，莲子50克，姜3片，盐适量

做法：

❶ 将口蘑清洗干净，切块；将山鸡处理干净，剁块；将红枣、莲子泡发，清洗干净。

❷ 将山鸡入沸水中氽透捞出，入冷水中清洗干净。

❸ 待煲中水烧开，下入姜片、山鸡块、口蘑、红枣、莲子一同煲炖90分钟，调入适量盐即可。

专家点评：这道汤有滋补强身、增进食欲、防治便秘的效果，特别适合孕早期的孕妇食用。

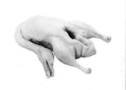

鸭肉

别名：鹜肉、家凫肉、白鸭肉

适用量：每日60克为宜

热量：1 004千焦/100克

性味归经：性寒，味甘；归脾、胃、肺、肾经

搭配宜忌

宜	鸭肉+白菜	可促进血液中胆固醇的代谢	忌	鸭肉+甲鱼	会导致水肿、泄泻
	鸭肉+山药	可滋阴润肺		鸭肉+板栗	会引起中毒

主打营养素

蛋白质、多种矿物质、B族维生素、维生素E

鸭肉所含的B族维生素和维生素E比较多，B族维生素有抗脚气病、抗神经炎和抗多种炎症的作用。对B族维生素的需求，生长期、妊娠期及哺乳期的人比一般人的需求量大。维生素E在抗衰老过程中起着重要的作用。此外，鸭肉内含有丰富的蛋白质以及磷、锌、铜等多种矿物质，可开胃消食、增强免疫力，是孕妇补充营养的健康食材。

食疗功效

鸭肉具有养胃滋阴、清肺解热、大补虚劳、利水消肿之功效，用于辅助治疗咳嗽、咽喉干燥、阴虚阳亢之头晕头痛、水肿、小便不利。鸭肉不仅脂肪含量低，且所含脂肪主要是不饱和脂肪，能起到保护心脏的作用，非常适合孕妇食用。

选购保存

鸭的体表光滑，呈乳白色，切开后切面呈玫瑰色，表明是优质鸭；如果鸭皮表面渗出轻微油脂，可以看到浅红或浅黄颜色，同时内切面为暗红色，则表明鸭的质量较差。保存鸭肉的方法很多，我国农村用熏、腊、风、腌等方法保存。

♥ 温馨提示

人们常言"鸡鸭鱼肉"四大荤，鸭肉的蛋白质含量比畜肉的高得多，脂肪含量适中且分布较均匀，而且容易被人体吸收。鸭肉不仅适合孕早期孕妇用来补身体，还有助于产妇的身体恢复。鸭屁股上端长尾羽的腔上囊是淋巴结集中的地方，是个藏污纳垢的仓库，绝对不能吃。

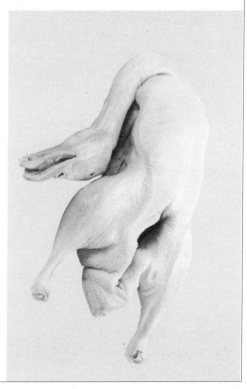

老鸭红枣猪蹄煲

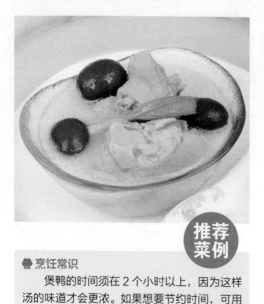

推荐
菜例

🍲 烹饪常识

　　煲鸭的时间须在 2 个小时以上，因为这样
汤的味道才会更浓。如果想要节约时间，可用
高压锅来炖煮，会更易熟烂。

原料： 老鸭250克，猪蹄1个，红枣4颗，小白菜
30克，盐少许

做法：

❶ 将老鸭处理干净后洗净，斩块汆水；将猪蹄清
洗干净，斩块汆水备用；将红枣清洗干净；小白
菜洗净切好。

❷ 净锅上火倒入水，调入盐，下入老鸭、猪蹄、
红枣煲至熟，再放小白菜焖5分钟即可。

专家点评： 这道汤是清补佳品，它不仅营养丰
富，而且因老鸭常年在水中生活，性偏凉，有滋
五脏之阳、清虚劳之热、补血行水、养胃生津的
功效。再放入富含钙、铁、维生素C、维生素E
等的红枣和富含胶原蛋白、脂肪等的猪蹄，可起
到营养互补的效果，有助于孕妇开胃健脾，预防
缺铁性贫血。

老鸭莴笋枸杞子煲

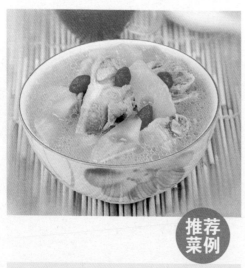

推荐
菜例

🍲 烹饪常识

　　鸭肉有一股很浓的腥味，如果在烹调时
想去掉这种味道，应先将鸭子尾端两侧的腺
豆去掉。

原料： 莴笋250克，老鸭150克，枸杞子10克，
盐少许，胡椒粉3克，姜丝5克，蒜片2克

做法：

❶ 将莴笋去皮，清洗干净，切块；将老鸭处
理洗干净，斩块，汆水；将枸杞子清洗干净，
备用。

❷ 煲锅上火倒入水，调入盐、姜、蒜，下
入莴笋、老鸭、枸杞子煲至熟，调入胡椒粉
即可。

专家点评： 鸭肉脂肪含量高而不腻，富含蛋白
质、铁、钾等多种营养素，有祛病健身之效，孕
妇食用后能增强免疫力，有利于孕妇保健。莴笋
含丰富的叶酸，有流产史和贫血倾向的孕妇可
多吃。此外，芦笋还含有丰富的维生素和膳食纤
维，可以预防孕妇便秘。

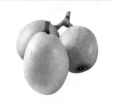

枇杷

别名：芦橘、芦枝、焦子

适用量：	每次1~2个为宜
热量：	170千焦／100克
性味归经：	性平，味甘、酸；归脾、肺、肝经

搭配宜忌

宜	枇杷+银耳	可生津止渴
	枇杷+蜂蜜	可预防伤风感冒

忌	枇杷+白萝卜	会破坏维生素C
	枇杷+海鲜	会影响蛋白质的吸收

主打营养素
苹果酸、柠檬酸

枇杷含有苹果酸、柠檬酸等物质，有促进消化、增强食欲的作用，孕妇在孕早期吃枇杷，可以预防食欲不佳、消化功能下降等症状的发生，还有止呕的作用。

食疗功效

枇杷具有生津止渴、清肺止咳、和胃除逆之功效，主要用于肺热咳嗽、久咳不愈、咽干口渴等症。枇杷中B族维生素的含量也很丰富，对保护视力、保持皮肤滋润健康、促进胎儿发育有重要作用。枇杷中含有的苦杏仁苷，能够润肺、止咳、祛痰，治疗各种咳嗽。枇杷的果实及叶有抑制流感病毒的作用，常吃可以预防感冒。枇杷中所含的有机酸，能刺激人体消化腺的分泌，对增进食欲、促进消化、止渴解暑有很好的作用。

选购保存

要选择颜色金黄、颗粒完整、果面有茸毛和果粉的枇杷。枇杷如果放在冰箱内，会因水汽过多而变黑，一般储存在干燥通风的地方即可。如果把它浸入冷水、糖水或盐水中，可防变色。尚未成熟的枇杷切勿食用。

♥ 温馨提示

枇杷每次宜食1~2个。生食为主，还可以加工成果酒、罐头、果酱等。枇杷可以止渴开胃，这对食欲不佳、消化功能下降的孕妇来说是很有帮助的。另外枇杷还可以帮助孕妇补充维生素，有预防流行性感冒的功效。多食枇杷易助湿生痰，继发痰热，所以不可食用过量。枇杷的含糖量高，糖尿病患者忌食。枇杷忌与黄瓜同食。枇杷的果核中含有苦杏仁苷，有毒，所以千万不要误食，以免危害健康，甚至生命。

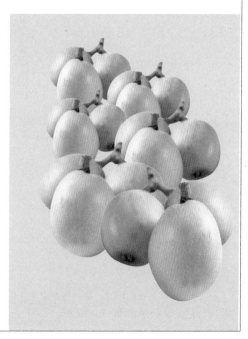

枇杷蜜汁

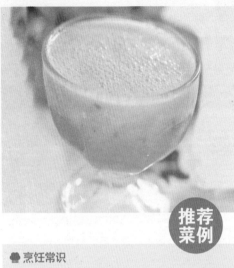

推荐菜例

🍴 烹饪常识

　　菠萝中含有刺激作用的苷类物质和菠萝蛋白酶，应将果皮和果刺修净，在稀盐水或糖水中浸渍，浸出苷类物质后再食用。

原料： 枇杷150克，香瓜50克，菠萝100克，蜂蜜2大匙

做法：

❶ 将香瓜清洗干净，去皮，切成小块；将菠萝去皮，洗净切成块；将枇杷清洗干净，去皮、去核。

❷ 将蜂蜜、凉开水和准备好的材料放入榨汁机中榨成汁即可。

专家点评： 枇杷除富含维生素C和B族维生素外，还含有碳水化合物、纤维素、果酸、苹果酸、柠檬酸等营养成分，其中胡萝卜素的含量为鲜果中最高的。其所含的β-胡萝卜素在体内可以转化为维生素A，是维生素A的安全来源。而枇杷中所含的有机酸，能刺激消化腺分泌消化液，对增进食欲、帮助消化吸收有相当大的作用，特别适合孕妇饮用。

枇杷汁

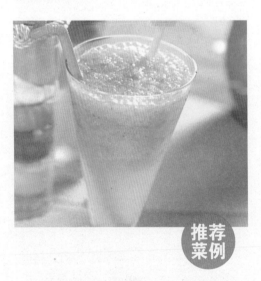

推荐菜例

🍴 烹饪常识

　　应选用新鲜的枇杷榨汁。果汁榨好之后，可过滤后再倒入杯中饮用，口感更好。

原料： 枇杷3个，糖水适量

做法：

❶ 将枇杷切开，去核、去皮，洗净。

❷ 再将切好的枇杷与糖水一起放入搅拌机中搅拌均匀即可。

专家点评： 枇杷中含有丰富的胡萝卜素、有机酸、苦杏仁苷、B族维生素、维生素C、糖类、脂肪、蛋白质、苹果酸、柠檬酸等多种人体所需的营养成分，还含有钙、磷、钠、铁等对人体新陈代谢非常有益的元素，对增进食欲、帮助消化吸收、止渴解暑有很好的作用。因此，在孕早期饮用这道饮品，对孕妇来说不仅能缓解孕吐、增进食欲，还能补充胎儿发育所需的多种营养。

孕早期 忌 吃的食物

孕早期，受精卵由一个单细胞发育成有2亿个细胞的成型人体，耗能大，营养要求高，因此孕早期孕妇更不能乱吃东西，牢记以下忌吃食物。

酒

忌吃关键词：
酒精、损伤脑细胞、胎儿慢性酒精中毒

不宜饮酒的原因

酒精对胎儿的有害作用主要是损伤脑细胞，使脑细胞发育停止、数目减少，使脑的结构形态异常和产生功能障碍，导致不同程度的智力低下，甚至造成脑瘫痪。致畸的主要表现为小头、小眼裂、上颌骨发育不全等头面部问题和指趾短小、先天性心脏病和内脏畸形。致畸作用与饮酒量、酒中含酒精浓度、不同胚胎时期及孕妇的个人体质有关。孕期越早影响越大，在妊娠的前3个月，特别是在胎儿器官发育期影响更大。

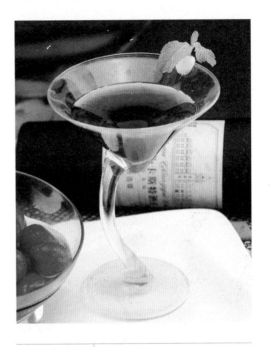

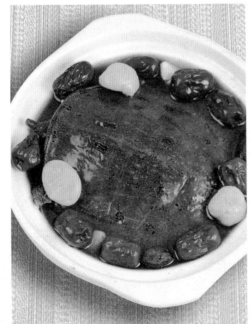

甲鱼

忌吃关键词：
活血通络、破坏胎儿、咸寒

不宜食用甲鱼的原因

甲鱼本身含有丰富的蛋白质，还具有通络和活血的作用，可散淤块、打散肿瘤。因此，临床上使用甲鱼为肿瘤患者进行食物治疗，抑制肿瘤的生长。但对孕妇来说，甲鱼却是必须禁食的，因为它会对正在子宫内生长的胎儿造成破坏，抑制其生长，易造成流产或对胎儿的生长不利。而且甲鱼本就是咸寒食物，食用可能导致堕胎，尤其是鳖甲的堕胎之力比鳖肉更强。另外，患有妊娠合并慢性肾炎、肝硬化或肝炎的孕妇吃甲鱼，有可能诱发肝昏迷。

山楂

忌吃关键词：
活血通淤、兴奋子宫、子宫收缩

不宜食用山楂的原因

山楂开胃消食、酸甜可口，由于孕妇常有恶心、呕吐、食欲不振等早孕反应，所以喜欢吃些山楂或山楂制品以增进食欲。其实，山楂虽然可以开胃，但对孕妇很不利。经研究表明，山楂有活血通淤的功效，对子宫有兴奋作用，孕妇食用过多可促进子宫收缩，进而增加流产的概率。尤其是以往有过自然流产史或怀孕后有先兆流产症状的孕妇，更不应吃山楂及山楂制品。

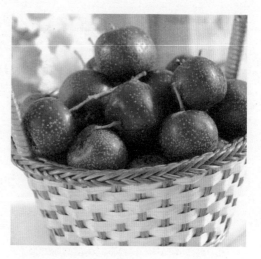

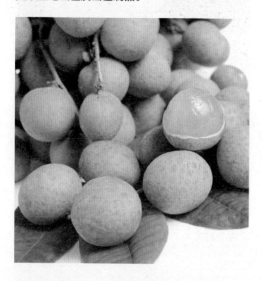

桂圆

忌吃关键词：
性温、助火、滋生内热、流产

不宜食用桂圆的原因

桂圆主要含葡萄糖、蔗糖、维生素等物质，营养丰富。民间有"孕妇吃桂圆可保胎"的说法，但这种说法是不科学的。医学认为，桂圆虽有补心安神、养血益脾的功效，但其性温大热，极易助火，一切阴虚内热体质及患热性病者均不宜食用。孕妇阴血偏虚，阴虚则滋生内热，因此往往有大便干燥、口干而胎热、肝经郁热的证候。孕妇食用桂圆后，不仅不能保胎，反而易出现落红、腹痛等先兆流产症状。

螃蟹

忌吃关键词：
性寒凉、活血祛淤、容易腐败、流产

不宜食用螃蟹的原因

螃蟹味道鲜美，蟹肉具有清热散结、通脉滋阴、补肝肾、生精髓、壮筋骨之功效。但是螃蟹性寒凉，有活血祛淤之功，孕早期的孕妇食用后会造成出血、流产。尤其是蟹爪，有明显的堕胎作用，故对孕妇不利。而且螃蟹这种高蛋白食物，很容易变质腐败，若是误吃了死蟹，轻则会头晕、腹疼，重则会呕吐、腹泻甚至造成流产。所以，孕妇应禁食螃蟹。

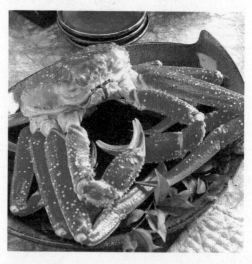

菠菜

忌吃关键词：
草酸、影响钙和锌的吸收

不宜食用菠菜的原因

很多人都认为菠菜富含铁质，多吃菠菜可供给人体较多的铁，以利补血。其实，菠菜中铁的含量并不多，其主要成分是草酸，而草酸能严重影响钙和锌的吸收，使体内钙、锌的含量明显减少。钙和锌都是人体必需的营养成分，如果钙、锌被草酸破坏，将给孕妇和胎儿带来不利的影响。孕妇缺锌，会食欲不振、味觉下降；孕妇缺钙会造成腿抽筋或牙病。因此，孕妇还是少吃菠菜为好。即使吃少量的菠菜，也要在做菜前放入开水中焯一下。

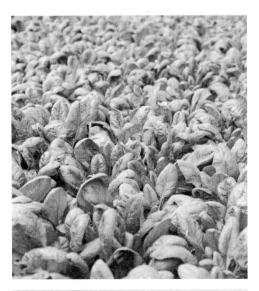

杏

忌吃关键词：
酸性较强、性热、上火、滑胎

不宜食用杏的原因

杏果实色泽鲜艳、果肉多汁、风味甜美，在果品市场占据重要地位。但是，鲜杏中含有的较强的酸性会分解人体内的钙、磷以及蛋白质等物质。同时，胃内的酸液增多还会引起消化不良和溃疡，并对牙齿造成损害。杏属于热性食物，吃多了可能会伤及筋骨，引起旧病复发。而且，如果一次性吃过多，会引起上火，还可能引起腹泻。孕妇本身在孕期身体属热，因此孕妇还是不吃杏为好。

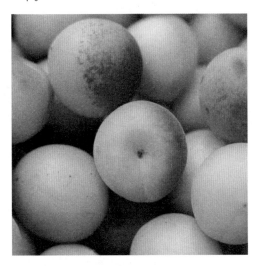

杏仁

忌吃关键词：
有毒、便秘、影响胎儿

不宜食用杏仁的原因

杏仁可以分为两种，其一是苦杏仁，可以做中药，含有名为氢氰酸的有毒物质，能使胎儿窒息死亡。小儿食用 7 ~ 10 个苦杏仁即能致死。为避免其毒性物质透过胎盘屏障影响胎儿，孕妇应禁食苦杏仁。其二是甜杏仁，可以食用，对胎儿发育和孕妇都有好处。不过甜杏仁吃多了会造成孕妇便秘，因此甜杏仁也要少吃。

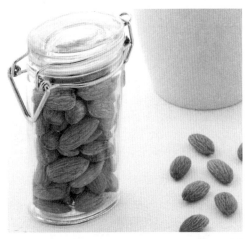

咖啡

忌吃关键词：
咖啡因、可乐宁

不宜饮用咖啡的原因

咖啡的主要成分为咖啡因、可乐宁等生物碱。咖啡因和可乐宁是兴奋中枢神经的药物，孕妇大量饮用咖啡后，会出现恶心、呕吐、心跳加快等症状。同时，咖啡因能迅速通过胎盘作用于胎儿，使胎儿直接受到咖啡因的不良影响。咖啡中的咖啡因还有破坏维生素 B_1 的作用，会导致维生素 B_1 缺乏，使人出现烦躁、容易疲劳、记忆力减退、食欲下降及便秘等症状，严重的可发生神经组织损伤、肌肉组织损伤及水肿。

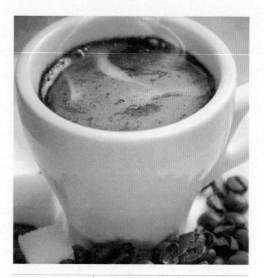

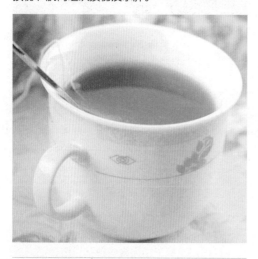

浓茶

忌吃关键词：
咖啡因、胎儿畸形

不宜饮用浓茶的原因

有些女性爱喝浓茶，可是怀孕后要改掉这个习惯。因为，茶叶中含有 2%～5% 的咖啡因，每 1 000 毫升浓红茶中咖啡因的含量高达 12%。咖啡因具有兴奋作用，如果孕妇饮茶过浓、过多，不但会刺激胎动，影响胎儿的生长发育，还会造成胎儿指趾畸形、腭裂和其他畸形的可能。此外，饮茶还会加剧孕妇的心跳速度，增加孕妇的心、肾负担，增加排尿次数，从而使妊娠中毒的危险性增加。

蜜饯

忌吃关键词：
添加剂、营养缺失、高盐、
高糖

不宜食用蜜饯的原因

不少处于怀孕初期的孕妇，因早孕引起的胃肠道反应，喜欢食用果脯蜜饯。据有关资料研究证明，妊娠早期大量食用含有食品添加剂的果脯蜜饯，对胎儿的胚胎发育是不利的。蜜饯虽食用方便，但经过层层加工后，蜜饯仅能保留原料的部分营养。再加上蜜饯添加了防腐剂、着色剂、香精以及过高的盐和糖，这些添加物质大都是人工合成的化学物质，如长期大量食用会引起慢性中毒，甚至引起孕妇流产或胎儿畸形。

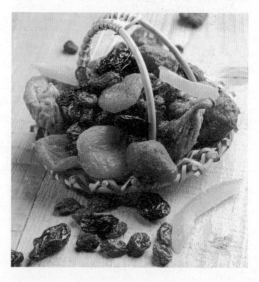

油菜

忌吃关键词：
活血化淤、流产

不宜食用油菜的原因

油菜性温，味辛，为低脂肪蔬菜，且含有膳食纤维，能与胆酸盐和食物中的胆固醇及甘油三酯结合，并通过粪便排出，从而减少脂类的吸收，故可用来降血脂。同时，油菜还富含钙、铁、胡萝卜素和维生素 C，对抵御皮肤过度角质化大有裨益，爱美人士不妨多摄入一些油菜，可促进血液循环、散血消肿。不过中医认为油菜有活血化淤的功效，因此处于怀孕早期以及有习惯性流产的孕妇，一定不要食用。

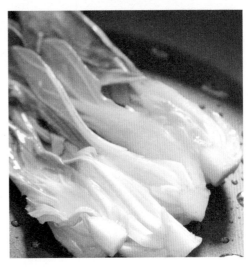

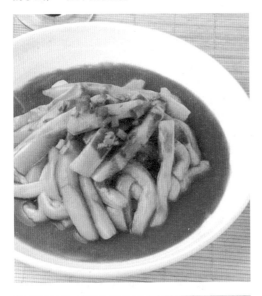

茄子

忌吃关键词：
性凉、茄碱、催生激素

不宜食用茄子的原因

茄子性凉，味甘，属于寒凉性质的食物，《本草求真》中说："茄味甘气寒，质滑而利，孕妇食之，尤见其害。"因此，身体虚弱，有消化不良、腹泻、脾胃虚寒、哮喘、便溏症状的孕妇最好少吃或不吃。而且秋后的老茄子含有较多茄碱，对人体有害，《饮食须知》曰："秋后食茄损目……女人能伤子宫无孕。"同时，现在长得又肥又大的茄子大多是用催生激素催化而来的，不利于孕妇和胎儿的健康。因此，孕期内以忌食茄子为好。

木耳

忌吃关键词：
活血化淤、胚胎不稳固

不宜食用木耳的原因

木耳质地柔软，味道鲜美，营养丰富，可素可荤，不但能为菜肴大添风采，而且能养血驻颜、祛病延年。现代营养学家盛赞木耳为"素中之荤"，其营养价值可与动物性食物相媲美，因而深受大家的喜爱。但是木耳又具有活血化瘀的功效，不利于胚胎的稳固和生长，容易造成流产，因此孕妇应该慎食，特别是有先兆性流产的孕妇更要慎食。

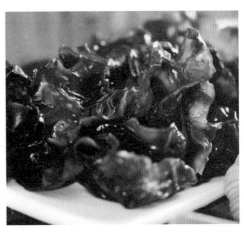

木瓜

忌吃关键词：
活血化淤、子宫收缩、激素
变化

不宜食用木瓜的原因

　　虽然木瓜有美容、护肤、乌发等功效，但是木瓜偏寒性，因此胃寒、体虚者不宜多吃，否则容易引起腹泻或胃寒。孕妇不宜食用过于寒性的食物，而且木瓜具有活血化淤的作用，食用过多也不利于保胎。另外，现代医学研究发现，木瓜中含有的木瓜苷有加强子宫收缩的作用，其含有的女性激素（青木瓜中含量最多）容易干扰体内的激素变化。所以，为了避免意外流产或早产，孕妇最好不要吃木瓜，无论生熟。

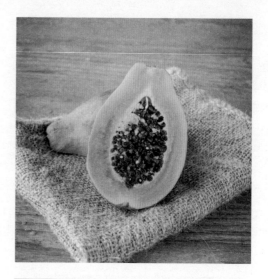

慈姑

忌吃关键词：
活血破血、滑胎利窍

不宜食用慈姑的原因

　　慈姑是水生的草本植物，大者如杏，小者如粟。现在品种优良的慈姑是产于广东的"白肉慈姑"。它的优点在于含丰富的淀粉质，适于长期贮存，故曾被称为"救荒本草"。慈姑有活血的作用。《随息居饮食谱》中明确指出："慈姑功专破血，通淋，滑胎，利窍。多食动血，孕妇尤忌之。"《日华子本草》中也有孕妇不可食慈姑的告诫。尤其是在怀孕早期和有习惯性流产史的孕妇，更应忌食之。因为活血破血、滑胎利窍之品均对妊娠不利。

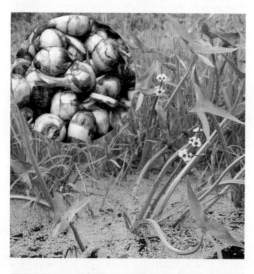

马齿苋

忌吃关键词：
散血消肿、利肠滑胎

不宜食用马齿苋的原因

　　马齿苋又称马齿菜，既是药物又可做菜食用。但因其性寒，所以怀孕早期，尤其是有习惯性流产史的孕妇应禁食。明朝李时珍也认为马齿苋有散血消肿、利肠滑胎的作用。近代临床实践认为马齿苋汁对子宫有明显的兴奋作用，使子宫收缩次数增多、强度增大，容易造成流产。因此，孕妇不宜吃马齿苋。

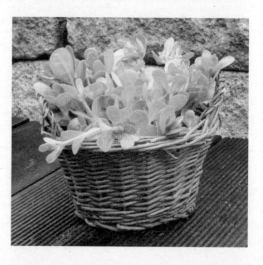

芦荟

忌吃关键词：
恶心、呕吐、腹痛、流产

不宜食用芦荟的原因

芦荟集食用、药用、美容、观赏于一身，深受女性的喜欢。不过孕妇食用芦荟可能会引起消化道的不良反应，如恶心、呕吐、腹痛、腹泻甚至出现便血，严重者还可能引起肾脏功能损伤；芦荟还能使女性骨盆内脏器官充血，促进子宫的收缩，孕妇服用容易引起腹痛、出血量增多甚至导致流产。同时要注意，孕妇也不可食用含有芦荟成分的保健品及使用含有芦荟成分的护肤品。另外，哺乳期妇女也应谨慎食用芦荟，以免引起宝宝的肠胃不适。

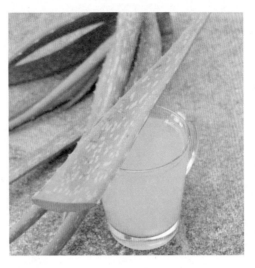

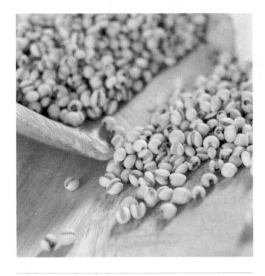

薏米

忌吃关键词：
性寒、利水滑胎、羊水流出

不宜食用薏米的原因

薏米的营养价值很高，夏秋季和冬瓜煮汤，既可当作佐餐食用，又能清暑利湿。薏米既可用于滋补，还可用于治病，益脾而不滋腻。但薏米性寒，中医认为，薏米具有利水滑胎的作用，孕期食用容易造成流产，尤其是孕早期的三个月。《饮食须知》中提到："以其性善者下也，妊妇食之坠胎。"《本草经疏》中说："妊娠禁用。"临床上也发现，孕妇吃太多的薏米，会造成羊水流出，对胎儿不利。

海带

忌吃关键词：
化淤、流产、甲状腺发育障碍

不宜食用海带的原因

海带几乎不含脂肪与热量，维生素的含量也微乎其微，但它却含有丰富的矿物质，如钙、钠、镁、钾、磷、硫、铁、锌等，以及B族维生素、硒等人体不可缺少的营养成分，对人体的好处很多。但是海带能软坚、散结、化淤，食用后容易导致孕妇流产，而且如果孕妇过量食用海带，过多的碘又可引起胎儿甲状腺发育障碍，可能导致出生后的婴儿甲状腺功能低下。因此，孕妇应慎食海带。

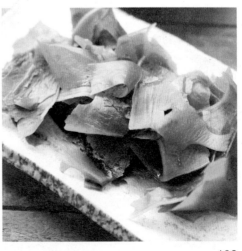

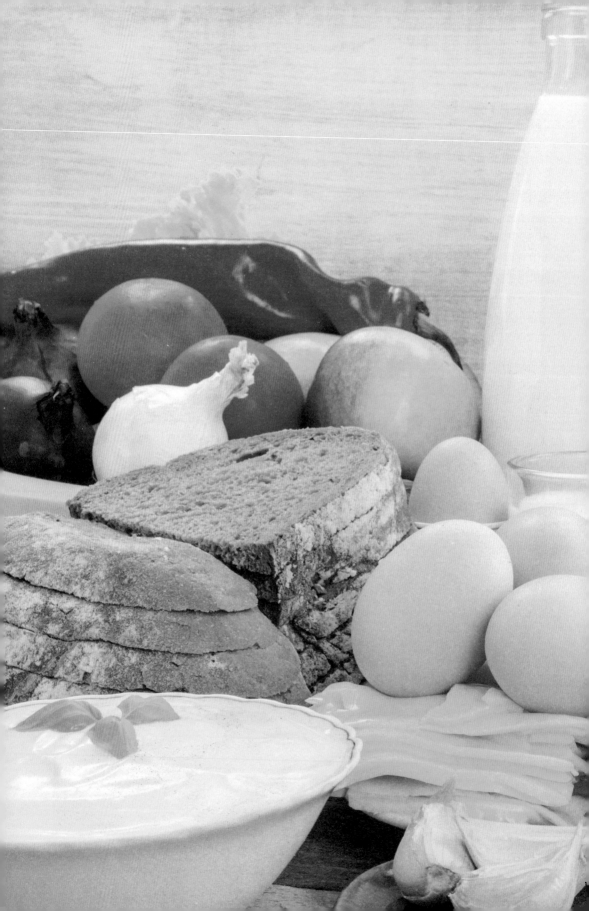

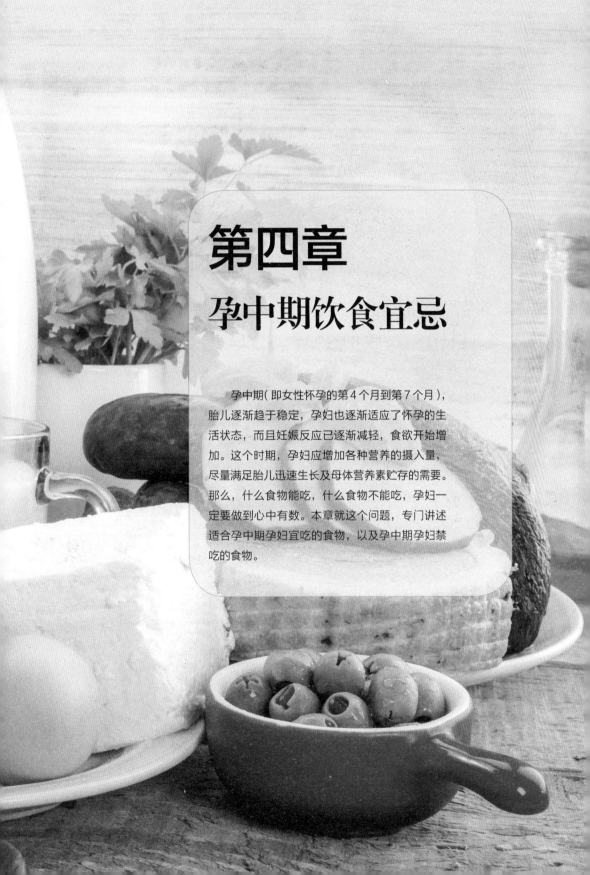

第四章
孕中期饮食宜忌

　　孕中期(即女性怀孕的第4个月到第7个月)，胎儿逐渐趋于稳定，孕妇也逐渐适应了怀孕的生活状态，而且妊娠反应已逐渐减轻，食欲开始增加。这个时期，孕妇应增加各种营养的摄入量，尽量满足胎儿迅速生长及母体营养素贮存的需要。那么，什么食物能吃，什么食物不能吃，孕妇一定要做到心中有数。本章就这个问题，专门讲述适合孕中期孕妇宜吃的食物，以及孕中期孕妇禁吃的食物。

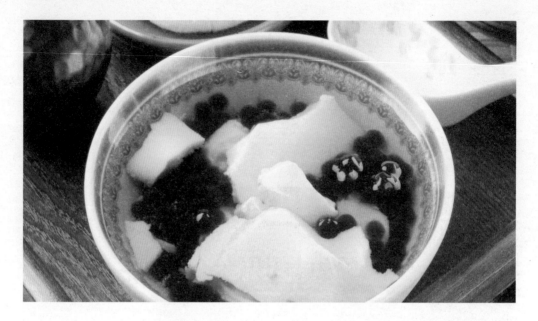

孕中期的营养指南

随着早孕反应的消失，很多孕妇的食量明显增加，但在增加食量的同时也要注意合理摄取均衡的营养。

1 孕中期的饮食安排

孕中期胎儿的生长速度逐渐加快，体重每天约增加10克，胎儿的骨骼开始钙化，脑发育也处于高峰期。此时，孕妇的胃口开始好转，孕妇本身的生理变化使皮下脂肪的储存量增加，子宫和乳房明显增大，孕妇的基础代谢也增加了10%~20%。

因此，这一阶段的日常膳食应强调食物品种的多样化：主食（粳米、面）350~400克；杂粮（小米、玉米、豆类等）50克左右；蛋类50克；牛乳220~250毫升；动物类食品100~150克；动物肝脏50克，且每周宜食用2~3次；蔬菜应食400~500克（绿叶菜占2/3）；经常食用菌藻类食品；水果100~200克；植物油25~40毫升。

由于孕中期子宫逐渐增大，常会压迫胃部，使餐后出现饱胀感，因此每日的膳食可分4~5次，但每次食量要适度，不能盲目地吃得过多而

造成营养过剩。孕妇体重增加过多或胎儿超重，无论对孕妇还是对胎儿都会产生不利的影响。另外，还要注意不能过量服用补药和维生素等制剂，以免引起中毒。

2 孕妇不宜进食过多

因为孕妇每天需要满足自身和胎儿的双重营养需求，所以一些人就片面地理解为孕妇是"一

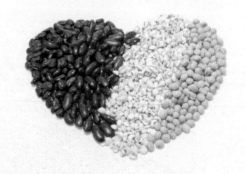

孕妇食欲恢复，饮食宜全面，五谷杂粮也要适当食用

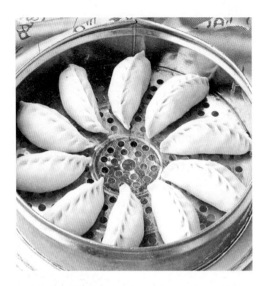

孕中期营养宜丰富且适量，饮食不宜单一、过量

人吃两人的饭"，更有一些孕妇以"填鸭式"进食，其实这是不正确的。

有些孕妇认为摄取蛋白质十分重要，于是在均衡膳食的基础上盲目补充蛋白质。过多的蛋白质被摄入后容易造成孕妇肥胖，而且蛋白质的过度分解和排出也会加重孕妇的肾脏负担。

有些孕妇在怀孕期间猛吃水果，以为可以补充各种维生素、纤维素，还能让宝宝的皮肤变白，实际上这也会使孕妇过胖，而且影响吸收其他食物，造成营养不良。

孕妇应在营养充足但不过剩的前提下保持膳食的平衡。而且孕妇的膳食要多样化，尽可能食用天然食品，少食高盐、高糖及刺激性食物。另外，孕妇应适当多吃富含维生素和叶酸的新鲜果蔬，不仅可满足自身和胎儿的营养所需，而且可预防新生儿神经管畸形。

在合理膳食的基础上，孕妇要适当运动，也可以做一些强度不大的家务活，以促进体内的新陈代谢，消耗多余的脂肪，维持营养平衡，这样才有益于孕妇和胎儿的健康。

3 孕妇不宜节食

通常情况下，女性怀孕后都需要增加饮食，以供母子的营养所需。但也有少数孕妇怕身体肥胖会影响自己的体形或担心在胎儿出生后较难减肥，就尽量减少进食，这种做法是非常错误的。

女性怀孕以后，为了胎儿的生长和产后哺乳的需要，体重一般会比孕前增加9～12.5千克，这些增重是必要的，否则胎儿不能正常生长发育。如果孕妇盲目节食，就会使胎儿先天营养不良。俗话说"先天不足，后天难养"，孕期常节食的孕妇生出的婴儿身体虚弱，甚至会发生多种疾病。

另外，孕妇盲目节食还会影响胎儿的大脑发育。胎儿脑细胞发育最关键的一段时期是在孕期的最后3个月至出生后6个月，孕妇如果在这段时期节食，易造成胎儿的脑细胞发育不完善，使胎儿的智力发展受限。

盲目节食造成的营养不良，对孕妇本身的危害也很严重，会发生难产、贫血、软骨症等疾患，甚至给后半生带来痛苦和麻烦。

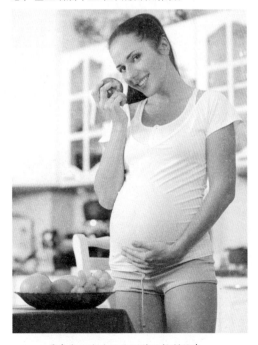

孕中期不宜为了体形美而控制饮食

所以，孕妇不能盲目节食，只有在达到满足孕妇本身和胎儿营养所需的情况下，才能适当控制饮食。

4 孕妇宜粗细搭配

现代人生活水平提高了，食物也变得越来越精细。于是，很多孕妇都以精细加工的米面为主食。但是，长期只吃这些精细的食物非常容易造成孕妇和胎儿营养不均衡。人体必需的微量元素对孕妇和胎儿来说更为重要，若孕妇缺乏微量元素，会引起严重后果，如早产、流产、死胎、畸胎等。因此，孕妇更需要食用"完整食品"。

"完整食品"是指未经过细加工的食品或经过部分加工的食品，其所含营养尤其是微量元素更丰富，多吃这些食品可保证孕妇和胎儿的营养供应。相反，一些经过细加工的精米、精面所含的微量元素和维生素已经流失掉。因此只吃精米、精面的人，往往缺乏人体所需的微量元素和维生素。

由此看来，孕妇不宜只吃精米、精面，尤其不要因为刻意追求精致而使得某些营养素吸收不够。要知道，粗粮里反而含有更多的营养素。另外，有些粗粮还有意想不到的食疗作用，能有效降低孕妇流产和早产的发生率。

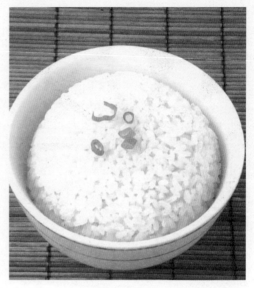

细粮通常指精米白面

5 孕妇饮食不宜过咸

孕妇在孕中期容易产生水肿和高血压，这时应该注意，饮食不宜太咸。如果孕妇饮食太咸，可导致体内水、钠潴留，容易引起浮肿，影响胎儿的正常发育。另外，孕妇要定期产检，监测血压、体重和尿蛋白的情况，注意有无贫血和营养不良。

当然，建议不要吃太咸的食物，也不是说一点儿咸都不吃，那样对母胎也是不好的，只有适当食用才是正确的。专家指出，中等量的食盐摄取量是每日4~6克。这其中1~2克的食盐应该来自含有钠的食品，另一部分则靠我们做饭做菜时添加进去。对孕妇来说，每日食盐量不超过5克即可。

此外，如果出现以下这些情况，孕妇要注意忌盐：①患有某些与妊娠有关的疾病（心脏病、肾脏病）；②孕妇体重增加过度，特别是同时还有水肿、血压增高、妊娠中毒等症状。

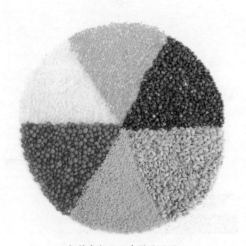

粗粮包括五谷杂粮和干豆

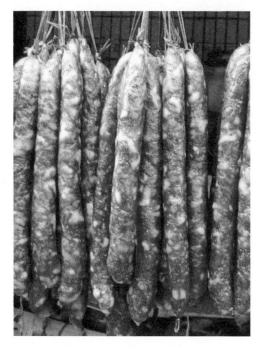

香肠属于高盐食物，孕妇不宜食用

6 孕妇不宜食用过多的鱼肝油

鱼肝油的主要成分是维生素A和维生素D，有利于视觉发育、强壮骨骼，并预防、治疗佝偻病，而且对胎儿的骨骼发育有很多好处。因此，孕妇可以适量吃些鱼肝油，但切勿滥食鱼肝油。研究表明，滥用鱼肝油的孕妇产下畸形儿的概率较高。

如果孕妇体内维生素D的含量过多，会引起胎儿主动脉硬化，造成胎儿智力发育不良、肾损伤及骨骼发育异常，使胎儿出现牙滤泡移位，出生不久就有可能长出牙齿，甚至导致婴儿早熟。

同时，资料表明，孕妇过量服用维生素A，会出现食欲减退、皮肤发痒、头痛、精神烦躁等症状，这对胎儿的发育是极为不利的。

因此，孕妇不宜过量食用鱼肝油，而应多吃些肉、蛋、鱼类和骨头汤等富含矿物质的食物。同时，常到户外晒晒太阳，这样自身制造的维生素D就可以保证胎儿的正常发育，健康又自然。

7 孕妇进食忌狼吞虎咽

孕妇进食是为了充分吸收营养，保证自身和胎儿的营养需要。"狼吞虎咽"会使食物不经过咀嚼直接进入胃肠道，如果吃得过快、食物咀嚼得不精细，进入胃肠道后，食物与消化液接触的面积就会大大缩小，会影响食物与消化液的混合，有相当一部分食物中的营养成分不能被人体吸收，食物的大分子结构变成小分子结构才有利于人体消化吸收。这种变化过程是靠消化液中的各种消化酶来完成的，这就降低了食物的营养价值，对孕妇和胎儿并没有多大的好处。此外，食物咀嚼不够，还会加大胃的消化负担或损伤消化道黏膜，使消化液分泌减少，易患肠胃方面的疾病。

因此，孕妇在进食时，慢慢咀嚼食物可以使消化液的分泌增多，这对孕妇摄取食物营养非常有利。对此，建议孕妇细嚼慢咽，增加咀嚼食物的次数，从而满足自身及胎儿需要的多种营养。

8 孕妇不宜喝冷饮

有的妇女怀孕后由于内热喜欢喝冷饮，这对身体健康不利。孕妇在怀孕期胃肠对冷热的刺激极其敏感。冷饮能使胃肠血管突然收缩、胃液分泌减少、消化功能下降，从而引起食欲不振、消化不良、腹泻，甚至胃部痉挛，出现剧烈腹痛的现象。

孕妇的鼻、咽、气管等呼吸道黏膜通常充血并有水肿，倘若贪喝大量冷饮，充血的血管突然收缩，血流减少，易导致局部抵抗力下降，令潜伏在咽喉、气管、鼻腔、口腔里的细菌与病毒乘虚而入，引起嗓子痛哑、咳嗽、头痛等，严重时还能引起上呼吸道感染或者扁桃体炎等。

贪喝冷饮除引起孕妇发生以上病症外，还会影响胎儿。当孕妇喝冷水或冷饮时，胎儿会在子宫内躁动不安，胎动会变得频繁。因此，孕妇喝冷饮一定要有节制，切不可因贪喝冷饮，而影响自身的健康和引起胎儿的不安。

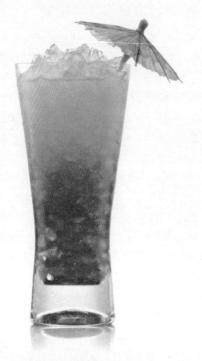

孕妇在夏季尽量不要喝冷饮、吃冷食

同理，孕妇也不可以吃太多的冷食，如冰棍、冰淇淋等。

9 孕妇工作餐饮食原则

由于职业的原因，有些孕妇无法保证正常上、下班或按时吃工作餐等，饮食比较没有规律。即使工作不定时，孕妇的工作餐也应按时吃，不要贪图方便，吃泡面、饼干、薯片等一些没有什么营养的食物。因为，规律的饮食对孕妇自身的健康和胎儿的健康发育非常重要。

虽然工作餐只能在公司里打发，但即使这样也不能应付了事。工作餐也要讲究卫生健康，也要精心选择，这样孕妇才能有精力工作，还能让胎儿吸收足够的营养。

因此，孕妇的工作餐应该坚持"挑三拣四"和降低口味要求的原则。一顿工作餐里要有米饭、鱼、肉、蔬菜，同类食物尽量种类丰富，并拒绝口味重的食物。

10 孕妇晚餐的不宜事项

孕妇的饮食至关重要，睡眠也不容忽视。所以，吃晚餐的时候要注意以下几点。

一、不宜进食太晚。如果晚餐后不久就上床睡觉，不但会加重胃肠道的负担，还会导致难以入睡。

二、不宜进食过多。晚餐暴食，会使胃机械性扩大，导致消化不良及胃疼等现象。而孕妇一旦生病，对胎儿的影响很大。

三、不宜厚味。晚餐进食大量蛋、肉、鱼等，在消化过程中会加重肠、胃、肝、胆和胰的工作负担，刺激神经中枢，使神经中枢一直处于工作状态，导致睡眠时间推迟。而且饭后活动量减少、血液循环放慢，容易积存脂肪，导致心血管系统疾病。

因此，孕妇不应过晚就餐，晚餐也应以清淡、稀软为好。

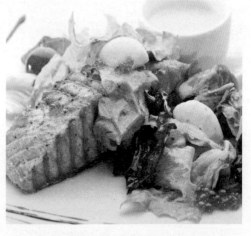

孕妇工作餐宜营养全面，不宜应付了事

11 孕妇宜多吃防治水肿的食物

孕中期，孕妇的子宫已经增大到一定程度，有可能会压迫静脉回流，静脉回流不畅的孕妇，此阶段容易出现下肢水肿的现象。随着怀孕周数的增加，孕妇的水肿现象会日益明显。因此，从孕中期开始，孕妇要多吃些防治水肿的食物。

通过饮食防治水肿，可从以下几方面着手：

首先，要按照"高蛋白、低盐"的原则饮食。孕妇每天都应该摄取优质的蛋白质，比如肉、鱼、海鲜、蛋类、奶类及奶制品、豆制品等，可以有效预防因营养不良引起的水肿。日常饮食中，除了要减少做菜时盐的放入量，还要避免食用各种高盐食物，如方便面、香肠、咸菜、咸鸭蛋等。

其次，要进食足量的蔬菜和水果。蔬菜和水果中含有人体必需的各种微量元素和维生素，多食蔬菜水果有助于提高机体抵抗力，增强新陈代谢，促进血液循环，预防水肿。

再次，要多吃具有利尿作用的食物，如冬瓜、红豆、番茄、西瓜等，以提高水分代谢，减轻肾脏负担，防治孕期水肿。

最后，少吃或不吃不易消化、易胀气的食物，如土豆、年糕等。这类食物容易引起孕妇腹胀，影响血液的回流，加重水肿现象。

另外，如果水肿比较严重，孕妇尽量不要喝太多水，一次饮水不宜太多，否则也会加重水肿。

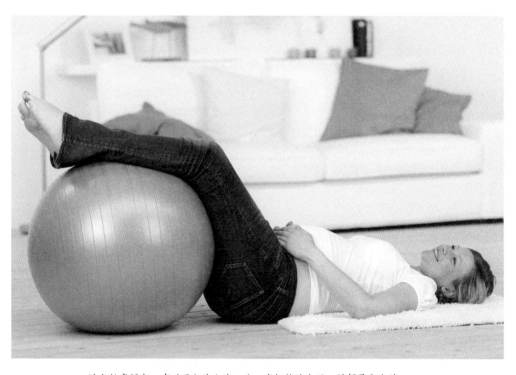

适当抬高腿部，有助于加速血液回流，减轻静脉内压，缓解孕期水肿

孕中期 宜 吃的食物

孕中期是妊娠的黄金期，孕妇胃口大开，有助于吸收营养，胎儿发育飞快，需要多种营养，这就决定了孕中期孕妇的饮食应丰富多样。

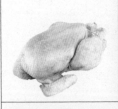

鸡肉

别名：	家鸡肉、母鸡肉
适用量：	每日80克左右为宜
热量：	699千焦/100克
性味归经：	性平、温，味甘；归脾、胃经

搭配宜忌

宜			忌		
	鸡肉+柠檬	可增强食欲		鸡肉+鲤鱼	会引起中毒
	鸡肉+板栗	增强造血功能		鸡肉+芹菜	易伤元气

主打营养素

蛋白质、锌

鸡肉含有丰富的优质蛋白质，且容易被人体吸收，是孕妇良好的蛋白质来源。鸡肉还含有丰富的锌，可提高孕妇的食欲，预防胎儿发育不良。

食疗功效

鸡肉具有温中益气、补精添髓、益五脏、补虚损、强筋骨的功效。孕妇多喝鸡汤可提高自身免疫力，流感患者多喝鸡汤有助于缓解感冒引起的鼻塞、咳嗽等症状。鸡皮中含有大量胶原蛋白，能补充人体所缺少的水分和保持皮肤弹性，延缓皮肤衰老。

选购保存

新鲜的鸡肉肉质紧密，颜色呈干净的粉红色且有光泽，鸡皮呈米色，并有光泽和张力，毛囊凸出。鸡肉易变质，购买后要马上放进冰箱。如一时吃不完，最好将剩下的鸡肉煮熟后再保存。

♥ 温馨提示

公鸡肉温补的作用较强，较适合阳虚气弱的患者食用；母鸡肉较适合产妇、年老体弱及久病体虚者食用。注过水的鸡，翅膀下一般有红针点或乌黑色，其皮层有打滑现象，用手轻轻拍一下，会发出"噗噗"的声音。

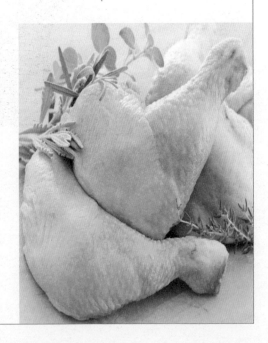

鸡块多味煲

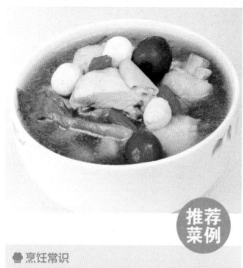

推荐菜例

🍲 烹饪常识

鸡屁股是淋巴结集中的地方，含有多种病毒和致癌物质，不可食用。煲鸡汤的时间长一些，汤的味道会更佳。

原料：鸡肉350克，小白菜30克，枸杞子10克，红枣5颗，水发莲子8颗，盐3克，姜片、色拉油各适量

做法：

❶ 将鸡肉清洗干净，斩块焯水；将小白菜洗净切好；将枸杞子、红枣、水发莲子清洗干净备用。

❷ 净锅上火，倒入色拉油，下姜炝香，下入鸡块煸炒，倒入水，调入盐烧沸，下入枸杞子、红枣、水发莲子煲至熟，放入小白菜焖5分钟即可。

专家点评：将鸡肉与枸杞子、红枣、莲子一同煲汤，汤中含有的蛋白质、脂肪、铁和多种维生素，可以提高孕妇的免疫力，以及预防缺铁性贫血。鸡肉蛋白质的含量较高，种类多，很容易被人体吸收利用。

松仁鸡肉炒玉米

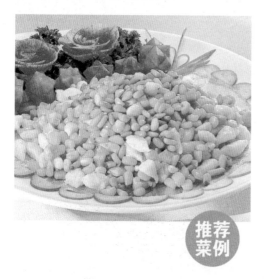

推荐菜例

🍲 烹饪常识

黄瓜尾部含有苦味素，苦味素有抗癌的作用，所以不要把黄瓜尾部全部丢掉。

原料：玉米粒200克，松仁、黄瓜、胡萝卜各50克，鸡肉150克，盐3克，鸡精2克，水淀粉、油各适量

做法：

❶ 将玉米粒、松仁清洗干净备用；将鸡肉清洗干净，切丁；将黄瓜清洗干净，一半切丁，一半切片；将胡萝卜清洗干净，切丁。

❷ 锅下油烧热，放入鸡肉、松仁略炒，再放入玉米粒、黄瓜丁、胡萝卜丁翻炒片刻，加盐、鸡精调味，待熟用水淀粉勾芡，装盘，将黄瓜片摆在四周即可。

专家点评：这道菜的蛋白质含量相对较高，孕妇吃了容易消化且很容易被人体吸收利用，常食有增强体力的作用，能满足身体对多种营养的需求。

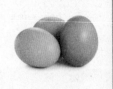

鸡蛋

别名：鸡卵、鸡子

适用量：每日1个（约60克）为宜

热量：602千焦/100克

性味归经：性平，味甘；归心、肾经

搭配宜忌

宜	鸡蛋+番茄	预防心血管疾病	忌	鸡蛋+豆浆	降低营养
	鸡蛋+豆腐	有利于钙的吸收		鸡蛋+红薯	导致腹痛

主打营养素

蛋白质、不饱和脂肪酸、维生素A、维生素B$_2$

　　鸡蛋富含蛋白质和不饱和脂肪酸，可提高机体抵抗力，保证胎儿大脑和视网膜的正常发育。同时，鸡蛋中所含的维生素A能维护胎儿皮肤、胃肠道和肺部的健康。鸡蛋含有较多的维生素B$_2$，维生素B$_2$可以分解和氧化人体内的致癌物质。

食疗功效

　　鸡蛋清性微寒而气清，能益精补气、润肺利咽、清热解毒，还具有护肤美肤的作用，有助于延缓衰老；蛋黄性温而气浑，能滋阴润燥、养血息风。体质虚弱、营养不良、贫血者及孕妇、产妇、病后体虚者等都可以食用鸡蛋。蛋黄中的卵磷脂、甘油三酯、胆固醇和卵黄素，对神经系统和大脑发育有很大的作用。

选购保存

　　优质鲜蛋的蛋壳清洁、完整、无光泽，壳上有一层白霜。可用拇指、食指和中指捏住鸡蛋摇晃，好的蛋没有声音。在20℃左右时，鸡蛋大概能放一周，如果放在冰箱里保存，最多保鲜半个月。

♥温馨提示

　　鸡蛋几乎含有人体需要的所有营养素，所以被人们誉为"理想的营养库"。鸡蛋含大量蛋白质、DHA、卵磷脂、卵黄素等营养素，能给孕妇补充营养，对胎儿的大脑发育很有好处。有些孕妇为了加强营养，一天吃四五个鸡蛋，这对身体并无好处，且会增加肾脏的负担。生鸡蛋千万不能食用，因生蛋中含有沙门氏菌，抵抗力差的人，如婴儿、孕妇、老人等，进食半生半熟的鸡蛋或生鸡蛋后，容易使肠胃产生不适。

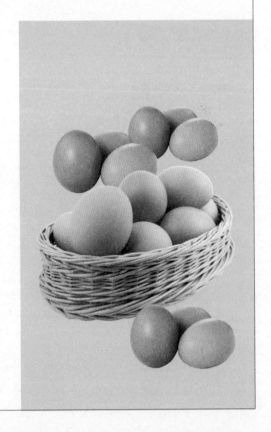

双色蒸水蛋

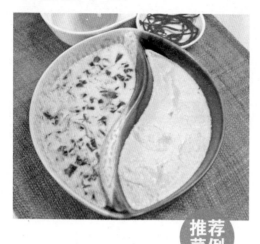

推荐菜例

● 烹饪常识

　　蒸蛋的时间不要太长，这样鸡蛋吃起来才会滑嫩，时间以8~10分钟为佳。

原料：鸡蛋2个，菠菜适量，盐3克

做法：

❶ 将菠菜清洗干净后切碎。

❷ 取碗，用盐将菠菜腌渍片刻，用力揉透至出水，再将菠菜叶中的汁水挤干净，待用。

❸ 将鸡蛋打入碗中拌匀，加盐，再分别倒入鸳鸯盘的两边，在盘一侧放入菠菜叶，入锅蒸熟即可。

专家点评：这道水蒸蛋咸软细滑，十分可口。鸡蛋含有丰富的蛋白质、脂肪、维生素和铁、钙、钾等人体所需要的矿物质。鸡蛋中的蛋白质为优质蛋白，对肝脏组织的损伤有修复作用。鸡蛋中还富含DHA和卵磷脂、卵黄素，对胎儿的神经系统和身体发育有利，能健脑益智，改善记忆力，并能促进肝细胞再生。

胡萝卜炒蛋

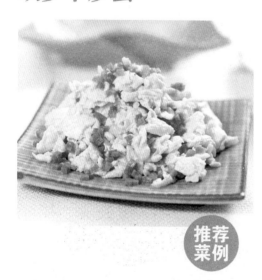

推荐菜例

● 烹饪常识

　　炒鸡蛋的油不要太热，看到油里有小气泡，手放在锅面上有热度就行。油太热，鸡蛋的口感会有点老。

原料：鸡蛋2个，胡萝卜100克，盐3克，香油20毫升

做法：

❶ 将胡萝卜清洗干净，削皮切小丁；将鸡蛋磕入碗中，搅打均匀备用。

❷ 香油入锅烧热，放入胡萝卜丁炒约1分钟。

❸ 加入蛋液，炒至半凝固时转小火炒熟，加盐调味即可。

专家点评：这道菜不但鲜香适口，而且营养丰富，非常适合孕妇食用。胡萝卜搭配鸡蛋，可使胡萝卜中的胡萝卜素更容易被人体吸收，也增加了菜肴中优质蛋白、多种脂肪酸、胆固醇的含量，增加了对人的滋补作用，尤其满足了孕妇对蛋白质、脂肪、卵磷脂、胆固醇以及多种维生素的需要。

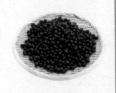

黑豆

别名：乌豆、黑大豆、马料豆

适用量：	每日40克左右为宜
热量：	1 678千焦/100克
性味归经：	性平，味甘；归心、肝、肾经

搭配宜忌

宜	黑豆+牛奶	有利于维生素B$_{12}$的吸收	忌	黑豆+柿子	易产生结石
	黑豆+谷类	营养丰富		黑豆+蓖麻子	易中毒

主打营养素

膳食纤维、维生素E、钙、锌、硒

黑豆富含膳食纤维，可预防便秘。其含有的维生素E可驻颜、明目、乌发，还可使皮肤白嫩、改善妊娠纹。黑豆中含有的钙、锌等矿物质，有助于胎儿发育。

食疗功效

黑豆有"豆中之王"的美称，具有祛风除湿、调中下气、活血、解毒、利尿、明目等功效。黑豆含有丰富的维生素E，能清除体内的自由基，减少皮肤皱纹，达到养颜美容的目的。此外，其丰富的膳食纤维可促进肠胃蠕动，预防便秘。黑豆还可促进胆固醇的代谢、降低血脂、预防心血管疾病。以黑豆制成的豆浆、豆腐等，还是肾虚导致的须发早白、脱发患者的食疗佳品。

选购保存

黑豆以豆粒完整、大小均匀、颜色乌黑、没有被虫蛀过者为佳，褪色的黑豆不要挑选。黑豆宜存放在密封罐中，置于阴凉处保存，不要让阳光直射。

♥温馨提示

黑豆富含优质蛋白质，含有多种人体自身不能合成的氨基酸，不饱和脂肪酸的含量也很高，宜适量食用。食用黑豆时不应去皮，因为黑豆皮

含有花青素，是很好的抗氧化剂，能帮助清除人体内的自由基。黑豆可直接煮熟食用，也可将黑豆制成黑豆浆、豆腐、黑豆面条、黑豆奶，还可制成黑豆咖啡、黑豆香肠、黑豆冰激凌等食品。黑豆用水浸泡，捣碎成糊状，冲汤调服可解毒，外敷可散痈肿。黑豆煮熟食用利肠，炒熟食用闭气，生食易造成肠道阻塞。

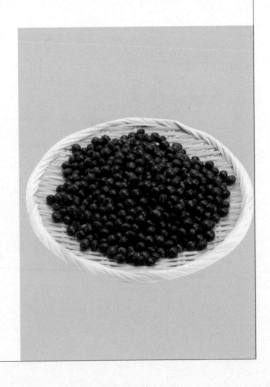

黑豆玉米粥

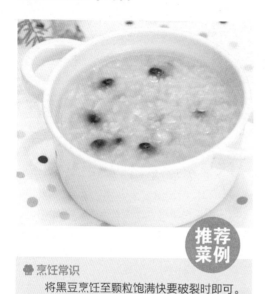

推荐菜例

🍴 烹饪常识

　　将黑豆烹饪至颗粒饱满快要破裂时即可。白糖的使用量可以根据个人口味来定，但不宜过甜。

原料：黑豆、玉米粒各30克，粳米70克，白糖3克

做法：

❶ 将粳米、黑豆均泡发清洗干净；将玉米粒清洗干净。

❷ 锅置火上，倒入清水，放入粳米、黑豆煮至水开。

❸ 加入玉米粒同煮至浓稠状，调入白糖搅拌均匀即可。

专家点评：黑豆含有丰富的维生素A和叶酸，有补肾强身、活血利水、解毒、活血润肤的功效，特别适合肾虚体弱的孕妇。孕妇常食用黑豆，对肾虚体弱、腰痛膝软、身面浮肿、风湿痹病、关节不利、痈肿疮毒等问题有良好的防治作用。玉米中的维生素含量比较多，有利于胎儿的智力发育。

黑豆排骨汤

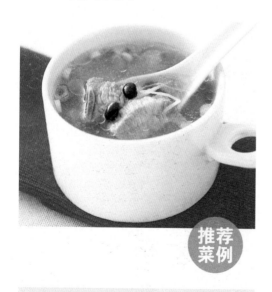

推荐菜例

🍴 烹饪常识

　　由于黑豆的豆质比较硬，建议烹煮之前用水浸泡2～4小时，可以缩短熬煮时间。

原料：黑豆10克，猪小排100克，葱花、姜丝、盐各少许

做法：

❶ 将黑豆、猪小排清洗干净。

❷ 将适量的水放入锅中，开中火，待水开后放入黑豆、猪小排及姜丝熬煮。

❸ 待食材煮软至熟后，加入盐调味，撒上葱花即可。

专家点评：这道汤能够补充孕妇所需的铁质、胡萝卜素、维生素A、叶酸、蛋白质。黑豆是一种有效的补肾品，根据中医理论，豆乃肾之谷，黑色属水，水走肾，所以肾虚的人食用黑豆是有益处的。黑豆祛风除热、调中下气、解毒利尿，可以有效地缓解孕妇尿频、腰酸及下腹部阴冷等症状。

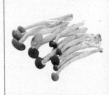

茶树菇

别名：茶新菇	
适用量：每次50克为宜	
热量：1 167千焦/100克	
性味归经：性平，味甘，无毒；入脾、胃经	

搭配宜忌

宜			忌		
	茶树菇+猪骨	可增强免疫力		茶树菇+酒	容易中毒
	茶树菇+鸡肉	可增强免疫力		茶树菇+鹌鹑	会降低营养价值

主打营养素

蛋白质、钙、铁

茶树菇富含蛋白质、钙和铁，可为人体提供18种必需氨基酸，有增强免疫力、促进胎儿骨骼和牙齿的发育、防止缺铁性贫血的作用，非常适合孕妇食用。

食疗功效

茶树菇富含18种氨基酸（特别是人体不能合成的8种氨基酸）和10多种矿物质与抗癌多糖成分，其药用保健疗效高于其他食用菌，有滋阴壮阳、强身保健之功效，对肾虚、尿频、水肿、风湿有独特疗效，对抗癌、降压、防衰有较理想的辅助治疗功能，民间称之为"神菇"。而且，茶树菇中的核酸能明显控制细胞突变成癌细胞或其他病变细胞，从而减少肿瘤的发生。孕妇可以放心食用。

选购保存

以菇形基本完整、菌盖有弹性、无严重畸形、菌柄脆嫩、同一次购买的菌柄长短一致的茶树菇为佳。茶树菇被剪去根部及附着的杂质后可烘干保存，也可进行速冻保鲜，但速冻保鲜的时间不宜过长。

♥ 温馨提示

茶树菇对孕妇的水肿有较好的食疗作用，建议孕妇将茶树菇煲汤食用。同时，茶树菇有

补肾滋阴、健脾胃、提高人体免疫力、增强人体防病能力的功效。所以，除了孕中期的孕妇可以食用茶树菇外，其他孕期的孕妇及产妇都可以食用。肥胖和"三高"患者尤其适合吃茶树菇，因为茶树菇低脂低糖，且含有多种矿物元素，能有效降低血糖和血脂，对糖尿病和高脂血症患者有利。

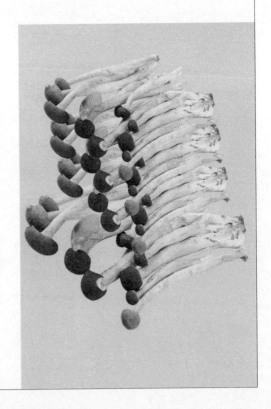

茶树菇红枣乌鸡汤

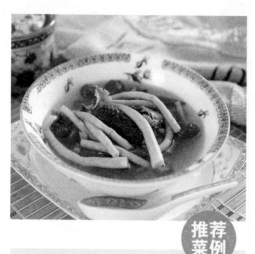

原料：乌鸡半只，茶树菇150克，红枣10颗，姜2片，盐适量

做法：

❶ 将乌鸡清洗干净，放入开水中汆烫3分钟，捞出，对半剖开备用。

❷ 将茶树菇浸泡10分钟，清洗干净；将红枣、姜清洗干净，红枣去核。

❸ 将所有材料放入煲中，倒入2 000毫升水煮开，用中火煲2小时，再加盐调味即可。

专家点评：此汤是一道营养美食，主要食材是乌鸡、茶树菇，是一款适合孕妇食用的健康汤品。乌鸡补益肝肾，滋阴补血，清热补虚。茶树菇中的氨基酸和微量元素含量多，能够益气和胃、消除水肿。这道汤可以增强孕妇的免疫力，防治缺铁性贫血。

推荐菜例

🍲 烹饪常识

　　汆烫乌鸡是为了去除血沫，让汤质更清澈，也可以放入砂锅里直接用冷水炖，煮开后用勺子撇去血沫。

茶树菇鸭汤

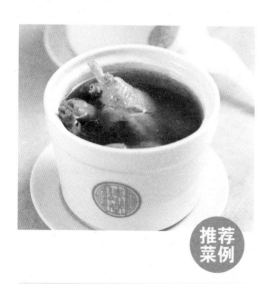

原料：鸭肉250克，茶树菇80克，盐适量，鸡精2克

做法：

❶ 将鸭肉斩成块，清洗干净后焯水；将茶树菇清洗干净。

❷ 将所有原材料放入盅内蒸2小时。

❸ 最后放入盐、鸡精调味即可。

专家点评：鸭肉属于热量低、口感较清爽的白肉，特别适合孕妇夏天食用，而汤中另一道食材茶树菇是以含有丰富的氨基酸和多种营养成分出名的食用菌类，还含有丰富的膳食纤维，能吸收汤中多余的油分，使汤水喝起来清爽不油腻。这道汤口感清爽甜美，鸭肉鲜嫩，茶树菇吃起来也鲜香可口，非常适合孕妇用来滋补身体。

推荐菜例

🍲 烹饪常识

　　如果用干茶树菇，泡发清洗时一定要细心地多漂洗几遍，以免茶树菇中带沙而影响口感。

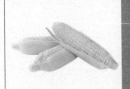

玉米

别名：苞谷、包谷、珍珠米

适用量：每日70克左右为宜

热量：469千焦/100克

性味归经：性平，味甘；归脾、肺经

搭配宜忌

宜			忌		
	玉米+木瓜	可预防冠心病和糖尿病		玉米+田螺	会引起中毒
	玉米+鸡蛋	可预防胆固醇过高		玉米+红薯	会造成腹胀

主打营养素

蛋白质、膳食纤维、镁

玉米含丰富的不饱和脂肪酸，有利于母胎的健康。玉米富含的膳食纤维可预防便秘，有利于肠道的健康。此外，玉米富含的镁对胎儿肌肉的健康至关重要。

食疗功效

玉米有开胃益智、宁心活血、调理中气等功效，能降低血脂，还可延缓人体衰老、预防脑功能退化、增强记忆力。玉米富含的天然维生素E有保护皮肤、促进血液循环、降低血清胆固醇、防止皮肤病变、延缓衰老的功效，同时还能防治动脉硬化和脑功能衰退。适合糖尿病、水肿、脚气病、小便不利、腹泻、动脉粥样硬化、冠心病、习惯性流产、不育症等患者食用，特别适合孕妇食用。此外，食用玉米对眼睛有保护作用。

选购保存

选购以整齐、饱满、无缝隙、色泽金黄、无霉变、表面光亮者为佳。保存时宜去除外皮和毛须，清洗干净擦干后用保鲜膜包裹置冰箱中冷藏。

♥温馨提示

玉米粒可用来做菜、做汤，玉米熟吃更佳，

烹调尽管使玉米损失了部分维生素C，却获得了更有营养价值的抗氧化剂。玉米粒可用来煮粥、炒菜或加工成副食品，煮粥时添加少量碱可使玉米中的烟酸较多地释放出来，还可保存营养素。孕妇应适当在饮食中补充玉米，以利胎儿健脑。皮肤病患者忌食玉米。玉米蛋白质中缺乏色氨酸，单单食用玉米易发生癞皮病。所以，以玉米为主食者应多吃豆类食品。

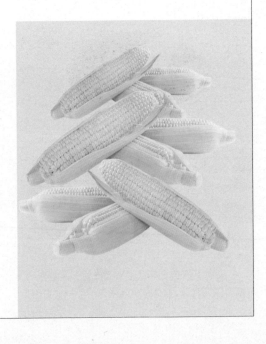

红豆玉米葡萄干

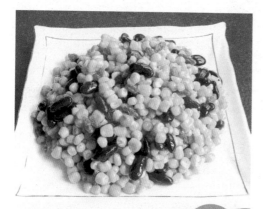

原料： 红豆、青豆各100克，玉米粒200克，葡萄干50克

做法：

❶ 锅中加入清水，将红豆、青豆和玉米粒放入锅中煮熟。

❷ 等锅中基本无水的时候放入葡萄干，再添加少量清水。小火煮至水分被食材吸收即可。

专家点评： 本品色泽鲜亮、鲜甜爽口，可令人胃口大开，有开胃健脾、除湿利尿的功效。其中的玉米含有脂肪、卵磷脂、谷物醇、维生素E、胡萝卜素及B族维生素等营养保健物质，所含的脂肪中50%以上是亚油酸。还含有抗癌因子谷胱甘肽以及有益心脏的维生素。因此，常食该菜可预防妊娠合并心脏病。

推荐菜例

🍲 **烹饪常识**

玉米发霉后会产生致癌物，所以发霉的玉米绝对不能食用。烹调时火不宜太大，以免煳锅。

玉米炒蛋

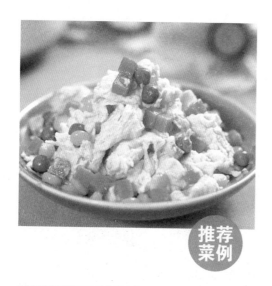

原料： 玉米粒、胡萝卜各100克，鸡蛋2个，青豆10克，植物油10毫升，盐、水、淀粉各适量

做法：

❶ 将玉米粒、青豆清洗干净；将胡萝卜清洗干净切粒，与玉米粒、青豆同入沸水中煮熟，捞出沥干水分；将鸡蛋入碗中打散，并加入盐和水淀粉调匀。

❷ 锅内注入植物油，倒入蛋液，见其凝固时盛出。

❸ 接着放玉米粒、胡萝卜粒、青豆，炒香时再放蛋块，并加盐调味，炒匀盛出即成。

专家点评： 这道菜不仅美味营养，还具有健脾养胃的功效，可以增进孕妇的食欲。

推荐菜例

🍲 **烹饪常识**

吃玉米时应把玉米粒的胚尖全部吃掉，因为玉米的许多营养都集中在这里。

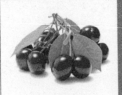

樱桃

别名：含桃、荆桃、车厘子

适用量：每日70克左右为宜

热量：469千焦/100克

性味归经：性平，味甘；归脾、肺经

搭配宜忌

宜	樱桃+枸杞子	能补肝益气	忌	樱桃+黄瓜	会破坏维生素C
	樱桃+银耳	能美容养颜		樱桃+牛肝	会破坏维生素C

主打营养素

维生素A、胡萝卜素、维生素C、铁

樱桃含维生素A、胡萝卜素、维生素C，可提高免疫力，让皮肤更加光滑润泽。樱桃的含铁量在水果中较高，是橘子、梨的20倍以上，有助于防治孕妇缺铁性贫血。

食疗功效

樱桃具有益气、健脾、和胃、祛风湿的功效。孕妇常食樱桃可补充体内对铁元素的需求，促进血红蛋白再生，既可防治缺铁性贫血，又可增强体质。樱桃中的胡萝卜素及维生素C的含量也相当丰富，可使皮肤细腻、有弹性，能养颜驻容、祛皱消斑。鲜艳欲滴的樱桃不仅好吃，而且还和解热镇痛药阿司匹林一样具有药效。美国密歇根大学的科学家们认为，吃20颗樱桃比吃阿司匹林还有效。

选购保存

应选颜色鲜艳、果粒饱满、表面有光泽和弹性的樱桃。樱桃不宜久存，放入冰箱中可储存3天，但是樱桃冷藏容易破裂，而且存储时间较短；冷冻处理后，虽能延长保存时间，但解冻后其质地会有较大变化，所以建议现买现吃。

♥ 温馨提示

樱桃不仅是孕妇的理想水果，也是哺乳期妇女的理想水果，因为在哺乳期，妇女对铁的需要量高，而樱桃对预防哺乳期妇女出现缺铁性贫血有良好的效果，又可增强体质、健脑益智。樱桃一次不宜食用过量，因其含铁多，再加上含有一定量的氰苷，食用过多会引起铁中毒或氰化物中毒。樱桃性温热，热性病患者及虚热咳嗽者要忌食。

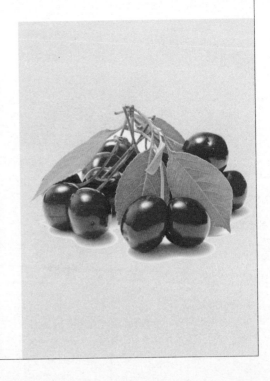

樱桃番茄柳橙汁

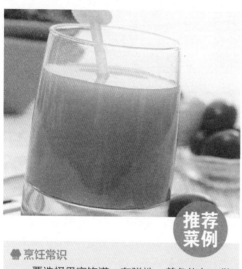

原料： 樱桃300克，番茄、柳橙各1个

做法：

❶ 将柳橙清洗干净，对切，去皮，榨汁。

❷ 将樱桃洗净，去核；将番茄洗净，切小块，和樱桃一起放入榨汁机榨汁，用滤网去残渣。

❸ 将做法1及做法2的果汁混合，搅拌均匀即可。

专家点评： 这款饮品可为孕妇补血、强身，让孕妇健康又美丽。樱桃含铁量高，具有促进血红蛋白再生的功效，对贫血的孕妇有一定的补益作用。番茄含丰富的胡萝卜素、B族维生素、维生素C、维生素P，对心血管具有保护作用。烟酸可维持胃液的正常分泌，促进红细胞的形成，有利于保持血管壁的弹性和保护皮肤。

🍴 烹饪常识

要选择果实饱满、有弹性、着色均匀、散发出香气的柳橙。此饮品若加入适量优酪乳，味道会更好。

樱桃草莓汁

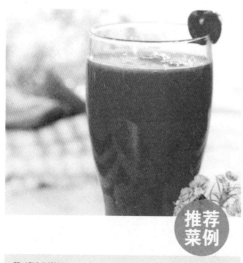

原料： 樱桃150克，草莓200克，红葡萄250克

做法：

❶ 将红葡萄、樱桃、草莓清洗干净；将葡萄对切，把大颗草莓切块，然后与樱桃一起放入榨汁机中榨汁。

❷ 把成品倒入玻璃杯中，加樱桃装饰即可。

专家点评： 这款饮品味道酸甜，不仅能增加食欲，还能增强孕妇的抵抗力，防治贫血。樱桃含有丰富的铁元素，有利生血，并含有磷、镁、钾，其维生素A的含量比苹果高出4~5倍，是孕妇的理想水果。草莓含有丰富的维生素C，这对孕妇也大有好处。孕妇适量吃草莓可以预防因为缺少维生素C而出现的牙龈出血等病。

🍴 烹饪常识

用清水加少许盐将樱桃浸泡一会儿，可去除表皮残留物。制作此款饮品时，应将葡萄去皮、去籽。

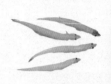

银鱼

别名：银条鱼、大银鱼

适用量：每次40克左右为宜

热量：439千焦/100克

性味归经：性平，味甘；归脾、胃经

搭配宜忌

宜	银鱼+冬瓜	可清热利尿
	银鱼+木耳	能保护血管、益胃润肠

忌	银鱼+甘草	易中毒
	银鱼+红枣	令人腰腹作痛

主打营养素

蛋白质、钙

银鱼含丰富的蛋白质和钙，是孕妇的滋补佳品，有强身健体、提高免疫力的作用，其所含的钙可以促进胎儿骨骼和牙齿的发育。所以，银鱼非常适合孕妇食用。此外，银鱼含有磷、铁、碳水化合物、多种维生素及多种氨基酸等营养成分，有助于促进胎儿的发育。

食疗功效

银鱼无论干、鲜品，都具有益脾、润肺、补肾、壮阳的功效，是孕妇的上等滋补品，对脾胃虚弱、肺虚咳嗽、虚劳诸疾、营养不足、消化不良患者也有较好的食疗作用。银鱼还是结肠癌患者的首选辅助治疗食品。银鱼属于高蛋白、低脂肪食品，高脂血症患者食之亦佳。还可辅助治疗脾胃虚弱、肺虚咳嗽、虚劳诸疾。

选购保存

新鲜银鱼以洁白如银、透明且体长2.5~4厘米的为佳，用手从水中捞起银鱼后将鱼放在手指上，鱼体软且下垂，略显挺拔，鱼体无黏液的为佳。银鱼不适合放在冰箱长时间保存，最好用清水盛放。

♥温馨提示

银鱼身圆如筋，洁白如银，体柔无鳞。银鱼

的可食率为100%，为营养学家所确认的长寿食品之一，被誉为"鱼参"。它出水即死，如果不立刻加工暴晒，很快就会化成乳汁一样的水浆，因此，除了新鲜银鱼，最常见的就是银鱼干。银鱼基本没有大鱼刺，因此，除了适合孕妇食用，也非常适合孩子食用。加上银鱼可以不去鳍、骨直接食用，属"整体性食物"，营养完全，有增进免疫和延寿的功能，也非常适合老年人食用。

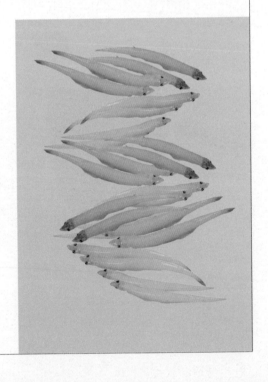

银鱼枸杞子苦瓜汤

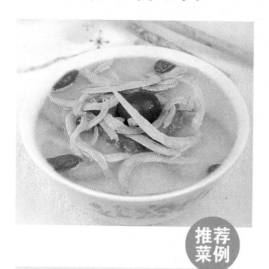

推荐菜例

原料：银鱼150克，苦瓜125克，枸杞子10克，红枣5颗，高汤适量，盐少许，姜末3克

做法：

❶ 将银鱼清洗干净；将苦瓜清洗干净，然后去籽切圈；将枸杞子、红枣清洗干净，备用。

❷ 汤锅上火倒入高汤，调入盐、姜末，下入银鱼、苦瓜、枸杞子、红枣，煲至熟即可。

专家点评：孕妇食用这道汤既能补充优质蛋白、增强体力，又能补钙，确实称得上是理想的营养食品。银鱼不仅是钙的良好来源，还是蛋白质的良好来源，它所含的是完全蛋白质，其组织结构松软，容易被人体消化吸收，消化吸收率可达90%以上。

🥄 烹饪常识

如果银鱼的颜色太白，须提防有荧光剂或漂白剂。若选用干银鱼，要剪去头和尾。

银鱼煎蛋

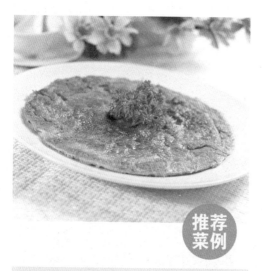

推荐菜例

原料：银鱼150克，鸡蛋4个，盐3克，陈醋少许，油适量

做法：

❶ 将银鱼用清水漂洗干净，沥干水分备用。

❷ 取碗将鸡蛋打散，放入备好的银鱼，调入盐，用筷子搅拌均匀。

❸ 锅置火上，放入少许油烧至五成热，放银鱼鸡蛋煎至两面金黄，烹入陈醋即可。

专家点评：这道煎蛋中间白，软润香鲜，孕妇食用能补脾润肺。银鱼含有丰富的蛋白质、脂肪、碳水化合物、多种维生素和矿物质等，堪称河鲜之首，善补脾胃，且可宣肺、利水。鸡蛋富含蛋白质、脂肪、维生素和铁、钙、钾等人体所需要的矿物质，有助于补血益气。

🥄 烹饪常识

把银鱼倒进水中，用手轻轻搅拌，让脏东西沉淀，接着用滤网捞起，照这个方法冲洗三四次，较易清洗干净。

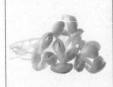

黄豆芽

别名：如意菜

适用量：每次50克为宜

热量：198千焦/100克

性味归经：性凉，味甘；归脾、大肠经

搭配宜忌

宜	黄豆芽+牛肉	可预防感冒、防止中暑	忌	黄豆芽+猪肝	会破坏营养
	黄豆芽+榨菜	可增进食欲		黄豆芽+皮蛋	会导致腹泻

主打营养素

维生素E、钙、铁

黄豆芽中所含的维生素E能保护皮肤和毛细血管，多食对缓解妊娠性高血压有一定效果。黄豆芽能够补钙、补铁，有益智、护眼、排毒、促进胎儿发育的功效。

食疗功效

黄豆芽具有清热明目、补气养血、消肿除痹、祛黑痣、治疣赘、防止牙龈出血及心血管硬化、降低胆固醇等功效，对脾胃湿热、大便秘结、寻常疣、高脂血症等患者有食疗作用。适合妊娠妇女及胃中积热、高血压、便秘、肥胖、痔疮患者食用。另外，黄豆芽还是美容食品，常吃黄豆芽能营养毛发，使头发保持乌黑光亮，对面部雀斑有较好的淡化效果，非常适合爱美女士食用。吃黄豆芽对青少年的生长发育、预防贫血等大有好处。

选购保存

宜选购顶芽大、茎长、有须根的豆芽。豆芽质地娇嫩，含水量大，一般保存有两种方法，一种是用水浸泡保存，另一种是放入冰箱冷藏。

♥ 温馨提示

常吃黄豆芽，除了能营养毛发、淡化面部

雀斑、抗疲劳、抗癌外，还对产后便秘有一定效果，所以产妇也可适量食用。由于黄豆芽性凉，慢性腹泻、脾胃虚寒及尿多的孕产妇则应忌食。但要注意，目前，市场上出售的无根豆芽多是以激素和化肥生发的，含有一种氮化合物，它能在肠道细菌的作用下转化为亚硝胺，长期食用会使人患癌症。注意烹调黄豆芽时，切不可加碱，要加少量食醋，这样才能更好地保护维生素B_2不受损害。

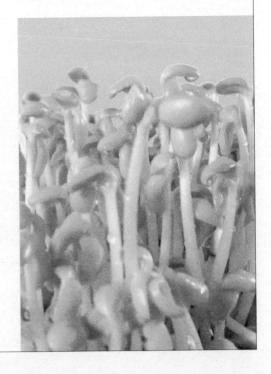

香菇黄豆芽猪尾汤

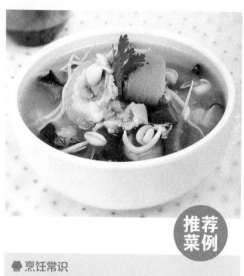

推荐菜例

🍲 烹饪常识

如黄豆芽看起来肥胖鲜嫩，但有难闻的化肥味，可能含有激素，最好不要食用。

原料： 猪尾220克，水发香菇100克，胡萝卜35克，黄豆芽30克，盐3克

做法：

❶ 将猪尾清洗干净，斩段汆水；将水发香菇清洗干净、切片；将胡萝卜去皮，清洗干净，切块；将黄豆芽清洗干净备用。

❷ 净锅上火，倒入水，调入盐，下入猪尾、水发香菇、胡萝卜、黄豆芽煲至熟即可。

专家点评： 这道汤是适合孕妇的一道营养汤，能补血养颜，可治疗腹胀、肢肿。黄豆芽含有丰富的维生素，孕妇春天多吃些黄豆芽可以有效地预防维生素B_2缺乏症。另外，黄豆芽含有维生素C，可使孕妇的头发保持乌黑光亮，对面部雀斑也有较好的淡化效果。

党参豆芽骶骨汤

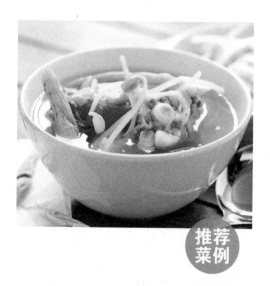

推荐菜例

🍲 烹饪常识

记得炖此汤时不要加碱，要加少量醋，这样才能保证黄豆芽中所含的维生素B_2不流失。

原料： 党参15克，黄豆芽200克，猪骶骨1副，番茄1个，盐4克

做法：

❶ 将猪骶骨切段，汆烫后捞出，用清水冲洗干净。

❷ 将黄豆芽冲洗干净；将番茄清洗干净，切块。

❸ 将猪骶骨、黄豆芽、番茄和党参放入锅中，加适量水以大火煮开，转用小火炖30分钟，加盐调味即可。

专家点评： 这道汤对神经系统有兴奋刺激作用，能增强活力，提高抗病能力，又能增生红细胞，预防贫血和血小板的减少，适合血气不足、身体虚弱的孕妇食用。黄豆芽由黄豆加工而成，可预防孕妇缺铁性贫血。

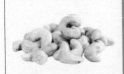

腰果

别名:	肾果、鸡腰果
适用量:	每日30克为宜
热量:	2 338千焦/100克
性味归经:	性平,味甘;归脾、胃、肾经

搭配宜忌

宜			忌		
	腰果+莲子	可养心安神、降压降糖		腰果+牛奶	易引起过敏
	腰果+茯苓	可补润五脏、安神		腰果+鸡蛋	会引起腹痛腹泻

主打营养素

膳食纤维、钙、镁、铁

腰果富含膳食纤维以及镁、铁,有降低血糖和降低胆固醇的作用。腰果可保护血管,维持正常血压水平。又因富含钙,能防治糖尿病性骨质疏松症。

食疗功效

腰果对食欲不振、心衰、下肢水肿及多种炎症有显著功效,非常适合下肢水肿的孕妇食用。另外,有酒糟鼻的人更应多食。腰果中的脂肪成分主要是不饱和脂肪酸,有很好的软化血管的作用,对保护血管、防治心血管疾病大有益处。孕妇食用之后,还可促进胎儿的大脑发育。另外,腰果对夜盲症、干眼病及皮肤角化有预防作用,能增强人体抗病能力、预防癌肿。腰果还含有丰富的油脂,可以润肠通便、润肤美容、延缓衰老。

选购保存

挑选腰果时以外观呈完整月牙形、色泽白、饱满、气味香、油脂丰富、无蛀虫、无斑点者为佳。腰果不宜久存。应存放于密封罐中,放入冰箱冷藏保存,或放在阴凉通风处,避免阳光直射。

♥ 温馨提示

腰果有补充体力和消除疲劳的良好功效,还能使干燥的皮肤得到改善,同时还可以为孕妇补充铁、锌等。但是,腰果含有多种过敏原,对过敏体质的人来说,可能会造成过敏,孕妇一定要谨慎。况且,腰果含热量较高,多吃易致身体发胖。腰果果壳中含苛性油脂,不小心接触生的果壳油脂,会引起皮肤起疱,如误食则会造成嘴唇和脸部发炎。

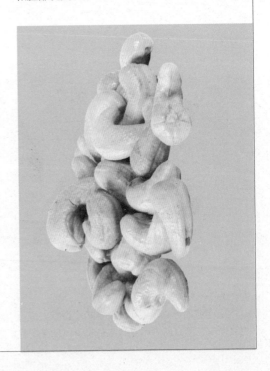

腰果虾仁

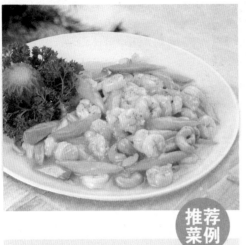

原料: 鲜虾200克,腰果150克,黄瓜150克,胡萝卜100克,鸡精2克,盐3克,水淀粉、油各适量

做法:

❶ 将鲜虾洗净;将黄瓜清洗干净,切块;将胡萝卜去皮,清洗干净切块。

❷ 热锅下油烧热,先放入腰果炒香,然后放入虾仁滑炒片刻,再放入黄瓜、胡萝卜同炒。

❸ 加鸡精、盐调味,炒熟用水淀粉勾芡,装盘即可。

专家点评: 腰果中的脂肪成分主要是不饱和脂肪酸,有软化血管的作用,对保护血管、预防心血管疾病大有益处。常食用腰果有强身健体、提高机体抗病能力、使体力增强等作用。

推荐菜例

🍲 烹饪常识

将虾买回来后将虾的长须及多余的部分剪去,在虾的第二指节处,用牙签抽出虾肠,洗干净即可烹饪。

腰果炒西芹

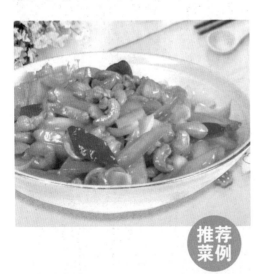

原料: 西芹200克,百合100克,腰果100克,红甜椒50克,盐3克,鸡精2克,糖3克,水淀粉、油各适量

做法:

❶ 将西芹清洗干净,切段;将百合清洗干净,切片;将红甜椒去蒂清洗干净,切片;将腰果清洗干净。

❷ 锅下油烧热,放入腰果略炸一会儿,再放入西芹、百合、红甜椒一起炒,加盐、鸡精、糖炒匀,待熟用水淀粉勾芡,装盘即可。

专家点评: 西芹百合搭配腰果,蔬菜的爽脆和腰果的清香让孕妇百吃不厌。腰果含有丰富的油脂,可以润肠通便、润肤美容、延缓衰老。

推荐菜例

🍲 烹饪常识

腰果可先焯水,沥干,再入油锅炸。将干百合倒入适量的开水中,加盖浸泡半小时,洗干净即可烹饪。

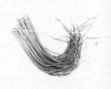

蒜薹

别名：蒜毫、青蒜

适用量：每日50克为宜

热量：274千焦/100克

性味归经：性平，味甘；归肺、脾经

搭配宜忌

宜			忌		
蒜薹+莴笋	可预防高血压		蒜薹+蜂蜜	易伤眼睛	
蒜薹+香干	可平衡营养		蒜薹+糯米	不利于消化	

主打营养素

大蒜素、维生素C

蒜薹中所含的大蒜素可以增强孕妇的机体免疫力。蒜薹还含有丰富的维生素C，不仅有明显降血脂的作用，还能促进铁元素的吸收。

食疗功效

蒜薹中含有丰富的纤维素，可刺激大肠排便，防治孕期便秘。食用蒜薹，能预防痔疮，降低痔疮的复发次数，并对轻中度痔疮有一定的辅助治疗效果。蒜薹含有辣素，其杀菌能力可以达到青霉素的1/10，对病原菌和寄生虫都有良好的杀灭作用，可以起到预防流感、防止伤口感染、治疗感染性疾病和驱虫的功效。尤其是蒜薹中的大蒜素、大蒜新素，可以抑制金黄色葡萄球菌、链球菌、痢疾杆菌、大肠杆菌、霍乱弧菌等细菌的生长繁殖。

选购保存

蒜薹应挑选长条脆嫩、枝条浓绿、茎部白嫩者。根部发黄、顶端开花、纤维粗的则不宜购买。在0℃的低温中，可以保存两个月。

♥ 温馨提示

蒜薹的辛辣味比大蒜轻，所具有的独特蒜香能增加菜肴香味，更易被孕妇接受。但由于蒜薹不易被消化，孕妇不要过量食用，而消化能力不佳的孕妇最好少食蒜薹。同时，过量食用蒜薹可能会影响视力；蒜薹有保护肝脏的作用，但过多食用反而会损害肝脏，可能造成肝功能障碍，使肝病加重。因此肝病患者过量食用，有可能造成肝功能障碍，导致肝病加重。在烹饪蒜薹的过程中，注意不宜烹制得过烂，以免辣素被破坏，杀菌消毒作用降低。

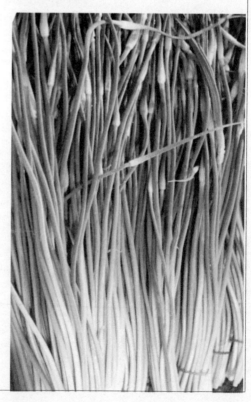

蒜薹炒山药

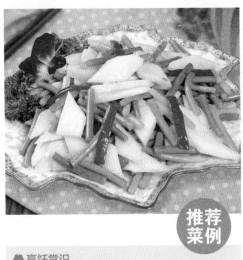

原料：山药、蒜薹各200克，盐3克，红甜椒、油各适量

做法：

❶ 将山药去皮洗净，斜切成片；蒜薹洗净，切段；红甜椒洗净切丝。

❷ 热锅下油，放入蒜薹段和山药片翻炒至八成熟，加入红甜椒丝翻炒至熟，调入盐炒匀盛盘即可。

专家点评：本品富含膳食纤维，可刺激大肠排便，预防痔疮的发生。蒜薹还有预防体内淤血以及杀菌的作用，可以在一定程度上预防流感、细菌性痢疾，防止伤口感染，辅助治疗感染性疾病和驱虫。此外，本品还有降低血压和血脂、防止血栓形成、减少脑血管栓塞的作用，能够有效防治冠心病及动脉硬化。

🍲 烹饪常识

　　蒜薹要选择嫩一点的，炒出来才会更甜。蒜薹不宜烹制得过烂，以免辣素被破坏，杀菌作用降低。

牛柳炒蒜薹

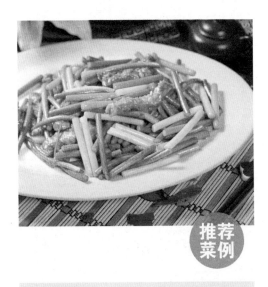

原料：牛柳250克，蒜薹250克，胡萝卜100克，淀粉20克，酱油20毫升，盐3克，油适量

做法：

❶ 将牛柳清洗干净，切成丝，加入酱油、料酒、淀粉上浆。

❷ 将蒜薹清洗干净切段；将胡萝卜清洗干净切丝。

❸ 锅烧热入油，然后加入牛柳、蒜薹、胡萝卜丝翻炒至熟，加盐炒匀，出锅即可。

专家点评：这是一道清爽开胃和降血脂的孕妇食谱。成菜中的蒜薹含有一种辣素，有杀菌、抑菌的作用，常食还可以预防流感、肠炎等疾病。此外，蒜薹还含有粗纤维、维生素A、维生素C、钙、磷等成分，其中含有的粗纤维可预防便秘。

🍲 烹饪常识

　　牛柳肉是牛里脊肉，比较嫩，且一定要先腌制。先放几滴醋，可以使得牛柳肉更嫩。

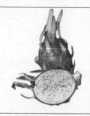

火龙果

别名：仙蜜果、红龙果

适用量：每日半个为宜

热量：213千焦/100克

性味归经：性凉、味甘；归胃、大肠经

搭配宜忌

宜	火龙果+虾	能消热祛燥、增进食欲
	火龙果+枸杞	可补血养颜

忌	火龙果+白萝卜	会诱发甲状腺肿大
	火龙果+黄瓜	会破坏维生素C

主打营养素

维生素C、铁

火龙果富含美白皮肤、防黑斑的维生素C。同时，火龙果的含铁量比一般的水果要高，铁是制造血红蛋白及其他铁质物质不可缺少的元素，摄入适量的铁质可以预防贫血。

食疗功效

火龙果具有明目、降火的功效，还能预防高血压，且有美容功效，孕妇食用非常有益。由于火龙果含有的植物性白蛋白是具黏性和胶质性的物质，对重金属中毒有解毒的作用，所以对胃壁有保护作用。火龙果含有一种特殊的成分——花青素，它有抗氧化、抗自由基、抗衰老的作用，还能预防脑细胞变性，抑制痴呆症的发生。火龙果与它的近亲——芦荟一样有美容功效。食用火龙果，还能减肥、降低血糖和润肠。

选购保存

火龙果以外观光滑亮丽、果身饱满、颜色呈鲜紫红者为佳。成熟的火龙果香味比较浓郁，闻起来有果香味。火龙果是热带、亚热带水果，最好现买现吃。如需要保存，则应放在阴凉通风处，不要放在冰箱中，以免冻伤反而会很快变质。

♥ 温馨提示

火龙果是果中之王，果肉雪白或血红，甜而不腻，清淡中有一点芬芳，口感胜似哈密瓜。火龙果集水果、花卉、蔬菜的优点于一身，具有很高的营养价值，而且美味可口。火龙果少有病虫害，几乎不使用任何农药和激素就可以满足其正常生长。因此，火龙果是一种消费概念上的绿色、环保食品，非常适合孕妇食用。

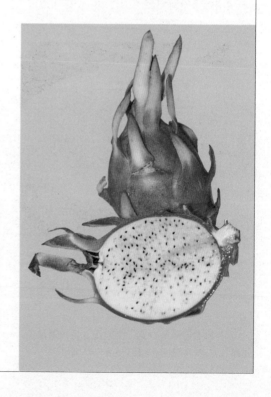

火龙果芭蕉萝卜汁

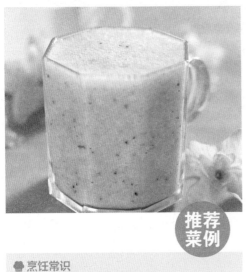

推荐菜例

🍴 烹饪常识

应选用新鲜的火龙果、芭蕉、白萝卜榨汁。此饮品加入少许蜂蜜，味道会更佳。

原料： 火龙果200克，芭蕉2根，白萝卜100克，柠檬半个

做法：

❶ 将柠檬清洗干净，切块；将芭蕉剥皮切片；将火龙果削去皮，切块；将白萝卜清洗干净，削去皮切块。

❷ 将柠檬、芭蕉、火龙果、白萝卜放入搅拌机中，加水适量，搅打成汁即可食用。

专家点评： 火龙果中的含铁量丰富，铁是制造血红蛋白及其他铁质物质不可缺少的元素，摄入适量的铁可以预防贫血。芭蕉含有丰富的叶酸，人体叶酸的储存是保证胎儿神经管正常发育、避免无脑、脊柱严重畸形的关键性物质。将火龙果、芭蕉、白萝卜、柠檬一同制作饮品，对孕妇是十分有利的。

火龙果汁

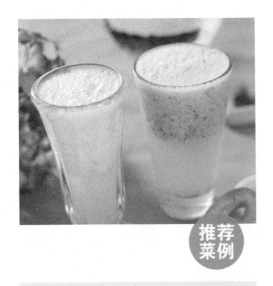

推荐菜例

🍴 烹饪常识

储存太久的火龙果不宜食用。果汁榨好后要立马饮用，否则维生素将会有损失。

原料： 火龙果150克，菠萝50克

做法：

❶ 将火龙果清洗干净，对半切开后挖出果肉，切成小块；将菠萝去皮，清洗干净后将果肉切成小块。

❷ 将火龙果和菠萝放入搅拌机中，加入凉开水，搅打成汁即可。

专家点评： 这款饮品有预防便秘、保护眼睛、增加骨质密度、降血糖、降血压、帮助细胞膜形成、预防贫血、降低胆固醇、美白皮肤、防黑斑的作用，对妊娠高血压有食疗作用，而且没有副作用，能促进胎儿健康发育。其中，火龙果果肉中芝麻状的种子更有促进肠胃消化之功能，能预防孕期便秘。

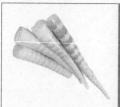

竹笋

别名：笋、闽笋

适用量：	每次40~60克为宜
热量：	96千焦/100克
性味归经：	性微寒，味甘；归胃、大肠经

搭配宜忌

宜	竹笋+鸡肉	可暖胃益气、补精填髓	忌	竹笋+羊肉	会导致腹痛
	竹笋+莴笋	可辅助治疗肺热痰火		竹笋+豆腐	易形成结石

主打营养素

蛋白质、维生素、膳食纤维

竹笋中植物蛋白、维生素的含量均较高，能增强机体免疫力、提高防病抗病能力。竹笋中所含的膳食纤维有促进肠胃蠕动的功用，对预防便秘有一定的效用。

食疗功效

竹笋具有清热化痰、益气和胃、治消渴、利水道、利膈爽胃、帮助消化、去食积、预防便秘等功效。另外，竹笋含脂肪、淀粉很少，属天然低脂、低热量食品，可以吸附大量的油脂，每餐进食的油脂就会被它所吸附，降低了胃肠黏膜对脂肪的吸收和积蓄，从而达到减肥的目的，因此是肥胖者减肥的佳品。适合习惯性便秘者、糖尿病患者、孕妇等食用。

选购保存

选购竹笋首先看色泽，黄白色或棕黄色，具有光泽的为上品，宜选购。竹笋适宜在低温条件下保存，但不宜保存过久，否则质地变老，影响口感，建议保存1周左右。

♥ 温馨提示

竹笋一年四季皆有，但唯有春笋、冬笋的味道最佳。竹笋的食用方法很多，炒、烧、煮、煨、炖等均可，可荤、可素，做法不同，风味也各异。如江苏的"春笋烧鲫鱼"，浙江的"南肉春笋"，安徽的"问政山笋"，上海的"竹笋腌鲜"，福建的"鸡茸金丝笋"等，色香味俱全，令人称绝。竹笋对怀孕引起的水肿，以及产后虚热、心烦、手足心热都有一定的治疗效果。所以，除了孕妇可以食用，产妇也可以食用。但注意不宜多吃，竹笋不易被消化。

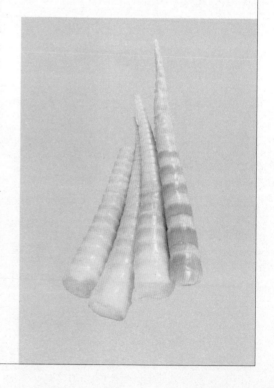

竹笋鸡汤

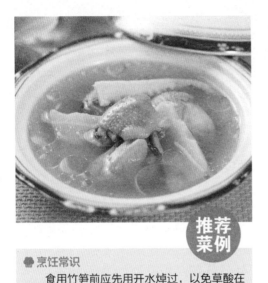

推荐菜例

🍲 烹饪常识

食用竹笋前应先用开水焯过，以免草酸在肠道内与钙结合成难吸收的草酸钙，干扰人体对钙的吸收。

原料：鸡半只，竹笋3根，姜2片，盐4克

做法：

❶ 将鸡清洗干净，剁块，放入锅内氽烫，去除血水后捞出冲净。

❷ 另起锅放水烧开，下鸡块和姜片，改小火烧15分钟。

❸ 竹笋去壳，清洗干净后切成厚片，放入鸡汤内同煮至熟软（约10分钟），然后加盐调味，即可熄火盛出食用。

专家点评： 竹笋的纤维素含量很高，常食有帮助消化、防止便秘的功能。鸡肉的蛋白质含量较高，且易被人体吸收利用，有增强体力、强壮身体的作用。用竹笋和鸡煲汤，既滋补又不油腻，有助于增强机体的免疫功能，提高防病抗病能力。

竹笋炒木耳

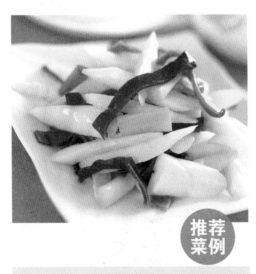

推荐菜例

🍲 烹饪常识

选用嫩一点的竹笋烹饪，口感会更好，老的竹笋纤维太多。烹饪前，建议将竹笋焯一下水。

原料：竹笋200克，黑木耳150克，盐3克，葱段少许，油适量

做法：

❶ 将竹笋洗净，切滚刀块；将黑木耳泡发洗净，切粗丝。

❷ 将竹笋入沸水中焯水，取出控干水分，备用。

❸ 锅中放油，爆香葱段，下入竹笋、黑木耳炒熟，放入盐调味，炒至入味即可。

专家点评： 竹笋中含有大量的优质蛋白以及人体所必需的8种氨基酸，适合孕妇食用。竹笋具有开胃、促进消化、增强食欲的作用，可辅助治疗消化不良。竹笋还具有低糖、低脂的特点，富含植物纤维，可降低体内多余脂肪，消痰化淤滞，辅助治疗高血压、高脂血症，对妊娠高血压有一定的预防作用。

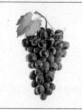

葡萄

别名：草龙珠、山葫芦、蒲桃

适用量：每日100克左右为宜

热量：185千焦/100克

性味归经：性平，味甘、酸；归肺、脾、肾经

搭配宜忌

宜	葡萄+橙子	预防贫血、排毒养颜	忌	葡萄+海鲜	易引起腹胀、腹痛、呕吐、腹泻
	葡萄+山药	补虚养身		葡萄+白萝卜	导致甲状腺肿大

主打营养素

碳水化合物、维生素C、铁、葡萄糖

葡萄中所含的碳水化合物、维生素C和铁较为丰富，能为人体提供能量。其中，维生素C可促进人体对铁质的吸收，可以有效预防孕妇缺铁性贫血。葡萄中主要含葡萄糖，且能很快被人体吸收。当人体出现低血糖时，若及时饮用葡萄汁，可很快使症状缓解。

食疗功效

葡萄具有滋补肝肾、养血益气、强壮筋骨、生津除烦、健脑养神的功效。葡萄中含有大量酒石酸，有帮助消化的作用，适当吃些葡萄能健脾胃，对人体大有裨益。孕妇适量食用葡萄对身体非常有益。此外，葡萄中所含的天然聚合苯酚，能与细菌及病毒中的蛋白质化合，对脊髓灰白质病毒有杀灭作用。

选购保存

购买时可以摘底部一颗尝尝，如果果粒甜美，则整串都很甜。葡萄保存时间很短，购买后最好尽快吃完。剩余的葡萄可用保鲜袋密封好放入冰箱内，这样能保存4～5天。

♥温馨提示

葡萄含糖多，且性温，多食会引起内热、便秘、腹泻或烦闷不安等症状。孕妇要提防糖尿病，因此食用葡萄应适量。吃葡萄应尽量连皮一起吃，因为葡萄的很多营养成分都存在于皮中。其实，"吃葡萄不吐葡萄皮"有一定道理。但要注意，吃葡萄后不能立刻喝水，否则容易腹泻。食用葡萄后应间隔4小时再吃水产品，以免葡萄中的鞣酸与水产品中的钙质形成难以吸收的物质，影响健康。另外，脾胃虚寒者不宜多食葡萄。

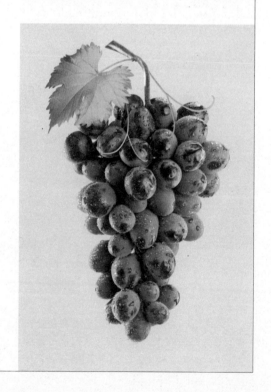

酸甜葡萄菠萝奶

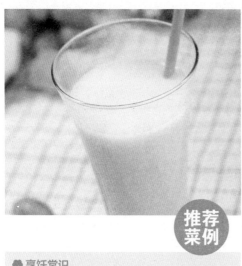

推荐菜例

🍴 烹饪常识

葡萄用开水烫一下，可分解葡萄皮上的农药。此饮品加入少许柠檬汁，味道会更好。

原料： 白葡萄50克，柳橙1/3个，菠萝150克，鲜奶30毫升，蜂蜜30毫升

做法：

❶ 将白葡萄清洗干净，去皮和籽；将柳橙清洗干净，去皮，切块压汁；将菠萝去皮，清洗干净，切块。

❷ 将白葡萄、柳橙、菠萝、鲜奶放入搅拌机，搅打后倒入杯中，加入蜂蜜拌匀即可。

专家点评： 历代中医均把白葡萄列为补血佳品，白葡萄可舒缓神经衰弱和疲劳过度，同时还能改善腰酸腿痛、筋骨无力、脾虚气弱、面浮肢肿以及小便不利等症。这款饮品酸甜可口，奶香诱人。它含多种维生素、矿物质、糖类等大脑所必需的营养成分，可促进胎儿发育。

葡萄汁

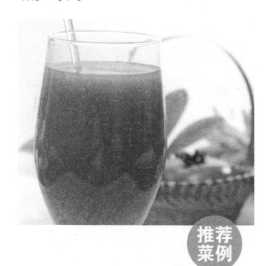

推荐菜例

🍴 烹饪常识

将葡萄去蒂，然后放在水盆里，加入适量面粉，用手轻搅几下，接着将浑浊的面粉水倒掉，洗净即可食用。

原料： 葡萄1串，葡萄柚半个

做法：

❶ 将葡萄柚剥去皮，切块；将葡萄清洗干净，去籽。

❷ 将葡萄、葡萄柚放入榨汁机中一起搅打成汁。

❸ 用滤网把汁滤出来即可饮用。

专家点评： 这款葡萄汁中含有丰富的维生素C，可有效促进铁的吸收；葡萄汁还含有大量的天然糖、维生素、微量元素和有机酸，能促进孕妇机体的新陈代谢，对血管和神经系统发育有益，还可预防孕妇感冒。其中，葡萄柚含有丰富的果胶，果胶是一种可溶性纤维，可以溶解胆固醇，对肥胖症、水分潴留、蜂窝组织炎症等有改善作用，对孕妇水肿有一定的食疗作用。

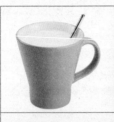

豆浆

别名：豆腐浆

适用量：每日200毫升左右为宜

热量：66千焦/100克

性味归经：性平，味甘；归心、脾、肾经

搭配宜忌

宜			忌		
	豆浆+核桃	可增强免疫力		豆浆+红糖	会破坏营养成分
	豆浆+莲子	滋阴益气、清热安神、降糖降压		豆浆+红薯	影响消化吸收

主打营养素

蛋白质、矿物质、维生素

豆浆含有丰富的植物蛋白，还含有维生素B$_1$、维生素B$_2$和烟酸。此外，豆浆还含有铁、钙、硒等矿物质，尤其是其所含的钙较多，对孕妇大有益处。

食疗功效

豆浆具有平补肝肾、防老抗癌、降脂降糖、增强免疫力的功效。常饮鲜豆浆对孕妇高血压、糖尿病、便秘、动脉硬化及骨质疏松等大有益处。科学研究发现，豆浆能抗癌。豆浆易于消化吸收，价廉物美，对养生十分有益。豆浆还可维持正常的营养平衡，全面调节内分泌系统，降低血压、血脂，减轻心血管负担，增加心脏活力，优化血液循环，保护心血管，并有平补肝肾、抗癌、增强免疫力等功效，是心血管的保护神。

选购保存

好豆浆应有股浓浓的豆香味，浓度高，略凉时表面有一层油皮，口感滑爽。豆浆不能在保温瓶里存放，否则会滋生细菌，使豆浆里的蛋白质变质，影响人体健康。

♥温馨提示

孕妇喝豆浆是预防贫血以及低血压等多种病症的行之有效的措施之一，还有助于胎儿的正常发育。但豆浆性平偏寒而滑利，故平素胃寒、脾胀易腹泻、腹胀的人不宜饮用豆浆。另外，如果产妇产后有胃病或产前就有胃部不适、慢性胃炎等疾病，最好不要喝豆浆，否则会使胃酸分泌过多刺激肠胃，加重疼痛感。孕妇切忌用豆浆冲鸡蛋。因为鸡蛋中的黏液性蛋白容易和豆浆中的胰蛋白酶结合，产生不易被人体吸收的物质而削弱它们的营养价值。

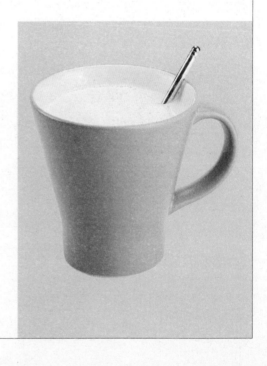

核桃豆浆

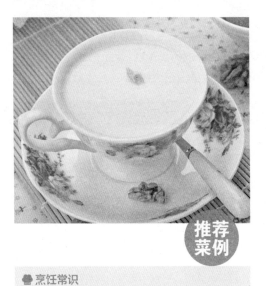

推荐菜例

原料：黄豆100克，核桃仁30克，白糖适量
做法：
❶ 将黄豆泡软，清洗干净；核桃仁清洗干净。
❷ 将黄豆、核桃仁放入豆浆机中，添水搅打成豆浆，烧沸后滤出豆浆，加入白糖搅拌均匀即可。

专家点评：黄豆是所有豆类中营养价值最高的，其所富含的钙能促进胎儿骨骼的发育，卵磷脂能促进胎儿脑部的发育。核桃仁中含有较多的蛋白质及人体必需的不饱和脂肪酸，能滋养脑细胞、增强脑功能。核桃豆浆有助于孕妇补充营养，还可为胎儿提供大脑及身体发育所需的营养。

🔲 烹饪常识
　　黄豆及核桃仁可提早浸泡好，这样便于搅打。核桃吃多了容易上火，每天吃两三个即可。

黄豆豆浆

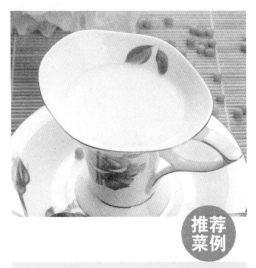

推荐菜例

原料：黄豆75克，白糖适量
做法：
❶ 将黄豆加水浸泡6~16个小时，清洗干净备用。
❷ 将泡好的黄豆装入豆浆机中，加适量清水，搅打成豆浆，煮熟。
❸ 将煮好的豆浆过滤，加入白糖调匀即可。

专家点评：黄豆富含的优质蛋白质是植物中唯一类似于动物蛋白质的完全蛋白质，并且大豆蛋白不含胆固醇，可降低人体血清中的胆固醇。而且大豆蛋白中人体必需的8种氨基酸配比均衡，非常适合人体需要。因此，孕妇每天喝一杯豆浆（不要超过500毫升）不失为摄取优质蛋白的一个有效方法。

🔲 烹饪常识
　　黄豆应充分浸泡，这样在保证细腻口感的同时可减少豆子对豆浆机的磨损。豆浆煮沸后要再煮几分钟。

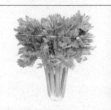

芹菜

别名：蒲芹、香芹

适用量：	每次50克为宜
热量：	93千焦/100克
性味归经：	性凉，味甘、辛；归肺、胃经

搭配宜忌

宜			忌		
	芹菜+番茄	可降低血压		芹菜+牡蛎	降低锌的吸收
	芹菜+牛肉	可增强免疫力		芹菜+南瓜	会腹胀、腹泻

主打营养素

膳食纤维、芹菜碱、甘露醇

芹菜含有丰富的膳食纤维，能促进胃肠蠕动，预防便秘。芹菜中所含的芹菜碱和甘露醇等活性成分，有降低血糖的作用，对妊娠高血压有食疗作用。

食疗功效

芹菜具有清热除烦、平肝、利水消肿、凉血止血的作用，对高血压、头痛、头晕、暴热烦渴、黄疸、水肿、小便热涩不利、妇女月经不调、赤白带下、痄腮等病症有食疗作用。适合孕妇、高血压患者、动脉硬化患者及缺铁性贫血者食用。另外，芹菜还含有丰富的纤维，有较强的清肠作用，能吸走肠内水分和杂质，把对人体有害的物质，甚至是致癌成分排出体外。所以，芹菜被当作是减肥、美容的圣品。

选购保存

芹菜新鲜与否要看叶身是否平直，新鲜的芹菜是平直的；存放时间较长的芹菜，叶子尖端就会翘起，叶子软，甚至发黄起锈斑。因此，要选色泽鲜绿、叶柄厚、茎部稍呈圆形、内侧微向内凹的芹菜。保存时，用保鲜膜将茎叶包严，根部朝下，竖直放入水中，水没过芹菜根部5厘米，可保持芹菜一周内不老不蔫。

♥ 温馨提示

芹菜的做法很多，可炒、可拌、可熬、可煲，还可做成饮品。但很多人在吃芹菜时都习惯把芹菜叶丢掉，只吃芹菜梗，这种吃法是不科学的。芹菜叶中所含的胡萝卜素和维生素C比茎多，含铁量也十分丰富。芹菜中含有利尿的有效成分，能消除体内水钠潴留，利尿消肿，适合孕妇食用，尤其适合孕中期孕妇食用。

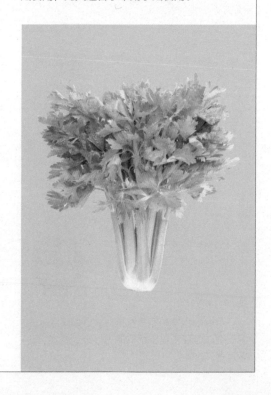

芹菜肉丝

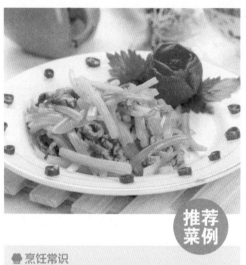

推荐菜例

🍴 烹饪常识

芹菜叶中所含的胡萝卜素和维生素 C 比茎中多，因此吃时不要把能吃的嫩叶扔掉。

原料：猪肉、芹菜各200克，红甜椒15克，盐3克，鸡精2克，油适量

做法：

❶ 将猪肉清洗干净，切丝；将芹菜清洗干净，切段；将红甜椒去蒂用清水洗干净，切圈。

❷ 锅下油烧热，放入肉丝略炒片刻，再放入芹菜，加盐、鸡精调味，炒熟装盘，用红甜椒装饰即可。

专家点评：这道菜可以预防妊娠高血压。芹菜是常食蔬菜之一，含有丰富的铁、锌等微量元素，有平肝降压、抗癌防癌、利尿消肿、增进食欲的作用。猪肉含有丰富的优质蛋白质和必需的脂肪酸，并能提供血红素和促进铁吸收的半胱氨酸，能改善缺铁性贫血，具有补肾养血、滋阴润燥的功效。

芹菜炒胡萝卜粒

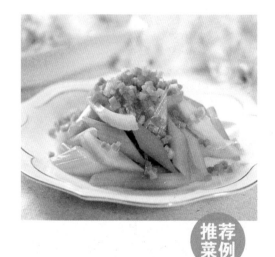

推荐菜例

🍴 烹饪常识

烹饪胡萝卜时不宜加醋太多，以免胡萝卜素流失。胡萝卜虽然富有营养，但吃得过多容易使皮肤变黄。

原料：芹菜250克，胡萝卜150克，香油10毫升，盐3克，鸡精1克，油适量

做法：

❶ 将芹菜洗净，切菱形块，入沸水锅中焯水；将胡萝卜洗净，切成粒。

❷ 锅注油烧热，放入芹菜爆炒，再加入胡萝卜粒一起炒至熟。

❸ 调入香油、盐和鸡精调味，炒匀即可出锅。

专家点评：芹菜含有挥发性芳香油，因而具有特殊的香味，能增进食欲。孕妇对铁的需求很大，若供给不足，极易导致缺铁性贫血，对母体和胎儿都十分不利。芹菜还富含膳食纤维，能促进肠道蠕动，防治孕妇便秘。同时，芹菜还可以预防孕妇患妊娠高血压。

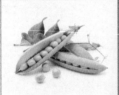

豌豆

别名：雪豆、寒豆、麦豆

适用量：	每次50克为宜
热量：	334千焦/100克
性味归经：	性温，味甘；归脾、胃、大肠经

搭配宜忌

宜	豌豆+虾仁	可提高营养价值	忌	豌豆+蕨菜	会降低营养
	豌豆+蘑菇	可消除食欲不佳		豌豆+菠菜	会影响钙的吸收

主打营养素

蛋白质、维生素A原、维生素C

豌豆的蛋白质不仅含量丰富，且包括了人体所必需的8种氨基酸，可以提高机体的抗病能力。豌豆含有丰富的维生素A原，可在体内转化为维生素A，具有润泽皮肤的作用。豌豆含有丰富的维生素C，可提高免疫机能，预防维生素C缺乏症。

食疗功效

豌豆具有和中益气、解疮毒、通乳及消肿的功效，可以增强人体的新陈代谢功能，可帮助预防心脏病及多种癌症（如结肠癌或直肠癌），能使皮肤柔腻润泽，并能抑制黑色素的生成，是脱肛、慢性腹泻、子宫脱垂等中气不足症状的食疗佳品。现代医学研究还发现，豌豆所含的止权酸、赤霉素和植物凝集素等物质，具有抗菌消炎、增强新陈代谢的功效。

选购保存

在选购豌豆的时候，扁圆形表示成熟度最佳，若荚果正圆形就表示已经过老，筋凹陷也表示过老。豌豆上市的早期，要选择饱满的；后期要选择较嫩的。用保鲜袋装好，扎口，装入有盖容器，置于阴凉、干燥、通风处保存。

♥ 温馨提示

荚用豌豆均供清炒，也可做汤，粮用豌豆可与米煮粥。由于豌豆富含赖氨酸，粳米又缺赖氨酸，豆谷共煮食，可起到与蛋白质互补的作用。但豌豆粒多食会发生腹胀，故不宜长期大量食用，慢性胰腺炎、糖尿病患者慎食。豌豆适合与富含氨基酸的食物一起烹调，可以明显提高豌豆的营养价值。为防止叶酸缺乏，豌豆是孕中期孕妇不可忽视的食物。因豌豆有通乳的作用，产妇也适宜食用豌豆。

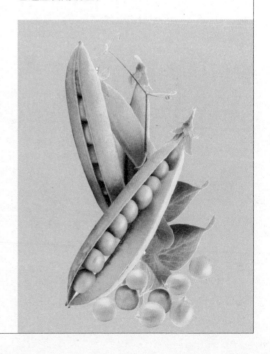

芝麻豌豆羹

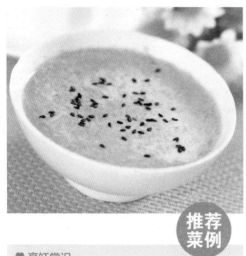

原料: 豌豆200克,黑芝麻30克,白糖适量

做法:

❶ 将豌豆清洗干净,在清水中浸泡2小时,放入豆浆机中磨成浆。

❷ 将黑芝麻炒香,稍稍研碎备用。

❸ 将豌豆浆入锅中熬煮,加入黑芝麻,煮至浓稠,加入白糖拌匀即可。

专家点评: 这道羹除了可以给孕妇补充钙,促进胎儿骨骼的发育,还有润肠通便、健胃益阴的作用,能够缓解孕妇因肺燥而导致的便结症状。豌豆含铜、铬等微量元素较多,孕妇食用,可以促进胎儿的身体以及大脑发育。黑芝麻可预防贫血、活化脑细胞,是促进胎儿大脑发育的主要食物之一。

推荐菜例

🍲 烹饪常识

这道羹若加入牛奶,味道会更好。白糖的使用量可以根据个人口味来定,建议孕妇不要吃太甜。

豌豆猪肝汤

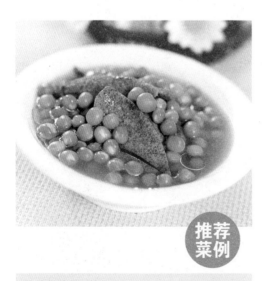

原料: 豌豆300克,猪肝250克,姜少许,盐3克

做法:

❶ 将猪肝清洗干净,切成片;将豌豆在凉水中泡发,姜洗净切片。

❷ 锅中加水烧开,下入猪肝、姜片、豌豆一起煮半个小时。

❸ 待熟后,调入盐煮至入味即可食用。

专家点评: 这道汤清香爽口,有养血明目、利水消肿之功效。豌豆含有的粗纤维,能促进大肠蠕动,预防孕妇便秘。猪肝富含维生素A、维生素B_2、铁和硒,所含的维生素A有维持机体正常生长的作用,还能保护眼睛、维持正常视力,防止眼睛干涩、疲劳;所含的铁可调节和改善贫血孕妇的造血系统生理功能,有助于补血。

推荐菜例

🍲 烹饪常识

买回的鲜猪肝不要急于烹调,应把猪肝放在自来水龙头下冲洗10分钟,然后放在水中浸泡30分钟。

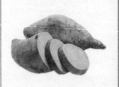

红薯

别名：番薯、甘薯、山芋

适用量：每次50克为宜

热量：426千焦/100克

性味归经：性平，味甘；归脾、胃经

搭配宜忌

宜	红薯+咸菜	可抑制胃酸
	红薯+粳米	可化解胀气，预防腹胀不消化

忌	红薯+鸡蛋	不容易消化
	红薯+番茄	易腹痛；会得结石、腹泻

主打营养素

蛋白质、膳食纤维、维生素、矿物质

红薯含有丰富的蛋白质、膳食纤维、多种维生素及矿物质，易于人体吸收，可防治营养不良，且能补中益气。其中所含的钙，还有助于胎儿的骨骼发育。

食疗功效

红薯具有补虚乏、益气力、健脾胃、滋补肝肾、和胃、暖胃以及益肺等功效，能提高消化器官的机能，适合孕妇补益身体。常吃红薯能防止肝脏和肾脏中的结缔组织萎缩，预防胶原病。红薯中所含的膳食纤维比较多，对促进胃肠蠕动和防止便秘非常有益，可用来治疗痔疮和肛裂等，对预防直肠癌和结肠癌也有一定作用。此外，红薯含有生物类黄酮成分，并能促使排便通畅。

选购保存

选购红薯时，优先挑选纺锤形状、外皮完整结实、表皮少皱纹，且无斑点、无腐烂情况的红薯。红薯买回来后，可放在外面晒一天，保持它的干爽，然后放到阴凉通风处。也可以用报纸包裹放在阴凉处，这样可以保存3~4个星期。

♥温馨提示

红薯一次食用不宜过多。红薯含一种氧化酶，这种酶容易在人的胃肠道里产生大量二氧化碳气体，如红薯吃得过多，会使人腹胀、打嗝、排气。而且红薯里含糖量高，吃多了可产生大量胃酸，使人感到"烧心"。所以，孕妇不宜吃太多红薯。红薯中含有大量淀粉，可以加工成粉条，但制作过程中往往会加入明矾。因此，孕妇也不宜过食红薯粉，否则会导致铝在体内蓄积，不利于健康。

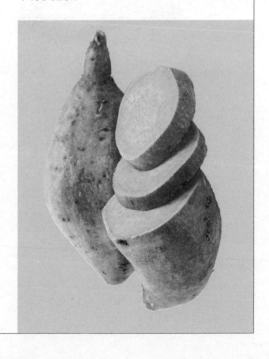

玉米红薯粥

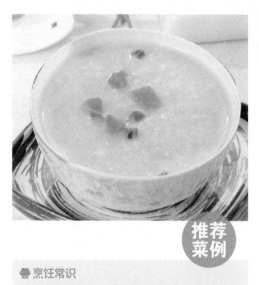

推荐菜例

🍲 **烹饪常识**

　　表皮呈褐色或有黑色斑点的红薯不宜食用。将红薯切小一点煮粥，味道和口感会更好。

原料：红薯100克，玉米20克，粳米80克，盐3克，葱花少许

做法：

① 将粳米清洗干净，泡30分钟；将红薯清洗干净，去皮，切块。

② 锅置火上，注入清水，放入粳米、玉米、红薯煮沸。

③ 待粥成，加入盐调味，撒上葱花即可食用。

专家点评：这道粥咸香可口，有健脾养胃之功效，可为孕妇补充所需的各种营养。其中，红薯含有膳食纤维、胡萝卜素、维生素A、维生素C、维生素E以及钾、铁、铜、硒、钙等多种矿物质，营养价值很高，被营养学家们称为营养最均衡的保健食品。

清炒红薯丝

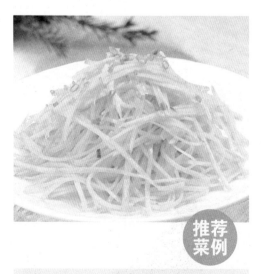

推荐菜例

🍲 **烹饪常识**

　　红薯丝最好用菜刀手工切，而不是用擦丝的工具，否则会影响口感。且切得越细，口感越佳。

原料：红薯200克，盐3克，鸡精2克，葱花3克，油适量

做法：

① 将红薯去皮，清洗干净，切丝。

② 锅下油烧热，放入红薯丝炒至八成熟，加盐、鸡精炒匀，待熟装盘，撒上葱花即可。

专家点评：红薯的蛋白质含量高，可弥补粳米、白面中的营养缺失，经常食用可提高人体对主食中营养的利用率，使孕妇的身体更健康。红薯所含的膳食纤维也比较多，对促进胃肠蠕动和防止便秘非常有益。此外，红薯中所含的矿物质对维持和调节人体功能起着十分重要的作用。而其所含的钙和镁，可以促进胎儿的骨骼发育。

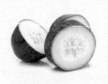

冬瓜

别名：白瓜、白冬瓜、枕瓜

适用量：	每次50克为宜
热量：	52千焦/100克
性味归经：	性凉，味甘；归肺、大肠、小肠、膀胱经

搭配宜忌

宜			忌		
	冬瓜+海带	可降低血压		冬瓜+鲫鱼	会导致身体脱水
	冬瓜+鲢鱼	可辅助治疗产后血虚		冬瓜+醋	会降低营养价值

主打营养素

维生素C、钾、铜

冬瓜含丰富的维生素C和钾，可达到消肿而不伤正气的作用。冬瓜还富含铜，铜对于血液、中枢神经、免疫系统、脑、肝、心等内脏的发育和功能有重要影响。

食疗功效

冬瓜具有清热解毒、利水消肿、减肥美容的功效，能减少体内脂肪，有利于减肥，适用于治疗水肿、胀满、痰喘、痈疽、痔疮等，孕妇可适量食用。常吃冬瓜，还可以使皮肤光洁。另外，冬瓜对慢性支气管炎、肠炎、肺炎等感染性疾病有一定的辅助治疗效果。冬瓜所含的丙醇二酸能抑制碳水化合物在体内转化为脂肪，有一定的减肥功效。此外，冬瓜中的粗纤维能刺激肠道蠕动，使肠道里积存的致癌物质尽快排泄出去。

选购保存

挑选时用手指掐一下，皮较硬、肉质密、种子成熟变成黄褐色的冬瓜口感较好。买回来的冬瓜如果吃不完，可用一块比较大的保鲜膜贴在冬瓜的切面上，用手抹平贴紧，可保持3～5天。

♥ 温馨提示

孕妇吃冬瓜可有效防治孕期水肿，还有利尿解闷、解毒化痰、生津止渴之功效。肥胖者，维生素C缺乏者，妊娠浮肿、肾脏病水肿、肝硬化、腹水、脚气、糖尿病、高血压、冠心病、癌症患者尤为适用。现代科学认为，产妇适当喝冬瓜汤也是可以的。同时，吃冬瓜对产妇也有减肥和消肿的功效，还能提高奶水的质量。所以，孕产妇都可以食用冬瓜。因冬瓜性寒，故久病不愈者与阴虚火旺、脾胃虚寒、易泄泻者慎食。

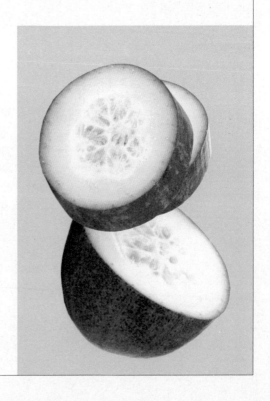

冬瓜山药炖鸭

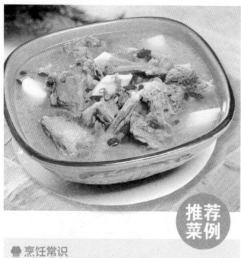

推荐菜例

原料： 净鸭500克，山药100克，枸杞子25克，冬瓜10克，葱5克，姜2克，盐3克

做法：

① 将净鸭清洗干净，剁成块，然后放入沸水中焯一下，捞出沥干备用。

② 将山药、冬瓜去皮，清洗干净后切成块；将葱清洗干净切碎；将枸杞子清洗干净；将姜清洗干净切片。

③ 锅加水烧热，倒入鸭块、山药、枸杞子、冬瓜、姜煮至鸭肉熟。

④ 调入盐调味，盛盘撒上葱花即可。

专家点评： 将冬瓜、山药和鸭块同煮，荤素搭配可起到营养互补的效果，又能提高免疫力、预防妊娠高血压、降低胆固醇、利尿、润滑关节。

🍴 烹饪常识

　　枸杞子要放在通风干燥处保存。冬瓜皮内含有丰富的营养物质，连皮一起煮汤，营养更佳。

百合龙骨煲冬瓜

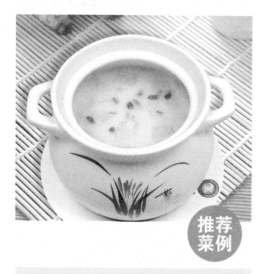

推荐菜例

原料： 百合100克，龙骨300克，冬瓜300克，枸杞子10克，香葱2克，盐3克

做法：

① 将百合、枸杞子分别清洗干净；将冬瓜去皮清洗干净，切块备用；将龙骨清洗干净，剁成块；将葱清洗干净，切碎。

② 锅中注水，下入龙骨，加盐，以大火煮开。

③ 再倒入百合、冬瓜和枸杞子，转小火熬煮约2小时，至汤色变白即可停火，撒上葱末。

专家点评： 冬瓜利尿，且含钠极少，所以是慢性肾炎水肿、营养不良性水肿、孕妇水肿患者的消肿佳品。将其与龙骨、百合、枸杞子一起熬汤，可预防孕妇水肿，并为胎儿发育提供多种营养。

🍴 烹饪常识

　　冬瓜宜选老的，嫩冬瓜有潺滑感，不够爽脆鲜甜。熬汤前可先将龙骨入沸水锅焯制，去除污水。

孕中期 忌 吃的食物

孕中期，母婴需要的能量多、营养素种类多，注意饮食宜忌有助于减少胎儿所受到的不良刺激，维持正常发育。

田鸡

忌吃关键词：
破坏生态平衡、感染蚴虫、残留农药

不宜食用田鸡的原因

吃田鸡不仅是不利于生态平衡的行为，还会对孕妇的健康造成危害。有人剖检267只田鸡，发现160只田鸡的肌肉中就有383条裂头绦虫的蚴虫。裂头绦虫的蚴虫进入人体组织后，能引起局部组织发炎、溶解、坏死，形成脓肿和肉芽肿等。孕妇感染蚴虫，蚴虫还能穿过胎盘侵害胎儿，造成胎儿畸形。农田长期施用各种农药，随着耐药性的提高，不少昆虫未被杀灭，田鸡捕食了这些昆虫后，体内积聚大量残留的农药。所以，孕妇大量吃田鸡肉，危害较大。

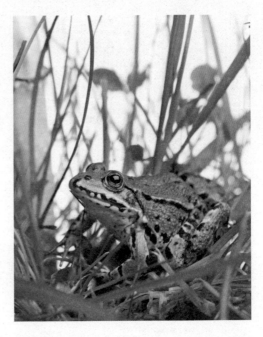

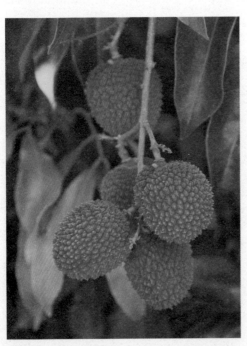

荔枝

忌吃关键词：
性热、含糖高、胎儿巨大

不宜食用荔枝的原因

荔枝含有丰富的糖分、蛋白质、多种维生素、脂肪、柠檬酸、果胶、磷以及铁等，是有益人体健康的水果。但是，从中医的角度来说，怀孕之后，孕妇体质偏热，阴血往往不足。荔枝和桂圆一样也是热性水果，过量食用容易产生便秘、口舌生疮等上火症状。而且荔枝的含糖量较高，孕妇大量食用会引起高血糖。如果血糖浓度过高，会导致糖代谢紊乱，从而使糖从肾脏中排出而出现糖尿。大量食用荔枝容易导致胎儿巨大，并发难产、滞产、死胎、产后出血及感染等。

火腿肠

忌吃关键词：
添加剂、防腐剂

不宜食用火腿肠的原因

火腿肠是以畜禽肉为主要原料，辅以填充剂（淀粉、植物蛋白粉等），然后再加入调味品（盐、糖、味精、酒等）、香辛料、品质改良剂（护色剂、保水剂、防腐剂）等物质，采用腌制、斩拌、高温蒸煮等加工工艺制成。火腿肠所含的添加剂会对胎儿造成一定的影响，所以孕妇最好不要吃。另外，火腿肠所含的添加剂，也会通过乳汁影响婴儿，所以哺乳妈妈也不要食用火腿肠。

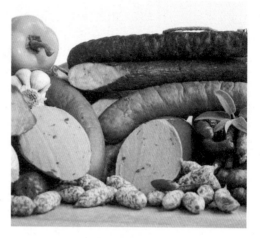

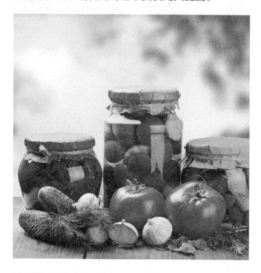

罐头

忌吃关键词：
防腐剂、添加剂、畸形胎儿

不宜食用罐头的原因

罐头食品根据其所装的原料不同，分为肉品、鱼品、乳品、蔬菜和水果罐头。罐头食品在生产过程中，为了达到色佳味美和长时间保存的目的，食品中都加入了防腐剂，有的还添加了人工合成色素、香精、甜味剂等，这些物质对孕妇和胎儿的危害都是很大的。所以，孕妇应避免食用罐头食品。如果孕妇过量食用，不单会影响胎儿的智力发育，还可能产下畸胎。所以，孕妇应慎食罐头食品。

羊肉

忌吃关键词：
上火、弓形虫

不宜食用羊肉的原因

羊肉是助元阳、补精血、益劳损的佳品，是优良的温补壮阳食品，不过女性怀孕后阴血偏虚，处于阳气相对偏盛的阳有余而阴不足，气有余而血不足的状态。多食用羊肉，极易上火。另外，也不要吃涮羊肉和羊肉串，因为这两种做法不能让羊肉完全熟透，没熟的羊肉有弓形虫，可通过胎盘感染胎儿，不利于胎儿的健康发育。因此，孕妇不宜吃羊肉，但这与大家说的孕妇吃羊肉宝宝容易得羊痫风是没有关系的。

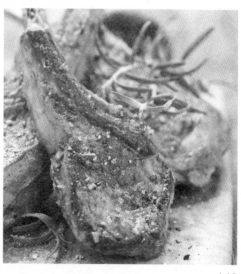

火锅

忌吃关键词：
弓形虫、畸形胎儿

不宜食用火锅的原因

孕妇应慎食火锅，因为火锅原料多为猪肉、牛肉、羊肉、狗肉，这些肉中含有弓形虫的幼虫。这些弓形虫幼虫的虫体极小，寄生在细胞中。人们吃火锅时，习惯把鲜嫩的肉片放在煮开的火锅中一烫即食，这种短暂的加热一般不能杀死幼虫，进食后幼虫在肠道中穿过肠壁随血液扩散至全身。孕妇受感染时多无明显不适，但幼虫可通过胎盘感染胎儿，严重的可使胎儿发生小头、大头（脑积水）、无脑儿等畸形。

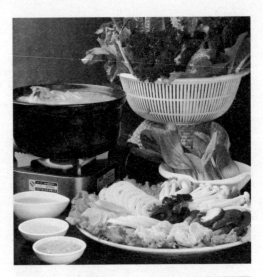

酒心糖

忌吃关键词：
酒精、流产

不宜食用酒心糖的原因

酒心糖是以酒做馅的糖果。据有关资料表明，当前市售的酒心糖，每颗含白酒4毫升左右，如果一天吃10颗以上，便会有相当分量的酒精进入人体。这对孕妇和胎儿是不利的。经研究表明，孕妇饮酒可引起流产和新生儿出生体重降低，严重者可造成"胎儿酒精综合征"，表现为中枢神经障碍，患儿智力低下，常伴有头小畸形、脸部畸形，并且还多伴有心脏或其他系统畸形。

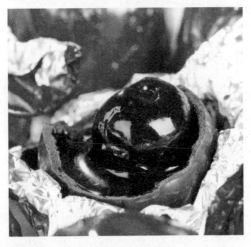

蜂王浆

忌吃关键词：
雌二醇、睾酮、孕酮

不宜食用蜂王浆的原因

蜂王浆是工蜂咽腺或咽头腺分泌出的一种白色或淡黄色的略带甜味并有些酸涩的黏稠状液体，是专供蜂王享用的食物。蜂王靠食蜂王浆而拥有旺盛的生命力。蜂王浆富含70多种营养成分，具有滋补强壮、补益气血、健脾益血、保肚抗癌等功效。但是，孕妇不宜过量饮用蜂王浆，因为蜂王浆含有激素，分别是雌二醇、睾酮和孕酮。这些激素会刺激子宫，引起子宫收缩，干扰胎儿的正常发育。

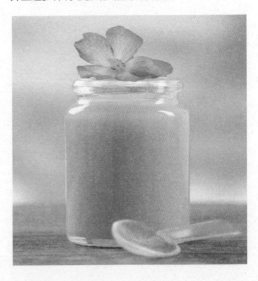

味精

忌吃关键词：
谷氨酸钠、缺锌、影响胎儿发育

不宜食用味精的原因

孕妇要注意少吃或不吃味精，因为味精的主要成分是谷氨酸钠，血液中的锌与之结合后从尿中排出。当食用味精过多，超过机体的代谢能力时，还会导致血液中谷氨酸含量增高，限制人体对钙、镁、铜等必需矿物质的吸收。尤其是谷氨酸可以与血液中的锌结合，生成不能被利用的谷氨酸锌被排出体外，导致人体缺锌。如果孕妇缺锌，则会影响胎儿在子宫内的生长，会使胎儿的脑、心脏等重要器官发育不良。

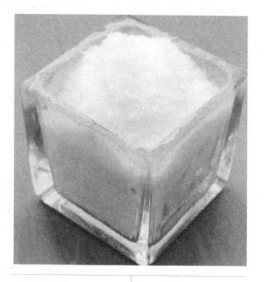

金枪鱼

忌吃关键词：
含汞金属

不宜食用金枪鱼的原因

虽然金枪鱼营养丰富，但科学家们发现，有些金枪鱼的体内含有汞金属，当它们超过安全食用量时，会对胎儿的大脑发育造成损害。美国每年大约有6万新生儿出生后认知能力发生了障碍，究其原因是他们的母亲在怀孕时摄入过多含汞的金枪鱼。建议孕妇最好不要食用金枪鱼。如果一定要吃，每周金枪鱼罐头制品的摄入量不要超过1~2罐。

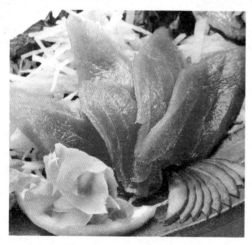

生鸡蛋

忌吃关键词：
细菌污染、亚硝基化合物

不宜食用生鸡蛋的原因

鸡蛋由鸡的卵巢和泄殖腔产出，而鸡的卵巢、泄殖腔带菌率很高，所以蛋壳表面甚至蛋黄可能已被细菌污染，生吃易引起寄生虫病、肠道病或食物中毒。生鸡蛋有一股腥味，能抑制中枢神经，使人食欲减退，有时还能使人呕吐。孕妇若长期大量吃生鸡蛋，生鸡蛋清内的抗生物素蛋白与体内生物素结合成一种稳定的化合物，使生物素不能被肠壁吸收，可导致精神倦怠、毛发脱落、皮肤发炎、食欲减退等。

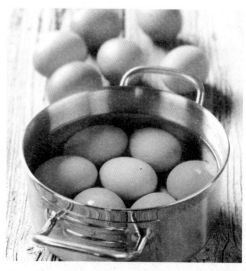

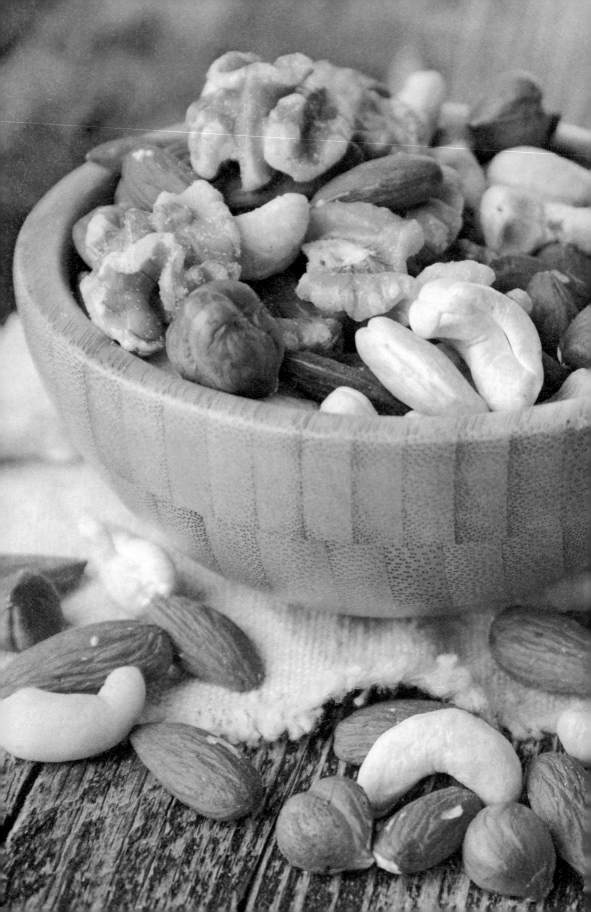

第五章

孕晚期饮食宜忌

　　孕晚期（即女性怀孕的第 8 个月到第 10 个月），是胎儿加足马力、快速成长的阶段。此时期的胎儿生长迅速，体重增加较快，对能量的需求也达到高峰。在这期间，孕妇会出现下肢水肿的现象，有些孕妇在临近分娩时，会产生心情忧虑紧张、食欲不佳等不适，不利于胎儿的发育和分娩。为了做好分娩和哺乳的准备，孕晚期孕妇的饮食有哪些注意事项呢？请看本章内容。

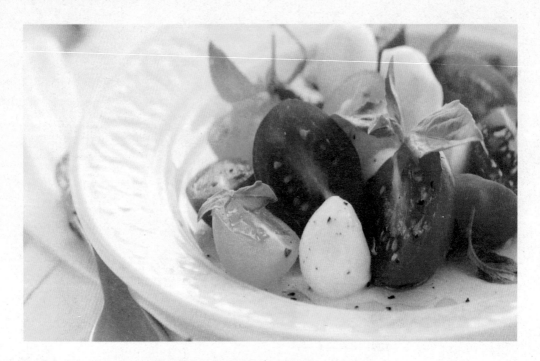

孕晚期的营养指南

孕晚期营养的贮存对孕妇来说显得尤为重要。健康、合理的饮食，是胎儿健康出生的必要前提。那么，孕晚期孕妇饮食应注意什么呢？

1 孕晚期饮食原则

宜添加零食和夜餐：孕晚期除正餐外，孕妇还要添加零食和夜餐，如牛奶、饼干、核桃仁、水果等食品，夜餐应选择容易消化的食品。

宜摄入充足的维生素：孕妇在孕晚期需要充足的水溶性维生素，尤其是维生素B_1。如果缺乏，则容易引起呕吐、倦怠，并在分娩时子宫收缩乏力，导致产程延缓。

忌食过咸、过甜或油腻的食物：过咸的食物可引起或加重水肿；过甜或过于油腻的食物可致肥胖。孕妇食用的菜和汤中一定要少加盐，并且注意限制摄入含盐分较多的食品。

忌食刺激性食物：刺激性的食物包括浓茶、咖啡、酒及辛辣调味品等。这些刺激性食物是整个孕期都不宜食用的食物，特别是在怀孕8个月以后。这些刺激性食物易导致大便干燥、痔疮，或使已经患有痔疮的孕妇病情加重。

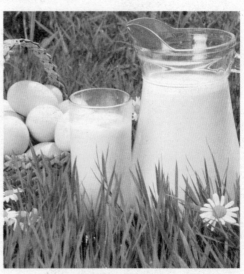

习惯素食的孕妇可多饮牛奶、吃鸡蛋

2 孕晚期摄入脂肪类食物需注意

进入孕晚期后，孕妇不宜多吃动物性脂肪。进食肉食，也要多吃瘦肉少吃肥肉。这是因为现在的牲畜和家禽大多是用饲料饲养，而饲料中往往含有一些对孕妇和胎儿有害的化学物质，这些化学物质最容易集中在动物的脂肪中，所以孕妇在食用肉类时，应该去掉脂肪和皮，以减少对化学物质的摄入。肥肉为高能量和高脂肪的食物，孕妇摄入过往往引起肥胖。怀孕后，孕妇活动量减少，如果一次摄取过多的热量，很容易造成体重在短时间内突然过多地增加。孕妇过胖会很容易引起妊娠毒血症，因此孕妇应少吃高热量、低营养的肥肉，并将每周增加的体重控制在350克左右，以不超过500克为宜。

另外，要注意增加植物油的摄入。此时，胎儿机体和大脑发育速度加快，对脂质及必需脂肪酸的需要增加，必须及时补充。因此，增加烹调所用植物油，即豆油、花生油、菜油等的摄入量，既可保证孕晚期所需的脂质供给，又能提供丰富的人体必需脂肪酸。孕妇还可吃些花生仁、核桃仁、葵花子、芝麻等油脂含量较高的食物。

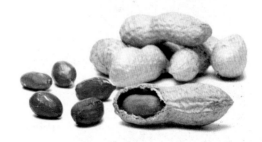

坚果中脂肪含量较多

3 孕妇不宜暴饮暴食

孕期要加强营养，并不是说吃得越多越好。过多地进食反而会导致孕妇体重大增、营养过

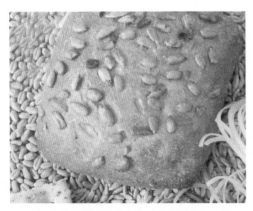

孕晚期不宜食用体积大、营养价值不高的食物

剩，结果对孕妇和胎儿都没有好处。因为吃得过多会使孕妇体内脂肪蓄积过量，导致组织弹性减弱，分娩时易造成滞产或大出血，并且过于肥胖的孕妇有发生妊娠高血压综合征、妊娠合并糖尿病的可能。

吃得过多也会使胎儿深受其害。一是容易发生难产，胎儿体重越重，难产率越高。二是容易出现巨大胎儿，分娩时使产程延长，易影响胎儿心跳而使胎儿发生窒息。另外，由于胎儿期脂肪细胞的大量增加，胎儿出生后，易引起终身肥胖。三是增加了围产期胎儿死亡的风险。因此，孕妇要合理安排饮食，每餐最好只吃七八分饱，并可将三餐改为五餐，实行少吃多餐的进食方式。

4 孕晚期孕妇宜少食多餐

孕晚期胎儿的生长发育速度最快，细胞体积迅速增大，大脑增长速度到达高峰，是胎儿体内需储存大量营养的时期。这时，孕妇需要适当增加和提高摄取营养的种类和质量，不然对胎儿大脑的发育影响很大。

然而，此时增大的子宫向上顶着胃和膈肌，使孕妇胃肠部受到压迫，因此，胃的容量也受到限制，按照孕前的食量会使胃部过于饱胀，尤其是在进食后。这就需孕妇在饮食方式上做出调整，可采用少食多餐的进食方式。

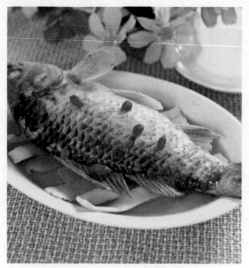

孕晚期适宜多吃鱼，且尽量吃新鲜鱼

5 孕晚期孕妇宜多吃鱼

随着妊娠时间越来越长，胎儿也即将分娩，抓紧时间做最后的冲刺，为胎儿多补充一点儿营养是每个家庭的愿望。

专家介绍，鱼肉富含Ω-3脂肪酸，这是一种对胎儿脑部发育非常有利的成分，如果孕妇可以在孕晚期多食用鱼类，尤其是深海鱼类，就可以增加Ω-3脂肪酸的摄入，促进胎儿脑部的发育，使生出来的宝宝更加聪明健康。

英国的一项调查已经证实，孕晚期吃鱼对胎儿大脑的发育有着很好的帮助，此外还可以避免新生儿体重不足。英国研究人员在对英国西南部的1.15万名孕妇进行了追踪调查后得出以上结论的。他们从孕妇怀孕第32个星期开始详细记录她们吃鱼的食用量，结果发现吃鱼多的孕妇，相对于吃鱼少或没吃鱼的孕妇，她们的新生儿体重不足的比率更低。

通过专家的介绍，我们知道孕晚期吃鱼更有益于胎儿的发育。因此，为了胎儿的健康，孕妇应该调整饮食结构，将鱼类搬上您家的餐桌。

6 孕妇不宜吃污染鱼

前面我们说了孕晚期孕妇应多吃鱼，但是现在环境污染严重，一不小心就可能买到污染鱼，反而危害了孕妇的身体健康。下面我们介绍一些辨别污染鱼的小技巧，以避免买到污染鱼。

看鱼体：污染严重的鱼，鱼体不整齐，头大尾小，皮肤发黄，尾部发青。

看鱼眼：未受污染的鱼，鱼眼部稍微凸出，富有弹性，透明且有光泽；受污染的鱼眼珠浑浊，失去光泽，有时有明显外凸。

看鱼鳃：鳃部是鱼的呼吸器官，相当于人的肺，是大量毒物的积聚之地。未受污染的鱼，鳃红且排列整齐；受污染的鱼，鳃部粗糙且呈暗红色。

闻气味：未受污染的鱼有明显的腥味；受污染的鱼因污染物的不同可呈大蒜味、煤油味、氨味等不正常的气味，含酚量高的鱼鳃还可能被点燃。

7 孕晚期孕妇不宜大量进补

为了孕妇的健康，亲友们总是不忘提醒孕妇多进补。不过，孕妇补得过量会造成营养过多，同时因活动较少，反而会使分娩不易。

到了孕晚期，由于胎儿的压迫等负担，孕妇往往出现高血压、水肿症状，此时如进食大补之品，不仅对胎儿和孕妇无益，反而会火上加油，加重孕妇呕吐、水肿、高血压等，也可导致使其发生阴道出血、流产、死产或胎儿窘迫等。

孕期大量进补，还容易导致孕妇过度肥胖和巨大儿的发生，对母子双方的健康都不利。如前所述，孕妇在怀孕期的体重以最多增加12千克为宜，否则体重超标极易引起妊娠期糖尿病。

所以说，孕妇加强营养是必要的，但营养应适当，并非多多益善。

8 孕晚期素食孕妇不一定要吃肉

有些女性怀孕前就吃素，有些女性怀孕后一见到肉就恶心，对于这些孕妇，只要选择营养搭配合理、丰富的食品，吃素食完全可行。

不过，孕晚期因为面临生产的需要，孕妇对热量的需求旺盛，这时蔬菜素食型和水果素食型食物是不能满足孕晚期孕妇对热量的需要的，因为素食所能提供的热量明显要比肉类少，这一点一定要引起注意。如果热量摄入不足，身体就会分解自身的蛋白质，从而影响孕妇自身及胎儿的生长发育。因此，孕晚期素食孕妇不一定要吃肉，但一定要多补充富含较多能量的食物，如牛奶、鸡蛋等。同时，孕妇还应注意食物的营养价值，多吃富含维生素、微量元素的新鲜蔬菜、豆类、干果等。

9 临产时宜吃能量高、易被消化的食物

临产相当于一次重体力劳动，产妇必须有足够的能量供给，才能有良好的子宫收缩力，宫颈口开全才能把孩子排出。不好好进食、饮水，会造成脱水而引起血容量不足，自然供给胎盘的血量也会减少，引起胎儿在宫内缺氧。

因此，临产时产妇应进食高能量、易被消化的食物，如牛奶、巧克力、糖等。如果实在因宫缩太紧，很不舒服而不能进食时，也可通过输入葡萄糖、维生素来补充能量。初产妇从有规律性宫缩开始到宫口开全，大约需要12个小时。如果您是初产妇，无高危妊娠因素，准备自然分娩，可准备易被消化吸收、少渣、可口、味鲜的食物，如面条鸡蛋汤、面条排骨汤、牛奶、酸奶、巧克力等食物，为分娩准备足够的能量。否则，吃不好睡不好，紧张焦虑，容易导致产妇疲劳，将可能引起宫缩乏力、难产、产后出血等危险情况。

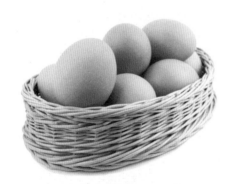

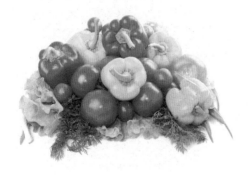

孕晚期孕妇要多补充富含能量的食物和新鲜的蔬果等

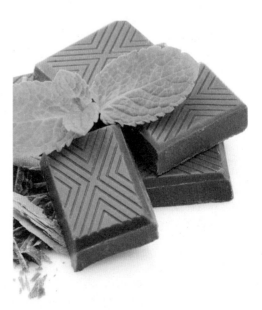

临产时吃巧克力有助于补充能量

孕晚期 宜 吃的食物

孕晚期，胎儿需要一定量的营养物质，又不宜进补太多以防出现巨大儿，还要兼顾对水肿、妊高症等的预防。

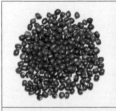

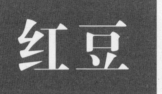

红豆

别名：赤小豆、红小豆	
适用量：每次30克左右为宜	
热量：1 357千焦/100克	
性味归经：性平，味甘、酸；归心、小肠经	

搭配宜忌

宜	红豆+南瓜	可润肤、止咳、减肥	忌	红豆+羊肚	可致水肿、腹痛、腹泻
	红豆+粳米	可益脾胃、通乳汁		红豆+羊肉	会引起中毒

主打营养素

膳食纤维、碳水化合物、维生素E、铁、锌

红豆含有丰富的膳食纤维，可以促进排便，防治孕妇便秘。红豆还含有大量的碳水化合物、维生素E、铁、锌等营养素，有提供热量、降低胆固醇、预防贫血等作用。

食疗功效

红豆有消肿、通乳、健脾养胃、清热利尿、抗菌消炎、解除毒素等功效，还有增进食欲，促进胃肠消化吸收，具有良好的润肠通便、降血压、降血脂、调节血糖、防癌抗癌、预防结石的作用，非常适合孕妇食用。

选购保存

颗粒饱满、大小比例一致、颜色较鲜艳、没有被虫蛀过的红豆，品质才会比较好也比较新鲜。将拣去杂物的红豆摊开晒干，装入塑料袋，再放入一些剪碎的干辣椒，扎紧袋口，存放于干燥处保存。

❤ 温馨提示

红豆是孕妇的滋补佳品，宜与其他谷类食品混合食用，一般被制成豆沙包、豆饭或豆粥，这些都是科学的食用方法。红豆有消胀满、通乳汁的功效，对乳房胀痛、乳汁不下有食疗作用。每天早晚各用红豆120克煮粥，连吃3~5天即可。

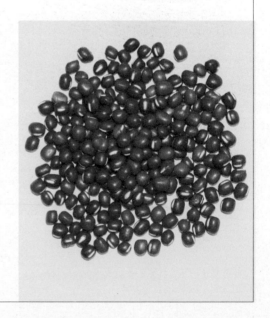

红豆牛奶

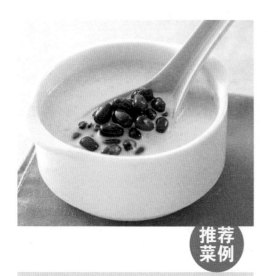

推荐菜例

烹饪常识
红豆豆质较硬，不容易熟，建议烹煮前用水浸泡数小时。

原料：红豆15克，低脂鲜奶190毫升，蜂蜜5毫升
做法：

❶ 将红豆清洗干净，浸泡一夜。

❷ 将红豆放入锅中，开中火煮约30分钟，熄火后再焖煮约30分钟。

❸ 将红豆、蜂蜜、低脂鲜奶放入碗中，搅拌混合均匀即可食用。亦可打成汁或糊状，以方便咀嚼困难的人食用。

专家点评： 红豆是一种营养高、功效多的杂粮，它富含多种营养素。秋冬季怕冷、易疲倦、面少血色的孕妇应经常食用红豆食品，以补血、促进血液循环、增强体力和抗病能力。将红豆搭配醇香的牛奶，添加了钙质和优质蛋白，给孕妇提供的营养就更全面了，还有助于胎儿的骨骼发展，可预防新生儿佝偻病。

西蓝花拌红豆

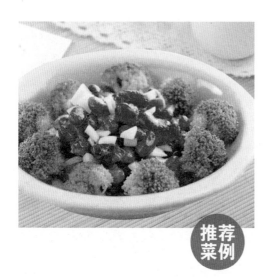

推荐菜例

烹饪常识
不要选用花序全开的西蓝花。红豆以煮至爆开为宜。

原料：红豆50克，西蓝花250克，洋葱1个，橄榄油3毫升，柠檬汁少许，盐3克
做法：

❶ 将洋葱清洗干净，切丁，泡水备用；将红豆泡水4小时，入锅中煮熟。

❷ 将西蓝花洗净切小朵，放入开水中汆烫至熟，捞出泡凉水，备用。

❸ 将橄榄油、盐、柠檬汁调成味汁。

❹ 将洋葱从水中捞出，沥干，放入锅中，加入西蓝花、红豆、味汁混合拌匀即可食用。

专家点评： 红豆有补血、促进血液循环、强化体力、增强抵抗力的功效，能让孕妇气色红润。同时，红豆中的皂角苷可刺激肠道，有良好的利尿作用。西蓝花含有一种可以稳定孕妇血压、缓解焦虑的物质，这种物质对胎儿的心脏起到很好的保护作用。

鹌鹑蛋

别名：鹑鸟蛋、鹌鹑卵

适用量：	每日3~5个为宜
热量：	669千焦/100克
性味归经：	性平，味甘；归心、肝、肺、胃、肾经

搭配宜忌

宜	鹌鹑蛋+牛奶	可增强免疫力
	鹌鹑蛋+银耳	可强精补肾、提神健脑

忌	鹌鹑蛋+香菇	会使人长痔疮
	鹌鹑蛋+猪肝	会使人生黑斑

主打营养素

蛋白质、维生素、铁、锌、脑黄金

　　鹌鹑蛋含有丰富的蛋白质、脑磷脂、卵磷脂、维生素A、维生素B_1、维生素B_2、铁、锌等，可强身健脑，预防缺铁性贫血，还能保证胎儿大脑和视网膜的正常发育。

食疗功效

　　鹌鹑蛋具有强筋壮骨、补气益气、除风湿的功效，为滋补食疗佳品，对胆怯健忘、头晕目眩、久病或老弱体衰、气血不足、心悸失眠、体倦食少等病症有食疗作用。鹌鹑蛋含丰富的卵磷脂和脑磷脂，是高级神经活动不可缺少的营养物质，有健脑的作用。另外，鹌鹑蛋含有一种特殊的抗过敏蛋白，具有抗过敏的功效。

选购保存

　　一般鹌鹑蛋的外壳为灰白色，上面布满了红褐色和紫褐色的斑纹。优质的鹌鹑蛋，壳比较硬，不易碎，放在耳边摇一摇，没有声音，打开后蛋黄呈深黄色，蛋白较黏。放于冰箱保存，可保存半个月。

♥温馨提示

　　鹌鹑蛋对营养不良，发育不全，身体虚弱，对孕产妇出现的贫血等症状都有很好的滋补作用；对老幼病弱者也有较好的调理作用，

　　因此，鹌鹑蛋被人们誉为延年益寿的"灵丹妙药"。鹌鹑蛋中胆固醇的含量较高，需要控制量，特别是有妊娠高血压的孕妇、高胆固醇者慎食，脑血管疾病患者少食为好。鹌鹑蛋忌与猪肝及菌类食物同时食用，否则易使人生黑斑或生痔疮。

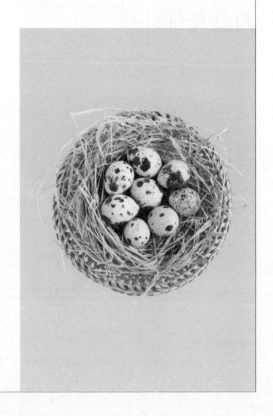

鱼香鹌鹑蛋

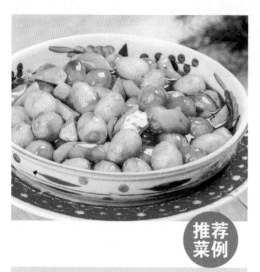

推荐菜例

🍲 烹饪常识

黄瓜块要切小一点儿，与鹌鹑蛋大小相近最好。

原料：黄瓜、鹌鹑蛋各适量，盐、胡椒粉、红油、生抽、水淀粉各适量

做法：

❶ 将黄瓜清洗干净，去皮切块；将鹌鹑蛋煮熟，去壳放入碗内，放入黄瓜，调入生抽和盐，入锅蒸约10分钟后取出。

❷ 炒锅置火上，加盐、红油、胡椒粉烧热，用水淀粉勾薄芡后淋入碗中。

专家点评：鹌鹑蛋的营养价值很高，可补气益血、强筋壮骨。黄瓜肉质脆嫩，含有蛋白质、脂肪、维生素、纤维素以及钙、磷、铁、钾等丰富的营养。尤其是黄瓜中含有的细纤维素，可以降低血液中胆固醇、甘油三酯的含量，促进肠道蠕动，加速废物排泄，改善人体的新陈代谢。

蘑菇鹌鹑蛋

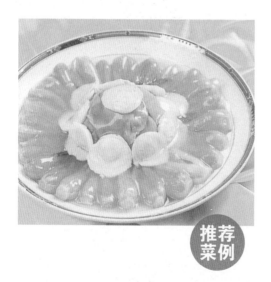

推荐菜例

🍲 烹饪常识

用小火来煎鹌鹑蛋，这样煎出来的鹌鹑蛋色泽会更好。

原料：鹌鹑蛋10个，蘑菇100克，油菜200克，盐3克，醋少许，生抽10毫升，水淀粉10毫升，高汤、油各适量

做法：

❶ 将煎锅烧热，将鹌鹑蛋都煎成荷包蛋备用；将蘑菇泡发，洗净；将油菜洗净，烫熟装盘。

❷ 锅内注油烧热，下蘑菇翻炒至熟后，捞出摆在油菜上，再摆上鹌鹑蛋。

❸ 锅中加少许高汤烧沸，加入盐、醋、生抽调味，用水淀粉勾芡，淋于盘中即可。

专家点评：本品可促进胎儿发育。鹌鹑蛋不仅能促进身体发育，还有健脑的作用。蘑菇含有人体难以消化的粗纤维、半粗纤维和木质素，可保持肠内水分平衡，还可吸收余下的胆固醇、糖分，将其排出体外，预防便秘。

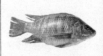

福寿鱼

别名：罗非鱼、非洲鲫鱼

适用量：每次约100克

热量：410千焦/100克

性味归经：性平，味甘；归肾经

搭配宜忌

宜			忌		
	福寿鱼+番茄	可增加营养		福寿鱼+鸡肉	降低营养价值
	福寿鱼+豆腐	有益补钙		福寿鱼+干枣	会引起腰、腹痛

主打营养素

蛋白质、维生素、矿物质、不饱和脂肪酸

　　福寿鱼肉质鲜美，含有丰富的蛋白质以及B族维生素、维生素E及钙、铁、锌等矿物质，能补充孕妇及胎儿所需的多种营养。福寿鱼中的脂肪含量也很丰富，每100克肉中含脂肪6.93克，且多为不饱和脂肪酸。

食疗功效

　　福寿鱼可补阴血、通血脉、补体虚，还有益气健脾、利水消肿、清热解毒、治疗病痛之功效，非常适合孕妇食用。福寿鱼肉中富含的蛋白质，易于人体吸收，氨基酸含量也很高，所以对促进智力发育、降低胆固醇和血液黏稠度具有明显的作用。

选购保存

　　选购福寿鱼时挑选500克左右的鱼为佳，过大的福寿鱼肉质较粗，泥腥味也重，味道也不够鲜美。福寿鱼不易保存，宰杀后宜尽快食用。

♥温馨提示

　　福寿鱼已成为世界性的主要养殖鱼类。其肉味鲜美，肉质细嫩，无论是红烧还是清烹，味道俱佳。福寿鱼以红烧、清蒸为最好。在烹制的时候，可以采取两种方式去除腥味。一是将福寿鱼洗净后，放入盆中，倒入一些料酒即可；二是将鲜鱼剖开洗净后，放入牛奶中泡一会儿即可。这两种方式不但能去除鱼腥，还能增加福寿鱼的鲜味。由于福寿鱼有补阴血、补体虚、利水消肿、通乳生乳的作用，因此，孕产妇都可以食用。

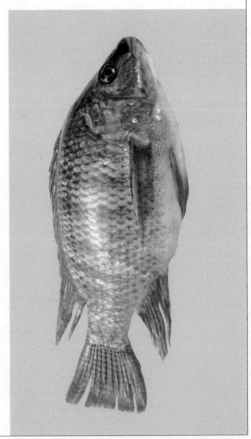

番茄酱福寿鱼

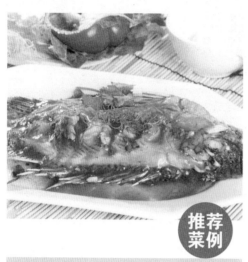

推荐菜例

🍲 烹饪常识

　　如果鱼比较脏，可用淘米水擦洗，不但可以将鱼清洗干净，而且手也不至于太腥。

原料： 福寿鱼1条（约500克），葱段、姜片、蒜片、白糖、醋、盐、番茄酱、淀粉、水淀粉、油各适量

做法：

❶ 将福寿鱼处理干净，在鱼身两边切花刀，用盐腌渍。

❷ 在鱼身上抹上淀粉，下油锅炸至金黄，捞出沥油。

❸ 锅底留油，放葱段、姜片、蒜片爆香，捞出葱姜蒜，加白糖、番茄酱及适量清水焖煮，沸腾后，用水淀粉勾芡，将炸好的福寿鱼放进锅里拌匀，淋入醋，出锅装盘。

专家点评： 这道菜酸甜鲜美，味道诱人。福寿鱼营养价值很高，是鱼类食品中不可多得的低钠食物。福寿鱼可补阴血、通血脉；同时，它富含的钙和锌，是胎儿骨骼和大脑发育的必需营养素。

清蒸福寿鱼

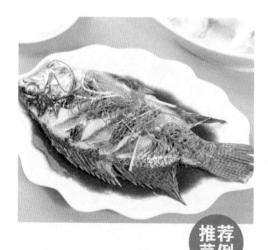

推荐菜例

🍲 烹饪常识

　　将鱼泡入冷水内，加入两汤匙醋，过两个小时后再去鳞，则很容易刮净。蒸鱼时不可蒸太久，否则鱼肉会过老，最多只能蒸8分钟。

原料： 福寿鱼1条（约500克），盐2克，姜片5克，葱15克，生抽10毫升，香油5毫升

做法：

❶ 将福寿鱼去鳞和内脏，清洗干净，在背上划花刀；将葱洗净，葱白切段，葱叶切丝。

❷ 将鱼装入盘内，加入姜片、葱白段、盐，放入锅中蒸熟。

❸ 取出蒸熟的鱼，淋上生抽、香油，撒上葱丝即可。

专家点评： 这道清蒸鱼鱼肉软嫩，鲜香味美，可为孕妇提高抵抗力。福寿鱼肉中富含的蛋白质，易于被人体吸收，氨基酸的含量也很高，因此对促进智力发育、降低胆固醇和血液黏稠度、预防心脑血管疾病具有明显的作用。

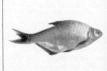

武昌鱼

别名：团头鲂、鳊鱼

适用量：每次40克

热量：565千焦/100克

性味归经：性温，味甘；归脾、胃经

搭配宜忌

宜	武昌鱼+香菇	有助于促进钙的吸收，降低血压
	武昌鱼+大蒜	开胃消食、杀菌、降压

忌	武昌鱼+生菜	易中毒
	武昌鱼+猪肝	易影响消化，久食伤神

主打营养素

不饱和脂肪酸、钙、蛋白质

武昌鱼中含有丰富的不饱和脂肪酸和钙元素。不饱和脂肪酸有助于促进胎儿大脑发育；钙可抵抗钠的有害作用，对降低血压、促进血液循环大有益处，是预防妊娠高血压的良好食物。武昌鱼也是高蛋白食物，每100克鱼肉中就有20.8克蛋白质，是孕妇补充蛋白质的上佳之品。

食疗功效

武昌鱼具有补虚、益脾、养血、祛风、健胃等多种功效，可开胃健脾、增进食欲，有助于孕妇补充更多的营养素。同时，武昌鱼的营养成分易于人体吸收。另外，武昌鱼高蛋白、低胆固醇，经常食用可预防贫血症、低血糖、高血压和动脉硬化等疾病，孕妇食用可预防妊娠高血压，缓解孕晚期的各种不适。

选购保存

新鲜武昌鱼的眼球饱满凸出，角膜透明清亮，肌肉坚实富有弹性，鳃丝清晰呈鲜红色，黏液透明，鳞片有光泽且与鱼体贴附紧密，不易脱落。购买后宜将武昌鱼清洗干净擦干，放入冰箱冷藏保存，1~2天内须食用完，否则会变质。

♥ 温馨提示

武昌鱼因毛主席的诗句"才饮长沙水，又食武昌鱼"而闻名中外。武昌鱼是一种高蛋白、低脂肪、营养丰富的优质食品，它含人体所需的多种氨基酸、维生素和微量元素，是孕妇的健康食物。武昌鱼可以烹制出数十种不同风味的菜肴，如清蒸武昌鱼、花酿武昌鱼、茅台武昌鱼、鸡粥奶油武昌鱼、红烧武昌鱼等，其中清蒸武昌鱼美味可口，清香扑鼻，肉嫩味鲜，是湖北名菜，名噪八方。

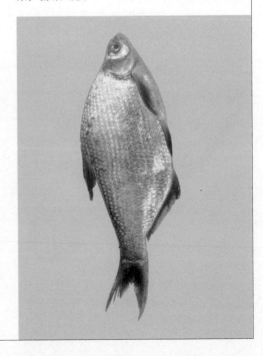

开屏武昌鱼

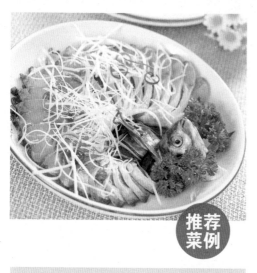

推荐菜例

🍴 烹饪常识
宰杀武昌鱼时，一定要从口中取出内脏，才能保持鱼形完整。

原料： 武昌鱼1条，红甜椒1个，盐3克，生抽5毫升，葱20克，油适量

做法：

❶ 将武昌鱼宰杀，去内脏、鳞后清洗干净；将葱、甜红椒清洗干净，切丝。

❷ 将武昌鱼切成连刀片，用盐腌渍10分钟。

❸ 入蒸锅蒸8分钟，取出撒上葱丝、红甜椒丝，浇上热油、生抽即可。

专家点评： 这道菜鱼肉细嫩，味道鲜美。武昌鱼肉的纤维短、柔软，孕妇食用易消化。它之所以味道鲜美，也是因为含有多种氨基酸。其中有一种叫牛磺酸的氨基酸，对调节血压、减少血脂、防止动脉硬化、增强视力都有作用。武昌鱼还有调治脾胃的功效，有开胃健脾、增进食欲的作用。同时，武昌鱼的营养成分易于被人体吸收。

清蒸武昌鱼

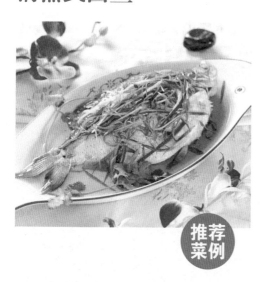

推荐菜例

🍴 烹饪常识
为使鱼更入味，可在鱼身上打上花刀。

原料： 武昌鱼500克，盐、胡椒粉、生抽、香油各少许，姜丝、葱丝、红甜椒各10克

做法：

❶ 将武昌鱼处理干净；将红甜椒清洗干净，切丝。

❷ 将武昌鱼放入盘中，抹上胡椒粉、盐腌渍约5分钟。

❸ 将鱼放入蒸锅，撒上姜丝，蒸至熟后取出，撒上葱丝、红甜椒丝，淋上香油，用生抽、香油调成味汁小碟。

专家点评： 这道菜鱼肉鲜美，汤汁清澈，原汁原味，淡爽鲜香。孕妇食用此菜容易消化吸收，能给孕妇补充蛋白质、铁、多种维生素以及矿物质，有助于胎儿的生长发育。武昌鱼富含水分、蛋白质、脂肪、碳水化合物等人体所需营养成分，能预防贫血症。

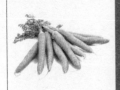

胡萝卜

别名：红萝卜、丁香萝卜

适用量：	每次50~100克
热量：	162千焦/100克
性味归经：	性平，味甘、涩；归心、肺、脾、胃经

搭配宜忌

宜			忌		
	胡萝卜+香菜	可开胃消食		胡萝卜+白萝卜	会降低营养价值
	胡萝卜+绿豆	可排毒瘦身		胡萝卜+柠檬	会破坏维生素C

主打营养素

维生素A、膳食纤维、磷

　　胡萝卜含有丰富的维生素A，具有促进机体正常生长与繁殖、防止呼吸道感染与保持视力正常、治疗夜盲症和眼睛干燥症等功能。胡萝卜还富含膳食纤维，能促进肠道蠕动，可缓解孕晚期孕妇便秘的痛苦。胡萝卜中还含有大量构成脑细胞和骨髓细胞的磷质，每500克胡萝卜中含磷140毫克、钙305毫克、糖35克。

食疗功效

　　胡萝卜具有健脾和胃、补肝明目、清热解毒、降低血压、透疹、降气止咳等功效，孕妇食用有益身体健康，同时对肠胃不适、便秘、夜盲症、性功能低下、麻疹、百日咳、小儿营养不良、高血压等有食疗作用。胡萝卜还含有降糖物质，是糖尿病患者的良好食品。

选购保存

　　买胡萝卜时要选根粗大、心细小、质地脆嫩、外形完整的。另外，以表面光泽、感觉沉重的胡萝卜为佳。宜将胡萝卜加热，放凉后用容器保存，冷藏可保存5天，冷冻可保存两个月左右。

♥温馨提示

　　胡萝卜营养丰富，素有"小人参"之称。

　　城市污染等环境问题，会直接影响呼吸道黏膜的防御功能，导致身体抵抗力下降。因此，孕妇和产妇都应当多吃胡萝卜，素炒或与肉一起炖，或者榨汁都可以。注意，吃胡萝卜不要去皮。胡萝卜的营养精华就在胡萝卜表皮。专家提示，吃胡萝卜时不必削皮，只要轻轻擦拭即可。胡萝卜也不宜切碎后水洗，或长时间浸泡于水中。食用时若加醋，不宜太多。

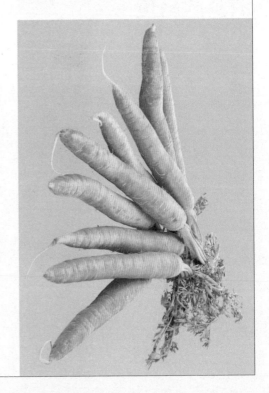

胡萝卜豆腐汤

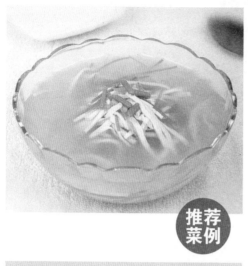

原料：胡萝卜100克，豆腐75克，清汤适量，盐3克，香油3毫升，香菜梗少许

做法：

❶ 将胡萝卜去皮清洗干净，切丝；将豆腐清洗干净，切丝备用。

❷ 净锅上火倒入清汤，下入胡萝卜、豆腐烧开，调入盐煲至熟，淋入香油，撒上香菜即可。

专家点评：这道菜黄白相间，不仅能调动孕妇的胃口，还能促进钙的吸收。胡萝卜中的胡萝卜素可转变成维生素A，有助于增强机体的免疫力，促进细胞增殖与生长，对促进胎儿的生长发育具有重要意义。胡萝卜中的木质素能提高机体免疫力，间接消灭癌细胞。豆腐是补钙高手，且蛋白质含量丰富，而且豆腐蛋白属完全蛋白，不仅含有人体必需的8种氨基酸，而且比例也接近人体需要，营养价值较高。

推荐菜例

🍲 烹饪常识

烹调胡萝卜时，不宜加醋，否则会造成胡萝卜素流失。

胡萝卜玉米排骨汤

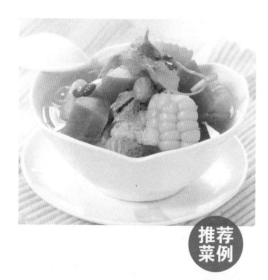

原料：玉米250克，胡萝卜100克，排骨100克，盐4克，花生、枸杞子各20克

做法：

❶ 将玉米清洗干净，切段；将胡萝卜清洗干净，切块；将排骨清洗干净，切块；将花生、枸杞子清洗干净，备用。

❷ 将排骨放入碗中，撒盐腌渍片刻。

❸ 烧沸半锅水，将玉米、胡萝卜焯水；排骨余水，捞出沥干。

❹ 砂锅放水烧沸，倒入全部原材料，转慢火煲两小时，加盐调味即可。

专家点评：本品富含的维生素A是骨骼正常生长发育的必需物质，有助于细胞增殖与生长，是机体生长的要素，对促进胎儿的生长发育具有重要的意义。其中玉米中含的磷，对胎儿骨骼的发育也很有好处。排骨中的优质蛋白质、钙、铁等成分有助于孕妇补血、补钙。

推荐菜例

🍲 烹饪常识

胡萝卜不宜切好后再清洗，且切好的胡萝卜也不能久泡于水中。

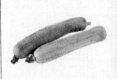

丝瓜

别名：布瓜、绵瓜、絮瓜

适用量：每次100克左右

热量：90千焦/100克

性味归经：性凉，味甘；归肝、胃经

搭配宜忌

宜	丝瓜+毛豆	可降低胆固醇、增强免疫力	忌	丝瓜+菠菜	造成肠胃不适
	丝瓜+鸡肉	可清热利肠		丝瓜+芦荟	会引起腹痛、腹泻

主打营养素

维生素C、B族维生素

　　丝瓜中维生素C的含量较高，可用于预防各种维生素C缺乏症。丝瓜中B族维生素含量也较高，有利于胎儿大脑的发育及孕妇的健康。

食疗功效

　　丝瓜有清暑凉血、解毒通便、祛风化痰、通经络、行血脉、下乳汁、调理月经等功效，还能用于身热烦渴、痰喘咳嗽、肠风痔漏、崩漏带下、血淋、痔疮痈肿、产妇乳汁不下等病症，孕产妇可适量食用。丝瓜中还含有防止皮肤老化的维生素B_1和使皮肤白皙的维生素C等成分，能保护皮肤、消除斑块，使皮肤洁白、细嫩，是不可多得的美容佳品。丝瓜的美容价值早已为人们所熟知，丝瓜汁甚至被称为"美人水"。

选购保存

　　以瓜把质地硬、没有被刮伤或变黑的痕迹的丝瓜为佳。另外，从颜色上看，要选择颜色翠绿的，这样的丝瓜比较嫩，那些黄绿色的是老丝瓜。将丝瓜放置在阴凉通风处可保存1周左右，放冰箱的话，最多保鲜两天。

♥温馨提示

　　人们通常吃丝瓜，多是轻微去皮后，切片清炒，荤素皆可，做出的丝瓜菜肴清香四溢，滑爽利口。孕妇平时在饮食上要多吃丝瓜，尤其是患各种类型妊高症的孕妇。但要注意，丝瓜不宜生吃，可炒食或烧汤。丝瓜汁水丰富，宜现切现做，以免营养成分随汁水流走。烹制时，应注意尽量保持清淡，油要少用，可勾薄芡，以保留其香嫩爽口的特点。还要注意一次食用不可过量。

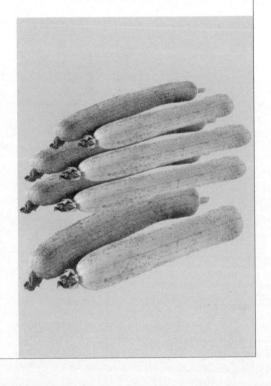

鸡肉丝瓜汤

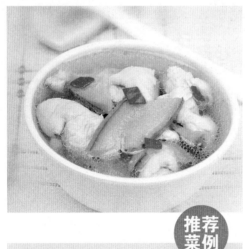

推荐菜例

🍲 烹饪常识

丝瓜容易被氧化发黑，为了减少发黑要快切快炒，也可以在削皮后，用盐水浸泡，或者用开水焯一下。这道汤烹煮的时间不宜过长。

原料：鸡脯肉200克，丝瓜175克，清汤适量，盐2克，红甜椒片少许

做法：

❶ 将鸡脯肉清洗干净，切片；将丝瓜清洗干净，切片备用。

❷ 汤锅上火倒入清汤，下入鸡脯肉、丝瓜、红甜椒片，调入盐煮至熟即可。

专家点评：丝瓜对调节人体的钙磷比例有很好的帮助，其味道甘甜、口感滑顺，甚至还具有淡化色斑的功效，是不可多得的天然美容剂。同时，丝瓜还有抗病毒、抗过敏的特殊功效，对提高孕妇的抵抗力有显著作用。鸡脯肉可增强体力、强壮身体，所含对人体发育有重要作用的磷脂类物质，是我们膳食结构中脂肪和磷脂的重要来源。

红椒炒丝瓜

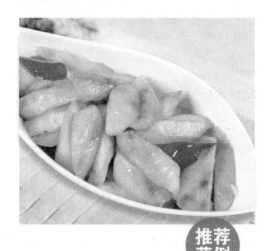

推荐菜例

🍲 烹饪常识

炒丝瓜的烹饪难度不高，但火候要控制好，待丝瓜炒至边缘稍软，加入调料炒匀入味后，要立即出锅。

原料：丝瓜300克，红甜椒30克，盐3克，鸡精2克，油适量

做法：

❶ 将丝瓜去皮清洗干净，切块；将红甜椒去蒂清洗干净，切片备用。

❷ 锅置火上，下油烧热，放入丝瓜、红甜椒炒至八成熟，加盐、鸡精调味，炒熟装盘即可。

专家点评：这道菜有清热利肠、解暑除烦之功效，尤其适合孕妇夏季食用。丝瓜不仅汁水丰富，还含有丰富的营养素，其中的B族维生素能防止皮肤老化；维生素C的含量最多，能保护皮肤、消除斑块，使皮肤洁白、细嫩。另外，丝瓜所含的各类营养在瓜类食物中较高，其中的皂苷类物质、丝瓜苦味质、黏液质等特殊物质具有抗病毒、抗过敏等特殊作用。

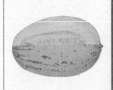

哈密瓜

别名： 甜瓜、甘瓜、果瓜

适用量： 每日90克左右为宜

热量： 143千焦/100克

性味归经： 性寒、味甘；入肺、胃、膀胱经

搭配宜忌

宜		
哈密瓜+银耳	可润肺止咳
哈密瓜+樱桃	促进铁吸收，预防贫血

忌		
哈密瓜+黄瓜	会破坏维生素C
哈密瓜+梨	会引起腹泻

主打营养素

维生素、矿物质、糖

哈密瓜含有维生素及钙、磷、铁等十多种矿物质，孕妇食用能明显促进母体的内分泌和造血功能，可以防治贫血。哈密瓜所含的钙可以预防新生儿佝偻病。哈密瓜含糖量高，一般在15%左右。另外，哈密瓜中还含有粗纤维、果胶、苹果酸等成分，有助于预防妊娠期便秘。

食疗功效

哈密瓜有利小便、除烦、止咳、消炎利尿、清暑解渴、解酒、止血、净化血液等作用，对发热、中暑、口鼻生疮等症有食疗作用，对人体的造血机能有显著的促进作用。适宜肾病、胃病、咳嗽痰喘、贫血、便秘患者及孕妇食用。哈密瓜还有清凉消暑、除烦热、生津止渴的作用，是夏季解暑的最好水果之一。

选购保存

有香味，皮色呈黄色的成熟度适中；无香味或香味淡薄的则成熟度较差。哈密瓜在阴凉通风处储存，可放2周左右。若是已经切开的哈密瓜，则要尽快食用，或用保鲜膜包好，放入冰箱。

♥ 温馨提示

哈密瓜营养丰富，是适合孕妇食用的天然保健果品。哈密瓜含有催吐素，孕妇吃多哈密瓜恐怕会不舒服。越靠近瓜的两端，所含的催吐素越多，所以尽量食用靠中间的部分。而且哈密瓜性凉，孕妇一次不能吃太多，以免引起腹泻。患有脚气病、黄疸、腹胀、便溏、寒性咳喘等病症的人以及产妇、病后恢复者不宜食用。哈密瓜含糖较多，糖尿病患者也应慎食。

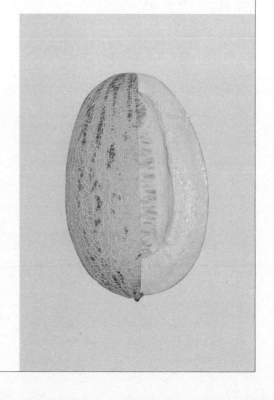

哈密瓜奶

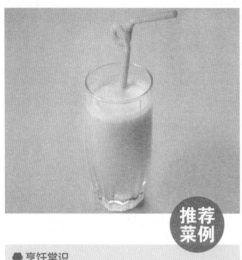

推荐菜例

🍴 烹饪常识

最好选择从外表上看有密密麻麻的网状纹路且皮厚的哈密瓜。哈密瓜含糖较多，可以不添加蜂蜜。

原料：哈密瓜100克，鲜奶100毫升，蜂蜜5毫升，矿泉水少许

做法：

❶ 将哈密瓜去皮、籽，放入榨汁机中榨汁。

❷ 将哈密瓜汁、鲜奶放入榨汁机中，加入矿泉水、蜂蜜，搅打均匀。

专家点评：哈密瓜含有丰富的维生素、粗纤维、果胶、苹果酸及钙、磷、铁等矿物质元素，尤其是铁的含量很高。哈密瓜对人体的造血机能有显著的促进作用，对孕妇来说是很好的滋补水果。鲜奶富含优质蛋白质、钾、钙、磷、维生素B_{12}及维生素D，这些营养素可为胎儿的生长发育提供所需的多种营养。将哈密瓜与牛奶搭配在一起，营养更加全面，对孕妇和胎儿都非常有利。

哈密瓜汁

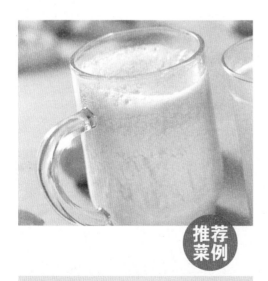

推荐菜例

🍴 烹饪常识

一般有香味的哈密瓜成熟度适中，而没有香味或香味淡的，是成熟度较差的，最好不要购买。

原料：哈密瓜1/2个

做法：

❶ 将哈密瓜清洗干净，去籽，去皮，并切成小块。

❷ 将哈密瓜放入果汁机内，将其搅打均匀。

❸ 把哈密瓜汁倒入杯中。

专家点评：这款果汁含有丰富的维生素及钙、磷、铁等多种矿物质，是适合孕妇食用的天然保健果汁。果汁因哈密瓜的香甜而让人增加食欲，而且有利于肠道系统的消化活动。对食欲不好和妊娠便秘的孕妇来说，亦是不错的食疗营养果汁。此外，哈密瓜汁可清凉消暑，有利于孕妇保持愉快、安宁的情绪，消除疲累心乱、焦躁不安等不良状态。

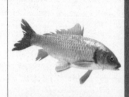

鲤鱼

别名：白鲤、黄鲤、赤鲤

适用量：每次80克

热量：456千焦/100克

性味归经：性平，味甘；入脾、肾、肺经

搭配宜忌

宜	鲤鱼+白菜	可治水肿	忌	鲤鱼+甘草	易引起中毒
	鲤鱼+黑豆	可利水消肿		鲤鱼+红枣	会引起腰、腹疼痛

主打营养素

镁、蛋白质

鲤鱼富含矿物质镁，可促进胰岛素的分泌，从而降低血糖，可预防妊娠高血压。鲤鱼的蛋白质含量也很高，每100克鲤鱼肉中，含蛋白质20克，而且鲤鱼富含的蛋白质易为人体吸收，可增加孕妇对蛋白质的摄入量，以防止产后出血，并能增加泌乳量。

食疗功效

鲤鱼具有健胃、滋补、催乳、利水之功效，主治浮肿、乳汁不通、胎气不长等症，非常适合孕、产妇食用。男性吃雄性鲤鱼，有健脾益肾、止咳平喘之功效。此外，鲤鱼眼睛有黑发、悦颜、明目的功效。鲤鱼的脂肪主要是不饱和脂肪酸，有促进大脑发育的作用，还能降低胆固醇，因此也特别适合上班族和老年人食用。

选购保存

正常的鲤鱼体呈纺锤形、青黄色，最好的鲤鱼游在水的下层，呼吸时鳃盖起伏均匀。在鲤鱼的鼻孔滴一两滴白酒，然后把鱼放在通气的篮子里，上面盖一层湿布，在两三天内鱼不会死去。

♥温馨提示

鲤鱼因肉嫩、味鲜，颇受人们的喜爱，素有"家鱼之首"的美称。鲤鱼的营养价值很高，其蛋白质的利用率高达98%，可提供人体必需的氨基酸。鲤鱼是公认的孕、产妇滋补身体的佳品，对水肿、胎动不安有食疗作用，还可以通乳。注意，鲤鱼用于通乳时应少放盐。烹制鲤鱼时不用放味精，因为它本身就具有很好的鲜味。鲤鱼是发物，有慢性病患者不宜食用，身体过于虚弱者少食；服用中药天门冬的患者不宜食用。

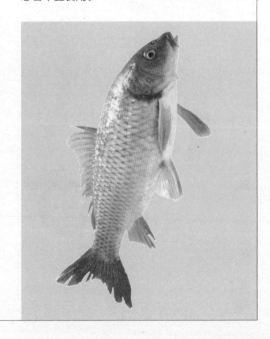

清炖鲤鱼汤

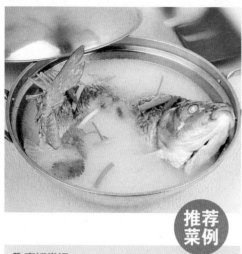

原料: 鲤鱼1条(约450克),盐、枸杞子各少许,胡椒粉2克,葱段、姜片各5克,醋少许,香菜段3克,色拉油适量

做法:

❶ 将鲤鱼处理干净,一分为二备用。

❷ 净锅上火倒入色拉油,将葱、姜爆香,调入盐、醋、水、枸杞子烧沸,下入鲤鱼煲至熟,再调入胡椒粉,撒入香菜即可。

专家点评: 这道汤有补脾益胃、利水消肿的作用,最适宜孕晚期食用。鲤鱼的营养价值很高,含有极为丰富的蛋白质,而且容易被人体吸收,利用率高达98%,可供给人体必需的氨基酸。鲤鱼除了能益气健脾,还能通脉下乳,可防治水肿、乳汁不通、胎气不长等症。

● 烹饪常识

加工鲤鱼时,万一不小心弄破了苦胆,可快速在有苦胆的地方放上小苏打,或者洒点儿酒,然后用清水清洗干净,就可去除苦味。

糖醋全鲤

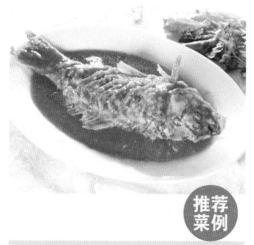

原料: 鲤鱼1条,白糖200克,醋150毫升,盐3克,番茄汁15毫升,油适量

做法:

❶ 将鲤鱼处理干净,改花刀,入锅炸熟捞出。

❷ 锅内留油,加入水,放入白糖、醋、番茄汁、盐,再转大火,熬成汁。

❸ 把鲤鱼放入锅中,待汁熬浓,再放少许清油,出锅即可。

专家点评: 鲤鱼富含易为人体吸收的优质蛋白质,以及钙、磷、铁和B族维生素。鱼肉的脂肪主要是不饱和脂肪酸,有促进大脑发育的作用。这道菜鱼肉细嫩,咸香鲜美,具有补气益脾的滋补功效,可为孕妇提供大量的营养物质。

● 烹饪常识

炒糖醋汁的时候要用小火,否则颜色会太深。焖时要旺火开锅,后调至中小火,并用勺将汁向鱼身上浇,以使其入味均匀,并不时晃动锅,防止鱼粘锅。

173

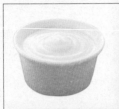

酸奶

别名：酸牛奶

适用量： 每日150毫升左右为宜

热量： 301千焦/100克

性味归经： 性平，味酸、甘；归胃、大肠经

搭配宜忌

宜		
酸奶+猕猴桃	促进肠道健康
酸奶+苹果	开胃消食

忌		
酸奶+香肠	易引发癌症
酸奶+菠菜	易破坏酸奶的钙质

主打营养素

乳酸菌、维生素、叶酸、钙

酸奶含有丰富的乳酸菌，能促进体内消化酶的分泌和肠道蠕动，清除肠道垃圾、抑制腐败菌的繁殖。此外，酸奶还提供了可维持母胎健康的维生素、叶酸、钙等营养素。

食疗功效

酸奶具有生津止渴、补虚开胃、润肠通便、降血脂、抗癌等功效，能调节孕妇体内微生物的平衡；经常喝酸奶可以防治癌症和贫血，并可以改善牛皮癣和缓解儿童营养不良；老年人喝酸奶可以矫正由于偏食引起的营养缺乏。最重要的是，酸奶有维持肠道菌群平衡的作用，不但可使肠道内的有益细菌增加，对腐败菌等有害细菌也能起到抑制作用，能避免机体对有害物质的吸收，减少疾病，促进健康，助人长寿。

选购保存

优质酸奶，应呈乳白色或稍带淡黄色，色泽均匀，凝块结实，均匀细腻，无气泡，有发酵后的乳香和清香纯净的乳酸味，无异味。酸奶需在2~4℃冷藏，随着保存时间的延长，酸奶的酸度会不断提高。

♥ 温馨提示

酸奶的pH较低，孕妇在孕早期的反应较大，而且反酸，说明胃酸多，这时不宜喝酸奶。不过在饭后，当胃里有一些食物后，可以适量饮用酸奶。产妇在产后需补充钙，而酸奶中的钙由于乳酸的作用而提高了吸收率，极易被人体吸收。除了孕产妇，经常从事电脑工作者、经常性饮酒吸烟者、使用抗生素者，以及骨质疏松、肿瘤、粉尘职业病、动脉硬化和高血压患者也适合常喝酸牛奶。

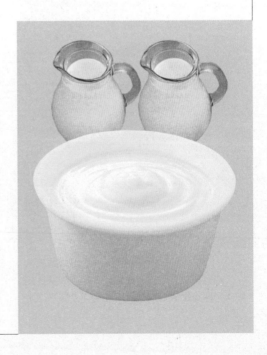

红豆香蕉酸奶

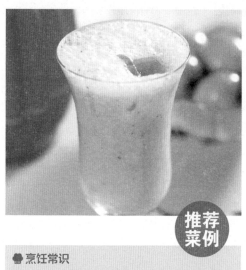

推荐菜例

🍴 烹饪常识

红豆以豆粒完整、颜色深红、大小均匀、紧实皮薄者为佳。此饮品若加入梨，味道会更好。

原料：红豆2大匙，香蕉1根，酸奶200毫升，蜂蜜少许

做法：

❶ 将红豆清洗干净，入锅煮熟备用；将香蕉去皮，切成小段。

❷ 将红豆、香蕉块放入搅拌机中，再倒入酸奶和蜂蜜，搅打成汁即可。

专家点评：这道饮品含有丰富的蛋白质、碳水化合物、维生素C、维生素A等多种营养，对胎儿的身体和大脑发育很有益处。酸奶含有丰富的钙和蛋白质等，可以促进孕妇的食欲，提高人体对钙的吸收，有助于胎儿的骨骼发育。香蕉含有蛋白质、碳水化合物、脂肪、果胶、钙、磷、维生素A等，有促进肠胃蠕动、防治便秘的作用。红豆富含维生素B_1、维生素B_2、蛋白质及多种矿物质，具有一定的补血功能。

甜瓜酸奶汁

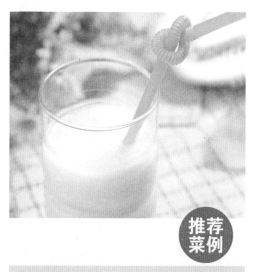

推荐菜例

🍴 烹饪常识

选择甜瓜时要注意闻瓜的头部，有香味的甜瓜一般比较甜。此饮品若加入青苹果，味道会更好。

原料：甜瓜100克，酸奶1瓶，蜂蜜适量

做法：

❶ 将甜瓜清洗干净，去皮，切块，放入榨汁机中榨成汁。

❷ 将果汁倒入搅拌机中，加入酸奶、蜂蜜，搅打均匀即可。

专家点评：这款饮品奶香十足，酸甜可口。酸奶除能提供必要的能量外，还可提供维生素、叶酸和磷酸。酸奶能抑制肠道腐败菌的生长，含有可抑制体内合成胆固醇还原酶的活性物质，能刺激机体免疫系统，调动机体的积极因素，有效地抗御癌症。孕妇食用酸奶，可以增加营养，降低胆固醇。甜瓜营养丰富，可补充人体所需的能量及营养素，其中富含的碳水化合物及柠檬酸等营养成分，可消暑清热、生津解渴。

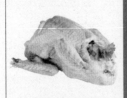

鸽肉

别名：家鸽肉、白凤

适用量：每日60克左右为宜

热量：841千焦/100克

性味归经：性平，味咸；归肝、肾经

搭配宜忌

宜	鸽肉+螃蟹	补肾益气、降低血压、治痛经
	鸽肉+竹笋	健脾胃，预防便秘

忌	鸽肉+猪肝	会引起痔疮
	鸽肉+黄花菜	会使皮肤出现色素沉淀

主打营养素

高蛋白、维生素B₁、铁

鸽肉是高蛋白食物，蛋白质含量在15%以上，消化吸收率高达97%，能为孕妇补充优质蛋白。鸽肉所含的维生素 B_1 可以避免产期延长、分娩困难。同时，鸽肉富含铁，可补气虚、益精血。

食疗功效

鸽肉具有补肾、益气、养血之功效。鸽血富含血红蛋白，能使术后伤口更好地愈合，对产妇、手术后恢复者及贫血者具有大补功能，民间称鸽子为"甜血动物"。女性常食鸽肉可调补气血、提高性欲。此外，经常食用鸽肉，可使皮肤变得白嫩、细腻。民间验方以鸽肉配其他药物，可以治疗头晕病、妇科疾病等。孕妇食用鸽肉可补气血，有助于预防产后贫血。

选购保存

选购时以无鸽痘，皮肤无红色充血痕迹，肌肉有弹性，经指压后凹陷部位立即恢复原位，表皮和肌肉切面有光泽，具有鸽肉固有色泽和气味，无异味者为佳。鸽肉较容易变质，购买后要马上放进冰箱里冷藏。

♥ 温馨提示

俗话说"一鸽胜九鸡"，鸽肉营养价值较高，清蒸、煲汤、煮粥皆可，对孕妇非常适合。另外，鸽肉有助于补血，贫血的人食用后有助于恢复健康。因此，鸽肉对产妇及贫血者也具有大补功能。基于此，可以说鸽肉是孕妇、产妇、老年人、体虚病弱者、手术后恢复者及儿童皆可食用的一种佳肴。但凡事过犹不及，鸽肉也不宜食用太多，以每餐半只为宜（60克左右），一周不超过3次。

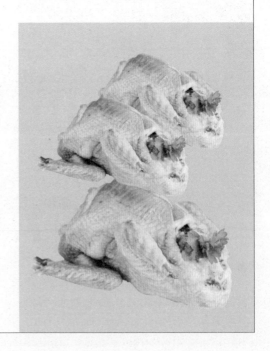

良姜鸽子煲

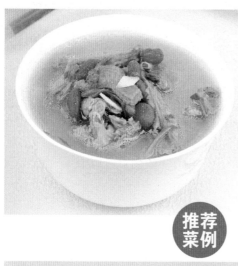

推荐菜例

🍲 烹饪常识

鸽子汤的味道鲜美，烹调时不必放很多调味料，加一点盐就好。

原料： 鸽子1只，小青菜50克，枸杞子20克，姜50克，盐少许

做法：

❶ 将鸽子处理干净，斩块汆水；将小青菜洗净，切细丝；将姜清洗干净；将枸杞子泡开备用。

❷ 炒锅上火倒入水，下入鸽子、姜、枸杞子，调入盐小火煲至熟，放入小青菜焖5分钟即可。

专家点评： 本品有滋阴润燥、补气养血的功效。鸽肉营养丰富，所含的蛋白质最丰富，脂肪含量极低。与鸡、鱼、牛、羊肉相比，鸽肉所含的维生素A、B族维生素、维生素E及造血用的微量元素也很丰富。此外，鸽子骨内含有丰富的软骨素，有改善皮肤细胞活力，增强皮肤弹性，改善血液循环，红润面色等功效。

鸽子银耳胡萝卜汤

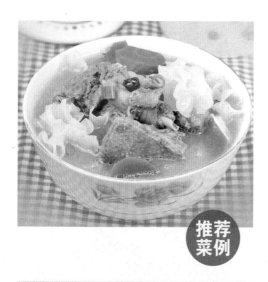

推荐菜例

🍲 烹饪常识

可用60℃的水烫鸽子后煺毛。因为鸽皮很嫩，水温不能太高，否则皮易被烫破。

原料： 鸽子1只，水发银耳20克，胡萝卜20克，葱末少许，红椒1个，盐3克

做法：

❶ 将鸽子处理干净，剁块汆水；将水发银耳清洗干净撕成小朵；将胡萝卜清洗干净，切块；将红椒洗净切圈。

❷ 汤锅上火倒入水，下入鸽子、胡萝卜、水发银耳、红椒圈，调入盐煲至熟，撒上葱末即可。

专家点评： 这道汤有滋补润肺、养颜润肤的功效，是孕妇的一道营养汤。鸽子富含蛋白质、脂肪、钙、铁、铜以及多种维生素，有非常好的滋补效果；银耳富含天然特性胶质，加上它的滋阴作用，食用可以润肤，并有去除脸部黄褐斑、雀斑的功效。胡萝卜富含碳水化合物、胡萝卜素、B族维生素等营养成分，可治消化不良、咳嗽、眼疾。

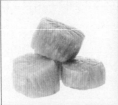

干贝

别名：江瑶柱、江珧柱

适用量：每次30克左右为宜
热量：1 105千焦/100克
性味归经：性平，味甘、咸；归脾经

搭配宜忌

宜	干贝+瓠瓜	滋阴润燥、降压降脂	忌	干贝+香肠	生成对人体有害的亚硝胺，引起中毒
	干贝+海带	清热滋阴、软坚散结、降糖降压		干贝+腌肉	损害健康

主打营养素

蛋白质、碳水化合物、钙、铁、锌

　　干贝富含蛋白质，为鸡肉、牛肉的3倍，比鲜对虾高2倍。还富含碳水化合物、钙、铁、锌多种营养素，尤其是矿物质元素，远在鱼翅、燕窝之上，可增强孕妇的免疫力，满足胎儿健康发育以及维持身体热量的需求。此外，干贝中含有的钾还有降低胆固醇的作用。

食疗功效

　　干贝具有滋阴、补肾、调中、下气、利五脏之功效，能辅助治疗头晕目眩、咽干口渴、虚劳咯血、脾胃虚弱等症，常食有助于降血压、降胆固醇、补益健身。适合脾胃虚弱、气血不足、营养不良、久病体虚、五脏亏损、脾肾阳虚、高脂血症、动脉硬化、冠心病、食欲不振、消化不良者及孕妇等人群食用。

选购保存

　　品质好的干贝干燥、颗粒完整、大小均匀、色淡黄而略有光泽。将干贝置于透光干净的容器，拧紧盖子放置在阴凉通风干燥处即可，或者用保鲜袋装好，放在冰箱冷冻柜里。

♥温馨提示

　　干贝是与鲍鱼、海参媲美的优质食材。因其有补益健身之效，因此产妇也宜食用。但是，干贝不可以一次食用过量。因为，干贝的蛋白质含量高，过量食用会影响脾胃的消化功能，导致食物积滞，难以被消化吸收，还可能引发皮疹或旧症。另外，干贝所含的谷氨酸钠是味精的主要成分，可分解为谷氨酸和酪氨酸等，若大量食用，可产生不利于健康的物质，因此一定要适量食用。

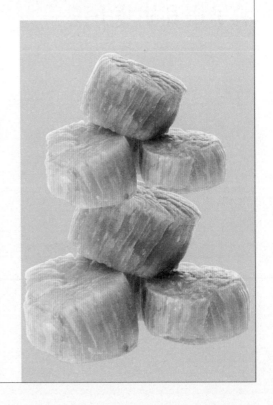

干贝蒸水蛋

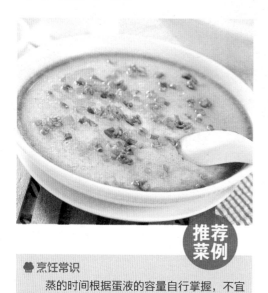

推荐菜例

原料：鲜鸡蛋3个，湿干贝、葱花各10克，盐2克，白糖1克，淀粉5克，香油适量

做法：

❶ 将鸡蛋在碗里打散，加入湿干贝和盐、白糖、淀粉搅匀。

❷ 将鸡蛋放在锅里隔水蒸12分钟，至鸡蛋凝结。

❸ 将蒸好的鸡蛋撒上葱花，淋上香油即可。

专家点评：这道干贝蒸水蛋熟而不起泡，润滑鲜嫩。干贝具有补虚的功能；鸡蛋不仅含有丰富的蛋白质、胆固醇、维生素和铁、钙、钾等人体所需要的矿物质，还富含DHA和卵磷脂、卵黄素，对胎儿神经系统和身体发育有利，还能帮孕妇改善记忆力，并促进肝细胞的再生。

🍲 **烹饪常识**

蒸的时间根据蛋液的容量自行掌握，不宜时间过久。可以用筷子插入碗正中，看不到液体就代表熟了。

鲍鱼老鸡干贝煲

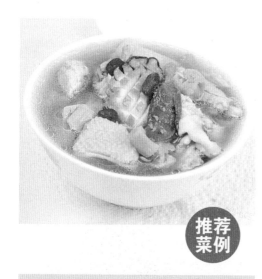

推荐菜例

原料：老鸡250克，水发干贝75克，鲍鱼1只，花生油20毫升，盐3克，姜末5克，香油4毫升

做法：

❶ 将水发干贝清洗干净；将鲍鱼清洗干净，改刀，入水汆透待用；将鸡清洗干净，斩块，汆水。

❷ 锅上火倒入花生油，将姜炝香，加水，调入盐，放入鸡肉、鲍鱼、干贝，小火煲至熟，淋入香油即可。

专家点评：这道汤营养非常丰富，可为孕妇滋补身体，补钙补锌，预防妊娠高血压综合征。干贝富含蛋白质、碳水化合物、维生素B_1和钙、磷、铁等多种营养成分，其中蛋白质的含量特别高，远高于鸡肉、牛肉、虾的蛋白质含量，矿物质的含量远在鱼翅、燕窝之上。常食干贝有助于降血压、降胆固醇、补益健身。

🍲 **烹饪常识**

干贝烹调前应用温水浸泡。应选用呈米黄色或浅棕色、质地新鲜有光泽、椭圆形、肉厚饱满的鲍鱼。

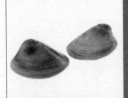

蛤蜊

别名：海蛤、文蛤、沙蛤

适用量：每次5个左右

热量：259千焦/100克

性味归经：性寒，味咸；归肝、胃经

搭配宜忌

宜			忌		
	蛤蜊+豆腐	可补气养血、美容养颜		蛤蜊+大豆	会破坏维生素B_1
	蛤蜊+绿豆芽	可清热解暑、利水消肿		蛤蜊+柑橘	会引起中毒

主打营养素

硒、钙

蛤蜊含有丰富的硒，硒具有类似胰岛素的作用，可以促进葡萄糖的运转，以降低血糖。蛤蜊中还含有较为丰富的钙，可促进胎儿骨骼和牙齿发育，预防孕妇腿抽筋。

食疗功效

蛤蜊有滋阴、软坚、化痰的作用，可滋阴润燥，能用于五脏阴虚消渴、纳汗、干咳、失眠、目干等病症的调理和治疗，对淋巴结肿大、甲状腺肿大也有较好的食疗功效。人们在食用蛤蜊后，常有一种清爽的感觉，这对消除一些孕期烦恼无疑是有益的。现代医学研究发现，在海蛤中有一种叫蛤素的物质，具有一定的抗癌效应。因此，癌症患者也可食用蛤蜊。

选购保存

如果蛤蜊是养在流动的水中，就找闭嘴的；如果养在静水里，就找张嘴的。碰一下会自己合上的，表示还活着，可以用清水养一天再烹饪。或者等它吐完泥，保存在冰箱里，这样可以放一段时间；夏天最好不要超过一天，冬天放的时间比较久。

♥ 温馨提示

蛤蜊具有滋阴、利水、化痰的功效，可以生津，对孕妇水肿、口渴、痔疮有食疗功效，也是对患有糖尿病的孕妇的一个辅助治疗食物。蛤蜊本身极富鲜味，烹制时千万不要再加味精，也不宜多放盐，以免鲜味受损。但蛤蜊性寒，孕妇不要过量食用，特别是脾胃虚寒的孕妇，应少食或忌食。另外，蛤蜊中的泥肠不宜食用。不要食用未熟的蛤蜊，以免染上肝炎等疾病。

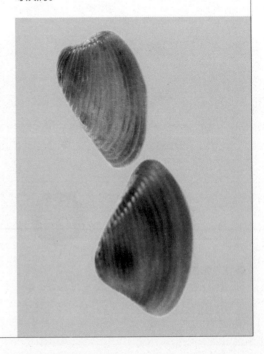

冬瓜蛤蜊汤

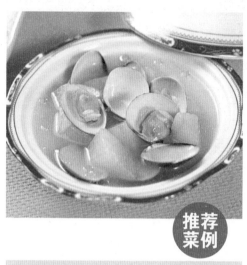

推荐菜例

原料： 蛤蜊250克，冬瓜50克，盐4克，胡椒粉2克，香油少许，姜片10克

做法：

❶ 将冬瓜清洗干净，去皮，切丁。

❷ 将蛤蜊清洗干净，用淡盐水浸泡1小时，捞出沥水备用。

❸ 锅内放入蛤蜊、姜片及胡椒粉、香油，大火煮至蛤蜊开壳后关火，捞出泡沫即可。

专家点评： 蛤蜊是很多营养专家推荐的营养佳品，因为蛤蜊中含有丰富的钙、铁、锌元素，可以减轻孕妇腿抽筋、贫血等孕期不良反应。同时，因冬瓜利尿，且含钠极少，所以也是孕妇消除水肿的佳品。冬瓜也含有多种维生素和人体所必需的微量元素，可为胎儿补充所需的营养。

🍴 烹饪常识

　　蛤蜊本身极富鲜味，烹制时不要再加味精，也不宜多放盐。

蛤蜊拌菠菜

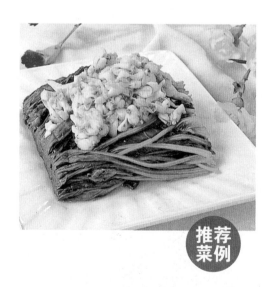

推荐菜例

原料： 菠菜400克，蛤蜊200克，盐4克，鸡精1克，油适量

做法：

❶ 将菠菜清洗干净，切成长度相等的段，焯水，沥干装盘待用。

❷ 将蛤蜊处理干净，加盐腌渍，入油锅中翻炒至熟，加盐和鸡精调味，起锅倒在菠菜上即可。

专家点评： 这道菜清香爽口，营养丰富。蛤蜊味道鲜美，它的营养特点是高蛋白、高微量元素、高铁、高钙、少脂肪。蛤蜊里的牛磺酸，可以帮助胆汁合成，有助于胆固醇代谢，能抗痉挛、抑制焦虑。菠菜中含有丰富的胡萝卜素、维生素C、钙、磷及一定量的铁、维生素E等有益成分，能供给孕妇多种营养物质；其所含的铁质，对缺铁性贫血症有较好的辅助治疗作用。

🍴 烹饪常识

　　蛤蜊最好提前一天用水浸泡才能吐干净泥沙。

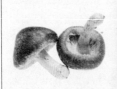

香菇

别名：菊花菇、合蕈

适用量：	每次4~8朵
热量：	108千焦/100克
性味归经：	性平，味甘；归脾、胃经

搭配宜忌

宜			忌		
	香菇+牛肉	可补气养血		香菇+河蟹	易引起结石
	香菇+猪肉	可促进消化		香菇+鹌鹑	会面生黑斑

主打营养素

嘌呤、胆碱、酪氨酸、维生素D

　　香菇含有嘌呤、胆碱、酪氨酸以及某些核酸物质，能起到降血压的作用，可以预防妊娠高血压、妊娠水肿等疾病，非常适合孕妇食用。香菇含有丰富的维生素D，能促进钙、磷的消化吸收，有助于胎儿骨骼和牙齿的发育。

食疗功效

　　香菇具有化痰理气、益胃和中、透疹解毒之功效，对孕妇及食欲不振、身体虚弱、小便失禁、大便秘结、形体肥胖者有食疗功效。此外，香菇的多糖体是最强的免疫剂和调节剂，具有明显的抗癌活性，可以使因患肿瘤而降低的免疫功能得到恢复。香菇还能降低胆固醇、降血压，香菇汁完全可以代替降压剂，而且没有副作用。

选购保存

　　选购香菇以味香浓，菇肉厚实，菇面平滑，大小均匀，色泽黄褐或黑褐，菇面稍带白霜，菇褶紧实细白，菇柄短而粗壮，干燥，不霉、不碎的为佳。干香菇应放在干燥、低温、避光、密封的环境中储存，新鲜的香菇要放在冰箱里冷藏。

♥ 温馨提示

　　香菇的营养价值很高，菌盖和菌柄都很肥嫩，油性也大，所以可以单独食用，也可与鸡鸭鱼肉相配。香菇可以通过炒、烧的方法烹调出美味菜肴，也可通过煮、炖的方法熬出鲜美可口的汤。因为香菇里所含成分基本是碳水化合物和含氮化合物，以及少量的无机盐和维生素等，而且香菇是最有益于肠胃的食物之一，所以很适合孕产妇食用。但是患有顽固性皮肤瘙痒症的孕妇应忌食香菇。

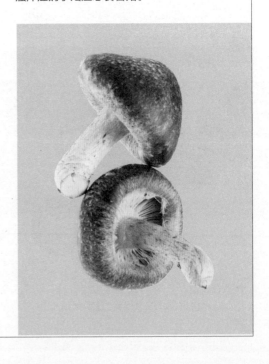

煎酿香菇

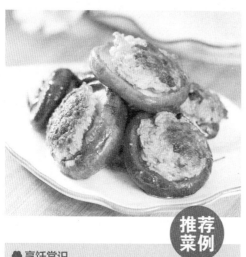

推荐菜例

🍄 **烹饪常识**

　　发好的香菇要放在冰箱里冷藏才不会损失营养。长得特别大的鲜香菇不要吃，因为它们多是用激素催肥的，大量食用不利于健康。

原料： 香菇200克，肉末300克，盐、葱、蚝油、老抽、高汤、油各适量

做法：

❶ 将香菇清洗干净，去蒂托；将葱洗干净，切末；将肉末放入碗中，调入盐、葱末拌匀。

❷ 将拌匀的肉末酿入香菇中。

❸ 平底锅中注油烧热，放入香菇煎至八成熟，调入蚝油、老抽和高汤，煮至入味即可盛出。

专家点评： 这道菜可开胃消食，增强孕妇的免疫力。香菇营养丰富，多吃能强身健体，增加对疾病的抵抗能力，促进胎儿的发育。香菇含有的嘌呤，可降低胆固醇、预防心血管疾病和肝硬化。同时，香菇还能促进钙、磷的消化吸收，有助于骨骼和牙齿的发育。

香菇冬笋煲小鸡

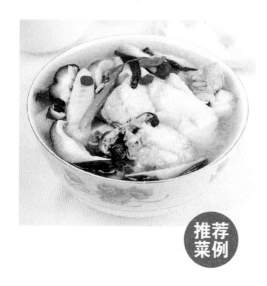

推荐菜例

🍄 **烹饪常识**

　　把香菇泡在水里，用筷子轻轻敲打，泥沙就会掉入水中。

原料： 小公鸡250克，鲜香菇100克，冬笋65克，油菜少许，盐少许，香油2毫升，姜末3克，油适量

做法：

❶ 将小公鸡处理干净，剁块汆水；将香菇去根清洗干净；将冬笋洗净切片；将油菜清洗干净备用。

❷ 炒锅上火倒入油，将姜爆香，倒入水，下入鸡肉、香菇、冬笋，调入盐烧沸，放入油菜，淋入香油即可。

专家点评： 本品可滋补养身、清热化痰、利水消肿、润肠通便。其中香菇是一种高蛋白、低脂肪的健康食品，它的蛋白质中含有多种氨基酸，对胎儿的大脑发育有益；冬笋质嫩味鲜，清脆爽口，含有蛋白质、维生素、钙、磷等营养成分，有消肿、通便的功效。

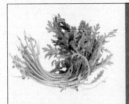

茼蒿

别名：蓬蒿、菊花菜、艾菜

适用量：	每次40~60克
热量：	98千焦/100克
性味归经：	性温，味甘、涩；归肝、肾经

搭配宜忌

宜		
	茼蒿+鸡蛋	可帮助充分吸收维生素A
	茼蒿+粳米	可健脾养胃

忌		
	茼蒿+醋	会降低营养价值
	茼蒿+胡萝卜	会破坏维生素C

主打营养素

维生素A、叶酸、胡萝卜素

　　茼蒿含有丰富的维生素A和叶酸，对孕妇来说非常重要，更是胎儿健康发育不可缺少的。茼蒿还含有丰富的胡萝卜素，可对抗人体内的自由基，有降血糖的作用。

食疗功效

　　茼蒿具有平肝补肾、缩小便、宽中理气的作用，对心悸、怔忡、失眠多梦、心烦不安、痰多咳嗽、腹泻、胃脘胀痛、夜尿频多、腹痛寒疝等症有食疗作用。茼蒿含有特殊香味的挥发油，有助于宽中理气、消食开胃、增加食欲。茼蒿丰富的膳食纤维有助肠道蠕动，促进排便，达到通腑利肠的目的。另外，茼蒿富含铁、钙等营养素，可增强骨骼的坚韧性，这对孕妇预防贫血和腿抽筋有好处。

选购保存

　　茼蒿颜色以水嫩、深绿色为佳；不宜选择叶子发黄、叶尖开始枯萎乃至发黑收缩的茼蒿。茎或切口变成褐色也表明放的时间太久了。保存时宜放入冰箱冷藏。

♥温馨提示

　　茼蒿的茎和叶可以同食，有蒿之清气、菊之甘香。茼蒿的食用部分为幼嫩茎叶，其味道

　　清香、脆嫩可口，可加盐、香油、味精等凉拌。也可荤素炒食，或烧豆腐、做汤、做馅等。此外可做冬季火锅涮料，别具一番风味。茼蒿与肉、蛋等荤菜共炒，可提高其维生素A的利用率。脾胃虚弱、气胀食滞、口臭痰多、二便不畅者，吃茼蒿有益。烹饪时应注意，茼蒿中的芳香精油遇热易挥发，这样会减弱茼蒿的健胃作用，所以烹调时应注意旺火快炒。

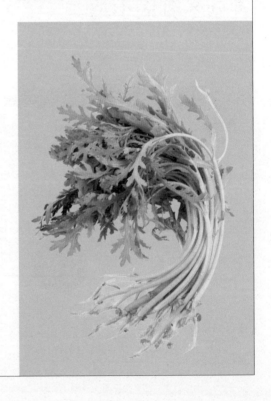

素炒茼蒿

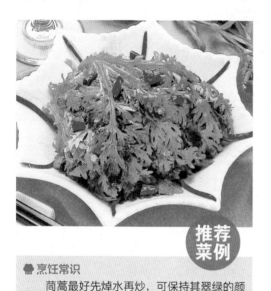

推荐菜例

🍲 **烹饪常识**

茼蒿最好先焯水再炒，可保持其翠绿的颜色。茼蒿炒制的时间不宜过长，以免影响口感，流失维生素。

原料： 茼蒿500克，红椒3个，盐3克，鸡精1克，油适量

做法：

❶ 将茼蒿去掉黄叶后用清水洗净，切段；红椒去蒂、去籽，切段，备用。

❷ 油锅烧热，放入红椒爆香，倒入茼蒿快速翻炒至熟。

❸ 最后放入盐和鸡精调味，出锅装盘即可。

专家点评： 茼蒿含有丰富的维生素A和叶酸，对孕妇来说非常重要，更是胎儿健康发育不可缺少的。同时，茼蒿中富含的粗纤维有助于肠道蠕动，促进排便，预防孕妇便秘。这道菜中含有多种氨基酸、脂肪、蛋白质、维生素、胡萝卜素、钾等营养成分，能清血养心、润肺化痰，调节体内水液代谢，消除孕期水肿。

蒜蓉茼蒿

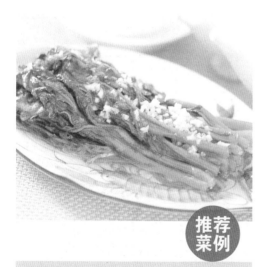

推荐菜例

🍲 **烹饪常识**

茼蒿入沸水中氽烫时，火不宜大。此外，茼蒿中的芳香精油遇热易挥发，这样会减弱茼蒿的健胃作用，所以烹饪时应用旺火快炒。

原料： 茼蒿400克，大蒜20克，盐3克，味精1克，油适量

做法：

❶ 将大蒜去皮洗净，剁成细末；将茼蒿去掉黄叶，清洗干净。

❷ 锅中加水，烧沸，将茼蒿稍微焯水，捞出。

❸ 锅中加油，炒香蒜蓉，下入茼蒿、盐，翻炒均匀即可。

专家点评： 这道菜清淡爽口，有开胃消食之功。茼蒿中含有特殊香味的挥发油，有助于宽中理气、消食开胃、增加食欲。其丰富的粗纤维有助肠道蠕动、促进排便、通腑利肠。孕妇食用这道菜，不仅能补充身体所需的营养物质，还能调节体内水液代谢，通利小便，消除水肿。

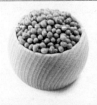

绿豆

别名：青小豆、青豆子

适用量：	每日50克左右为宜
热量：	1 376千焦/100克
性味归经：	性凉，味甘；归心、胃经

搭配宜忌

宜			忌		
	绿豆+粳米	有利于消化吸收		绿豆+狗肉	会引起中毒
	绿豆+百合	可解渴润燥、降压降糖		绿豆+榛子	容易导致腹泻

主打营养素

蛋白质、磷脂、多糖

绿豆中所含的蛋白质、磷脂均有兴奋神经、增进食欲的功能，可为机体许多重要脏器增加营养。绿豆中含有的多糖，能够降低肠道对胆固醇的吸收。

食疗功效

绿豆具有清热解毒、消暑止渴、利水消肿、保肝降压的功效，还可以预防动脉硬化，适合夏季暑热者、肝病患者、水肿患者、肝硬化患者食用。常服绿豆汤对接触有毒、有害化学物质而可能中毒者有一定的防治效果。夏天在高温环境工作的人出汗多，水分流失很大，体内的电解质平衡遭到破坏，喝绿豆汤来补充是最理想的办法。食用绿豆有助于去胎毒，使骨骼和牙齿坚硬，还可以帮助血液凝固。

选购保存

优质绿豆外皮有蜡质，子粒饱满、均匀，很少破碎，无虫，不含杂质，具有正常的清香味，无其他异味。而次质、劣质绿豆色泽暗淡，子粒大小不均，饱满度差，破碎多，有虫，有杂质，微有异味或有霉变味等不正常的气味。将绿豆在阳光下暴晒5个小时，然后趁热密封保存。

♥温馨提示

绿豆含淀粉，煮熟后软糯松沙，与粳米搭配食用，清香可口，而且可发挥谷类与豆类蛋白质的互补作用，使生物学价值倍增，对健康大有裨益。但是绿豆偏凉，胃虚寒、肾气不足、易泻、体质虚弱的孕妇最好不要食用绿豆。如果孕妇要单独用绿豆煮甜水饮用，必须煮烂绿豆才不至于吃得太凉。

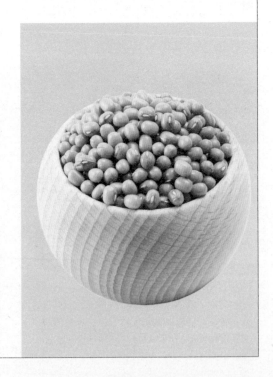

绿豆粥

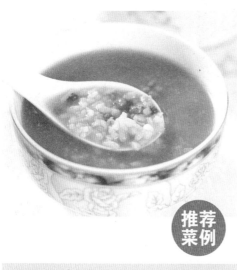

推荐
菜例

🍴 烹饪常识

　　红糖不宜加太多，以免过甜，吃起来会有点儿腻。绿豆煮至膨胀破裂即表明已经熟透。

原料： 绿豆80克，粳米50克，红糖25克

做法：

❶ 将粳米和绿豆清洗干净，泡水30分钟备用。

❷ 锅中放适量水，加入绿豆、粳米，以大火煮开。

❸ 转用小火煮至粳米熟烂，粥浓时，再下入红糖，继续煮至糖化开即可。

专家点评： 这道绿豆粥香甜嫩滑，有清肝泄热、和胃止呕的功效，适合孕期食欲不好的孕妇食用。绿豆中赖氨酸的含量高于其他作物。同时，绿豆还富含淀粉、脂肪、蛋白质及锌、钙等。绿豆性寒，有清热解毒、消暑止渴、利水消肿之功效，是孕妇补锌及防治妊娠水肿的佳品。粳米中的蛋白质主要是米精蛋白，其氨基酸的组成比较完整，孕妇容易消化吸收。

绿豆鸭子汤

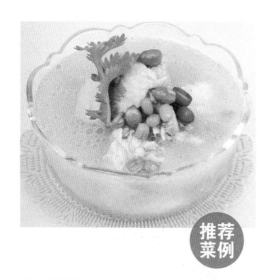

推荐
菜例

🍴 烹饪常识

　　煲汤前将鸭块入沸水锅中汆烫一下，然后用清水将鸭块上的血水冲洗干净，汤会更味美。

原料： 肉鸭250克，绿豆、红豆各20克，茼蒿50克，盐适量

做法：

❶ 将肉鸭洗干净，切块；将绿豆、红豆淘洗干净；茼蒿洗净，切段备用。

❷ 净锅上火倒入水，调入盐，下入鸭肉、绿豆、红豆煲至熟，撒上茼蒿段。

专家点评： 绿豆中赖氨酸的含量高于其他作物。此外，绿豆还富含淀粉、脂肪、蛋白质、钙等矿物质。中医认为，绿豆性寒，味甘，有清热解毒、消暑止渴、利水消肿之功效，是孕妇补锌及防治妊娠水肿的食疗佳品。对孕晚期孕妇来说，吃绿豆亦可降火、清除胎毒。鸭肉含丰富的蛋白质、脂肪、维生素B_1、维生素B_2、碳水化合物、铁、钙、磷、钠、钾等营养成分，有滋阴养胃、利水消肿、强腰健骨的功效。

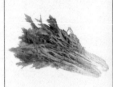

雪里蕻

别名：雪菜、春不老

适用量：每次50克为宜

热量：114千焦/100克

性味归经：性温，味甘、辛；归肝、胃、肾经

搭配宜忌

宜	雪里蕻+冬笋	可减肥、延缓衰老	忌	雪里蕻+鳖肉	会引发水肿
	雪里蕻+鸭肉	可滋阴宣肺		雪里蕻+醋	破坏胡萝卜素

主打营养素

蛋白质、膳食纤维、钙

雪里蕻中所含的蛋白质可分解为16种氨基酸，其中以谷氨酸（味精的鲜味成分）最多，所以吃起来格外鲜美。雪里蕻含有大量的膳食纤维，有宽肠通便的作用，可防治孕妇便秘。雪里蕻还富含钙，钙有强身健体、促进胎儿健康发育的作用，是整个孕期必不可少的营养素。

食疗功效

雪里蕻具有解毒消肿、开胃消食、温中利气的功效，对疮痈肿痛、胸膈满闷、咳嗽痰多、牙龈肿痛、便秘等有食疗作用，孕妇食用可缓解水肿。同时，雪里蕻含有丰富的维生素C，能参与机体的氧化还原过程，有提神醒脑、解除疲劳的作用。此外，雪里蕻可以促进伤口愈合，可用来辅助治疗感染性疾病。

选购保存

购买雪里蕻时要选择叶子质地脆嫩、纤维较少、新鲜的。将雪里蕻用清水清洗干净，削去根部，去掉黄叶后，用保鲜膜封好置于冰箱中可保存1周左右。

♥温馨提示

雪里蕻一般不宜鲜食，只作为腌菜和梅干菜供人食用。腌雪里蕻味咸清香，鲜嫩可口，常用作面食配料或炒菜调味料，如"雪菜面""肉末雪里蕻"等。腌雪里蕻是湿态咸菜，有的地区称"石榴红""春不老"。孕产妇可以吃新鲜的雪里蕻，但注意要适量，吃太多容易上火。另外，雪里蕻常被制成腌制品食用，因在腌制的过程中会产生致癌物质亚硝酸盐，且腌制后含有大量的盐分，所以孕产妇不宜食用。

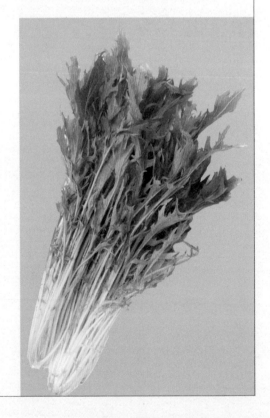

雪里蕻拌黄豆

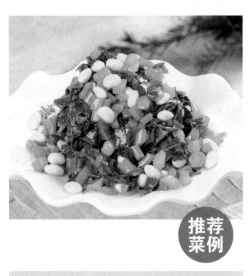

推荐菜例

🍲 烹饪常识

最好选用豆粒饱满完整、颗粒大、金黄色的黄豆。

原料： 雪里蕻350克，黄豆100克，盐3克，鸡精1克，香油10毫升

做法：

❶ 将雪里蕻清洗干净，切碎；将黄豆用冷水浸泡一会儿。

❷ 将雪里蕻放入沸水锅中焯水至熟，装盘；将黄豆煮熟，装盘。

❸ 调入香油、盐和鸡精，将雪里蕻和黄豆搅拌均匀即可。

专家点评： 这道菜是适合孕妇食用的一道好食谱。雪里蕻含有丰富的胡萝卜素、纤维素及维生素C和钙，对胎儿维持生理机能有很大的帮助。黄豆由于含铁量多，并且易为人体吸收，故对胎儿的生长发育及孕妇缺铁性贫血的防治极有益。黄豆所含的不饱和脂肪酸有降低胆固醇的作用，而所含的黄豆纤维质能吸收胆酸，并使之随粪便排出体外。

雪里蕻花生米

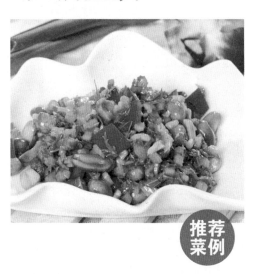

推荐菜例

🍲 烹饪常识

花生米可以不用去皮，直接烹饪，补血效果更佳。

原料： 新鲜花生米200克，雪里蕻150克，红甜椒25克，姜10克，盐1克，鲜汤50毫升，葱花适量，香油少许，油适量

做法：

❶ 将花生米、雪里蕻、红甜椒、生姜清洗干净，红甜椒切小片，生姜切末。

❷ 锅中加入清水烧沸，放入雪里蕻焯烫一下，捞出，放入有凉水的盆中。再将花生米煮至酥烂时，捞出沥干。

❸ 将雪里蕻捞出，沥干，切碎。

❹ 油烧至七成热，放红甜椒片、姜末、雪里蕻末煸出香味，加盐、花生米，加鲜汤烧沸，焖至汤汁收浓，淋香油，撒葱花装盘即可。

专家点评： 这道菜颜色鲜艳，营养丰富，孕妇食用可消水肿、补气血。雪里蕻含有多种营养成分，可解毒消肿。

孕晚期 忌 吃的食物

孕晚期，孕妇马上要迎来小宝宝的降生，饮食上更不能马虎大意，尤其忌食不利于胎儿发育或易导致早产的食物。

豆瓣酱

忌吃关键词：
亚硝酸钠

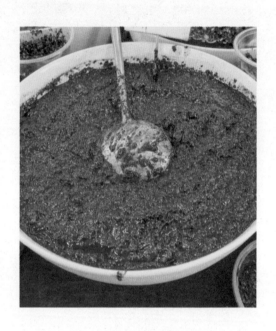

不宜食用豆瓣酱的原因

豆瓣酱在制作过程中，产生了大量的亚硝酸钠。亚硝酸钠有较强的致癌性，可以诱发各种组织器官的肿瘤。摄入过多豆瓣酱对孕妇和胎儿的健康并没有好处。同时，豆瓣酱中盐分含量极高，每100克中含有盐约6克，大量摄入盐可发生水钠潴留，使血容量增加，血压升高，心脏负荷增大，导致水肿和妊娠高血压综合征。如果选用比较辣的豆瓣酱，还可能引起孕妇便秘、痔疮，会增加孕妇分娩的痛苦。因此，孕妇应慎食豆瓣酱。

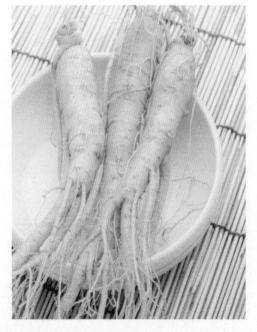

人参

忌吃关键词：
性热、抗凝、高血压、出血

不宜食用人参的原因

女性怀孕后，体质会发生变化。在怀孕后期，胃肠功能减弱，孕妇喜静厌动，加上子宫的压迫作用，会出现便秘、纳呆。而且孕妇处于阴血偏虚、阳气相对偏盛的阳有余而阴不足、气有余而血不足状态。人参是大补元气的药材，孕早期体弱的孕妇可少量进补，以提高自身免疫力并增进食欲。但人参有"抗凝"作用，孕晚期摄入过多会引起孕妇内分泌紊乱和功能失调，引发高血压和出血症状。孕妇分娩时服用可能导致产后出血，因此孕妇要慎食。

咸鱼

忌吃关键词：
二甲基亚硝酸盐、营养丢失、高盐

不宜食用咸鱼的原因

食品检验测定，咸鱼体内含有大量二甲基亚硝酸盐，进入人体内经代谢可转化成致癌性很强的二甲基硝胺。通过实验证明，二甲基硝胺不仅有特定的器官亲和性，而且还可以通过胎盘进入胎儿体内，对胎儿造成伤害。咸鱼在制作过程中，会不同程度地丢失其所含营养素，同时还放入了大量食盐，如孕妇长期食用，除造成营养缺乏外，还易造成水肿，诱发或加重妊娠高血压综合征。

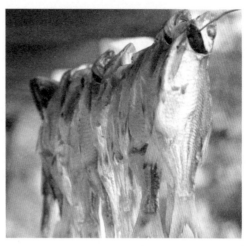

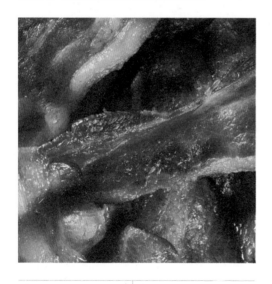

熏肉

忌吃关键词：
高热量、高脂肪、高盐、亚硝酸盐

不宜食用熏肉的原因

熏肉的热量很高，食用后可引起肥胖，不利于体重的控制，妊娠高血压者不宜食用。熏肉的脂肪含量很高，摄入大量的脂肪可能引发中风、心血管疾病、动脉粥样硬化等并发症，肥胖的或患有妊娠高血压的孕妇尤其要注意。熏肉在制作过程中加入了很多盐，人体摄入的盐相对较多，易引起体内水钠潴留，造成水肿，诱发或加重妊娠高血压综合征。而且熏肉在制作过程中可能产生致癌的亚硝酸盐，对胎儿的健康发育不利。

松花蛋

忌吃关键词：
铅中毒、流产

不宜食用松花蛋的原因

松花蛋含铅较高，孕妇最好不要吃。因为孕妇的血铅水平高，可直接影响胎儿的正常发育，甚至会造成胎儿先天性弱智或畸形。如果实在想吃，一定要注意量的问题，不能吃太多，否则可能会导致孕妇慢性铅中毒。孕妇慢性铅中毒可以没有临床表现，却能导致流产、早产、胎儿畸形、胎儿缺少维生素、胎儿脑发育迟缓、智力低下、行为缺陷等多种危害。

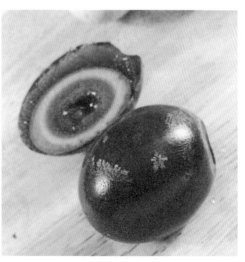

火腿

忌吃关键词：
高血压、水肿、亚硝酸钠、高脂血症

不宜食用火腿的原因

火腿是腌制或熏制的猪腿，在制作过程中大量使用氯化钠（食盐）和亚硝酸钠（工业用盐），孕妇长期摄入过多盐分会导致高血压和水肿，亚硝酸钠食用过量还会造成食物中毒。而且火腿的热量以及脂肪含量很高，过多食用不利于体重的控制，还可引起肥胖，甚至引发高脂血症。因此，长期大量食用火腿不仅对孕妇的身体健康有害，还会对胎儿造成不良影响。

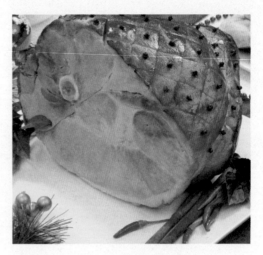

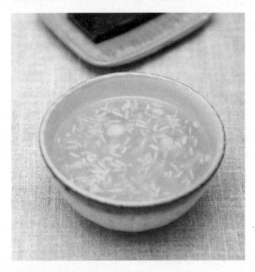

米酒

忌吃关键词：
胎儿发育不全、胎儿畸形、酒精

不宜食用米酒的原因

我国许多地方，都有米酒"补母体，壮胎儿"的说法，习惯给孕妇喝糯米甜酒，但这是没有科学根据的，相反会造成胎儿畸形。米酒含酒精的浓度不如烈性酒高，但即使是微量酒精，也可以毫无阻碍地通过胎盘进入胎儿体内，使胎儿大脑细胞的分裂受到阻碍，导致其发育不全，并可造成中枢神经系统发育障碍、智力低下和胎儿的某些器官畸形，如小头、小眼、下巴短，甚至可造成心脏和四肢畸形。

豆腐乳

忌吃关键词：
防腐剂、亚硝酸盐

不宜食用豆腐乳的原因

豆腐乳是用小块的豆腐做坯，经过长时间发酵制得，含有防腐剂和亚硝酸盐。如果在孕早期胃口不舒适的情况下，孕妇可以通过少量食用来调调胃口。但是，豆腐乳毕竟经过发酵，含有防腐剂，在孕期还是应该尽力避免食用。豆腐乳很容易细菌超标，因为它的主要成分是谷氨酸钠，对胎儿不利；在豆腐乳发酵后，容易被微生物污染。同时，豆腐乳的盐分过高，容易导致孕妇水肿。因此，孕妇最好少吃豆腐乳。

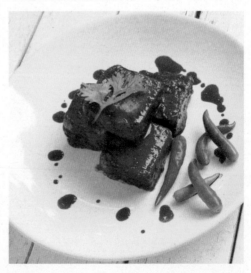

薏米

忌吃关键词：
利水滑胎、催产

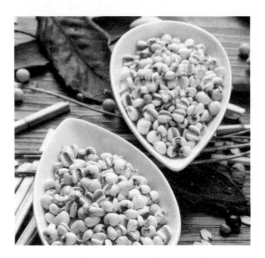

不宜食用薏米的原因

薏米性微寒，味甘淡，有利水消肿、健脾去湿、舒筋除痹、清热排脓的功效，为常用的利水渗湿药。中医认为，薏米具有利水滑胎的作用，孕期食用容易催产。临床上也发现，孕妇吃太多的薏米，会造成羊水流出，对胎儿不利。孕晚期，胎儿发育得已经相对成熟，受到外界刺激之后，很可能会发生早产，因此孕妇应禁食薏米，尤其是孕晚期的孕妇，更应禁食薏米。

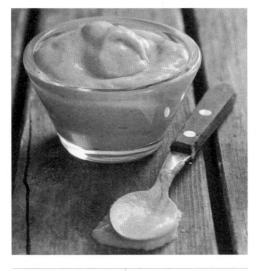

芥末

忌吃关键词：
强烈刺激性辣味

不宜食用芥末的原因

芥末是芥菜的成熟种子磨成的一种粉状调料，芥末微苦，辛辣芳香，对口舌有强烈的刺激，味道十分独特。芥末粉湿润后有香气喷出，具有催泪性的强烈刺激性辣味，对味觉、嗅觉均有刺激作用，让人不自觉地进食更多的食物，从而容易引发孕妇肥胖，对胎儿的发育不利。同时，芥末具有的强烈刺激性辣味，孕妇食用后不仅可使心跳加快、血压升高，还可能导致便秘。因此，孕妇须谨慎食用芥末。

咸鸭蛋

忌吃关键词：
高盐、妊娠高血压综合征

不宜食用咸鸭蛋的原因

每只咸鸭蛋含有盐10克以上，而人体日需盐量5~8克。可见，一只咸鸭蛋所含的盐已超过孕妇一天的需要量。此外，孕妇每天还要食用其他含盐食物，这样便使盐的摄入量远远超过机体的需要量。食盐过多会产生口渴，必然大量饮水，水、盐积聚在体内超过肾脏排泄能力，从而导致孕妇高度水肿。孕妇高度水肿可发生妊娠高血压综合征，妊娠高血压综合征又会引起胎盘缺血，造成胎儿在子宫内缺氧，影响胎儿的生长发育。

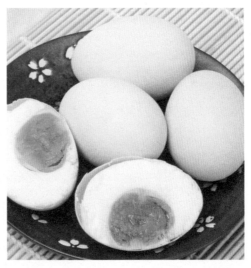

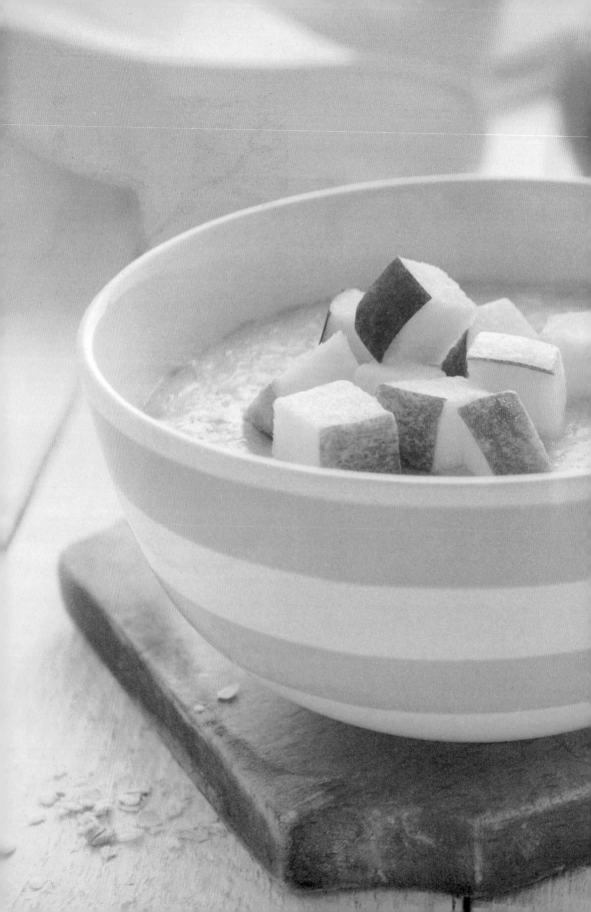

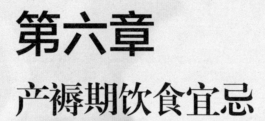

第六章
产褥期饮食宜忌

　　产褥期，即产妇分娩后到产妇机体和生殖器官基本复原的一段时期，时间为6~8周。这一段时期的饮食对产妇日后身体的状况至关重要。这是因为，产妇分娩过后，体力消耗很大，气血亏损严重，身体变得十分虚弱，需要加强摄取营养以补充流失的元气。另外，以母乳喂养的新生儿，其营养主要来自产妇的乳汁，而高质量的乳汁来自健康的母亲。因此，这个时期产妇一定要注意饮食，避免吃对自己的身体及对婴儿的生长不利的食物。

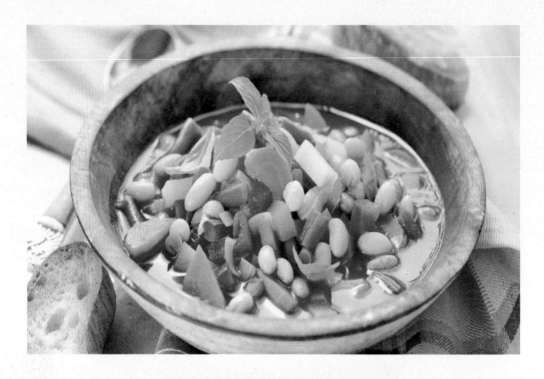

产褥期的营养指南

产褥期中，产妇一方面要补充妊娠、分娩所消耗的营养；另一方面还要分泌乳汁、哺育婴儿。因此，这时期更需要补充充足的营养。

1 产后进食顺序要科学

产妇在进食的时候，最好按照一定的顺序进行，因为只有这样，食物才能更好地被人体消化吸收，更有利于产妇身体的恢复。

正确的进餐顺序应为：汤——青菜——饭——肉，半小时后再进食水果，不要饭后马上吃水果。

饭前先喝汤。饭后喝汤的最大问题在于会冲淡食物消化所需要的胃酸。所以，产妇吃饭时忌一边吃饭，一边喝汤，或以汤泡饭或吃过饭后，再来一大碗汤，这样容易阻碍正常的消化。米饭、面食、肉食等含淀粉及蛋白质成分的食物则需要在胃里停留1～2小时，甚至更长的时间，所以要在喝汤后吃。在各类食物中，水果的主要成分是果糖，无须通过胃来消化，而是直接进入小肠被吸收。如果产妇进食时先吃饭菜，再吃水果，消化慢的淀粉、蛋白质就会阻塞消化快的水果，食物在胃里会搅和在一起。饭后马上吃甜食或水果，最大的害处就是会中断、阻碍体内的消化过程。胃内的食物会被细菌分解，产生气体，容易患上肠胃疾病。

2 剖宫产产妇的月子饮食

对于剖宫产的产妇，其月子期间的饮食应比顺产的产妇更加注意，其饮食有五大要点。

主食种类多样化：粗粮和细粮都要吃。粗粮的营养价值更高，比如小米、玉米粉、糙米，它们所含的B族维生素都要比精米、精面高出好几倍。

多吃蔬菜和水果：蔬菜和水果既可提供丰富的维生素、矿物质，又可提供足量的膳食纤维，以防产后便秘。

饮食要富含蛋白质：应比平时多摄入蛋白质，尤其是动物蛋白质，比如鸡、鱼、瘦肉、动物肝脏、动物血。豆类也是必不可少的佳品，但不要过量，否则会加重肝肾负担，反而对身体不利，每天摄入95克即可。

不吃酸辣食物及少吃甜食：酸辣食物会刺激产妇虚弱的胃肠而引起诸多不适；吃过多甜食不仅会影响食欲，还可能使热量过剩而转化为脂肪，引起身体肥胖。

多进食各种汤饮：汤类味道鲜美，且易被消化吸收，还可以促进乳汁分泌。如红糖水、鲫鱼汤、猪蹄汤、排骨汤等，但须汤肉同吃。红糖水的饮用时间不能超过10天，因为时间过长反而使恶露中的血量增加，使产妇处于一种慢性失血状态而发生贫血。汤饮的进食量要适度，以防引起产妇胀奶。

3 找准体质再催奶

从中医的角度出发，产后催奶应根据不同体质进行饮食和药物调理。如鲫鱼汤、豆浆和牛奶等平性食物大众皆宜，而猪蹄催奶就不是每个人都适合的。这里推荐一些具有通乳功效的食材，如猪蹄、鲫鱼、章鱼、花生、黄花菜、木瓜等；通络的药材则有通草、漏芦、丝瓜络、王不留行等。以下我们针对不同体质的女性，对产后催奶饮食的要点进行介绍。

气血两虚型：如平素体虚，或因产后大出血而奶水不足的产妇可用猪蹄、鲫鱼煮汤，另可添加党参、北芪、当归、红枣等补气补血药材。

痰湿中阻型：肥胖、脾胃失调的产妇可多喝鲫鱼汤，少喝猪蹄汤和鸡汤。另外，可加陈皮、苍术、白术等具有健脾化湿功效的药材。

肝郁气滞型：平素性格内向或出现产后抑郁症的产妇，建议多泡玫瑰花、茉莉花、佛手等花草茶，以舒缓情绪。另外，用鲫鱼、通草、丝瓜络煮汤，或用猪蹄、漏芦煮汤，可达到疏肝、理气、通络的功效。

血瘀型：可喝生化汤，吃猪脚姜、料酒煮鸡、客家酿酒鸡等，还可用益母草煮鸡蛋或煮红枣水。

肾虚型：可进食麻油鸡、花胶炖鸡汤、米汤冲芝麻。

湿热型：可喝豆腐丝瓜汤等具有清热功效的汤水。

4 饮用催乳汤的注意事项

为了尽快下乳，许多产妇产后都有喝催乳汤的习惯。但是，产后什么时候开始喝这些催乳汤是有讲究的。产后喝催乳汤一般要掌握两点。

第一，要掌握乳腺的分泌规律。一般来说，初乳进入婴儿体内能使婴儿产生免疫球蛋白A，从而保护婴儿免受细菌的侵害。但是，有的产妇不知道初乳有这些优点，认为它没有营养而挤掉，这是极为错误的。初乳的分泌量不是很多，加之婴儿此时尚不会吮吸，所以好像无乳，可是若让婴儿反复吮吸，初乳就通了。大约在产后的第四天，乳腺才开始分泌真正的乳汁，此前不要急于喝催乳汤。

第二，注意产妇身体状况。若是身体健壮、营养好，初乳分泌量较多的产妇，可适当推迟喝催乳汤的时间，喝的量也可相对减少，以免乳房过度充盈造成乳汁淤积而引起不适。如产妇各方面情况都比较差，就要喝得早些，量也多些，但也要根据"耐受力"而定，以免增加胃肠的负担而出现消化不良，走向另一个极端。

此外，顺产的产妇，第一天比较疲劳，需要休息才能恢复体力，不要急于喝汤；剖宫产的产妇，下乳的食物可适当提前供给。

5 哺乳产妇不宜节食

一般产妇生育后体重会有所增加，与怀孕之前大不相同。很多产妇产后为了恢复生育前的苗条体形，分娩后便立即节食。这样做不但对身体

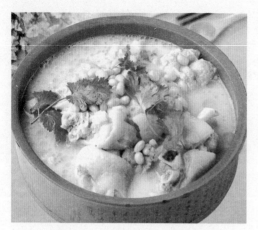

猪蹄炖黄豆是比较不错的催乳汤

的健康不利，对婴儿也没有好处。这是因为产妇产后所增加的体重主要是水分和脂肪，如果进行哺乳，这些脂肪根本不够用，还需要从身体原来储存的脂肪中动用一些营养，来补充哺乳所需营养。如果产妇在产后节食，这些哺乳所需的营养成分就会不足，就会消耗产妇身上大量的营养成分，或者使新生儿的营养受损。

6 月子里宜注意补钙

产妇，特别是哺乳的产妇，每天大约需摄取1 200毫克的钙，才能使分泌的每升乳汁中含有300毫克以上的钙。乳汁分泌量越大，对钙的需要量就越大。这时，如果不补充足量的钙就会引起产妇腰酸背痛、腿脚抽筋、牙齿松动等；还会导致婴儿发生佝偻病，影响牙齿萌出、体格生长。

根据日常饮食的习惯，产妇每天至少要喝250毫升奶，以补充乳汁中所需的300毫克的优质钙，还可以适量饮用酸奶，以提高食欲。另外，产妇每天还要多吃些豆类或豆制品。一般来讲，吃100克左右的豆制品就可摄取100毫克的钙。同时，产妇也可以根据自己的口味吃些乳酪、虾皮、芝麻或芝麻酱、西蓝花及羽衣甘蓝等，保证钙的摄取量至少达到800毫克。由于食物中钙的含量不好确定，所以最好在医生指导下补充钙剂。需要注意的是，产妇补钙容易引起便秘，因此在选用补钙产品时，首选含有山梨醇成分的，可有效润滑肠道，降低便秘发生率。产妇也可以多去户外晒晒太阳，这样也会促进骨密度的恢复，增加骨硬度。

7 产妇不宜只喝汤不吃肉

产妇只喝汤不吃肉的习俗在民间流传甚广，认为营养成分全在汤里，汤水容易被消化吸收，利于下奶，而肉营养不多。这种说法是没有科学道理的。

肉汤富有营养而且有催奶作用，但肉汤的营养不全面，只是脂肪含量较多，而蛋白质大部分还在肉里。产妇的饮食，一要营养丰富、数量充足；二要品种多样、营养全面、相互补充。因此，产妇光喝汤不吃肉，对身体是不利的。应该对这种习惯加以纠正，做到既喝汤，又吃肉，当然还要多吃蔬菜水果，才能使摄取的营养达到全面、充足、丰富的要求。

8 产妇不宜吃太多鸡蛋

分娩后数小时内，最好不要吃鸡蛋。因为在分娩过程中，产妇体力消耗大，出汗多，体液不足，消化能力也随之下降。若分娩后立即吃鸡蛋，难以消化，会增加胃肠负担，甚至容易引起胃病。同时，在整个坐月子期间，也忌多吃鸡蛋，因为摄入过多蛋白质，会在肠道产生大量的氨、酚等化学物质，对人体的毒害很大，容易出现腹部胀闷、头晕目眩、四肢乏力、昏迷等症状，导致"蛋白质中毒综合征"。根据国家给出的孕妇、产妇营养标准，产妇每天仅需要蛋白质100克左右。因此，每天吃鸡蛋3~4个就足够了。

产褥期 宜 吃的食物

产妇既要尽快恢复自身生理机能，又要留足够的精力来照顾婴儿，这就决定了产妇必须多食既有助于增强营养、又有助于身体恢复的食物。

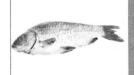

鲫鱼

别名：鲋鱼	
适用量：每次约50克为宜	
热量：452千焦/100克	
性味归经：性平，味甘；归脾、胃、大肠经	

搭配宜忌

宜	鲫鱼+木耳	可降压降脂、润肤抗老	忌	鲫鱼+猪肉	不利于营养的吸收
	鲫鱼+绿豆芽	可催乳		鲫鱼+芥菜	会引起水肿

主打营养素

优质蛋白质、氨基酸、钙、铁、锌

鲫鱼肉富含的蛋白质，易被人体吸收，其中氨基酸、钙、铁、锌的含量也很高，对产妇有通乳汁、补身体、促康复的作用。

食疗功效

鲫鱼可补阴血、通血脉、补体虚，还有益气健脾、利水消肿、清热解毒、通络下乳、祛风湿病痛之功效。鲫鱼含有优质蛋白，产妇常食可增强抗病能力。坐月子喝鲫鱼汤是中国的古老传统，一直到现在还普遍适用。自古以来，鲫鱼就是产妇的催乳补品，吃鲫鱼可以让产妇乳汁充盈。

选购保存

要买身体扁平、颜色偏白的鲫鱼，肉质会很嫩。新鲜鲫鱼的眼略凸，眼球黑白分明，眼面发亮。用浸湿的纸贴在鱼眼上，可防止鱼视神经后的死亡腺离水后断掉。这样死亡腺可保持一段时间，从而延长鱼的寿命。

♥ 温馨提示

在熬鲫鱼汤时，可以先用油将鱼煎一下，再加开水以小火慢熬，鱼肉中的嘌呤就会逐渐溶解到汤里，整个汤呈现出乳白色，味道更鲜美。鲫鱼肉嫩味鲜，可做粥、做汤、做菜、做小吃等，有较强的滋补作用，也适合孕产妇食用。

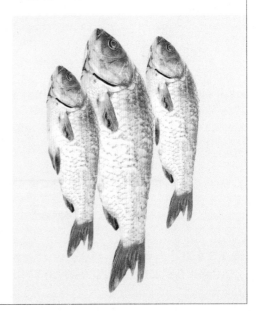

番茄淡奶鲫鱼汤

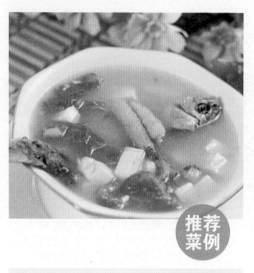

推荐菜例

🍲 烹饪常识

　　洗鲫鱼的时候，一定要将腹内的黑色膜去掉。

原料： 鲫鱼1条，三花淡奶、番茄、豆腐各适量，生姜50克，葱花、沙参各20克，盐3克

做法：

❶ 将番茄清洗干净，切成小丁；将生姜去皮，洗净，切成片；将豆腐洗净，切成小丁；将沙参泡发。

❷ 将鲫鱼处理干净，背部打上花刀。

❸ 锅中加水烧沸，加入鲫鱼、沙参、番茄、豆腐煮沸后，调入盐、姜片、三花淡奶煮至入味，出锅前撒上葱花即可食用。

专家点评： 这道汤汤色稠浓，白里透红，含有丰富的蛋白质、脂肪、碳水化合物和钙、磷、铁、锌等多种营养素，对产妇乳汁不下有显著疗效。鲫鱼肉质细嫩，肉味甜美，含大量的铁、钙、磷等矿物质。番茄含有大量的维生素A、维生素C、维生素P等，能增强人体对疾病的抵抗力，促进外伤愈合。

玉米须鲫鱼煲

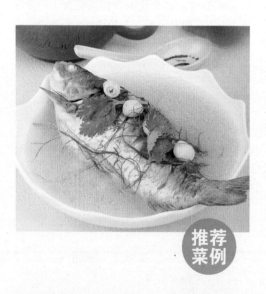

推荐菜例

🍲 烹饪常识

　　用姜片在锅上擦一遍，煎鱼时可使鱼不粘锅。

原料： 鲫鱼1条，玉米须50克，莲子肉5克，枸杞子10克，色拉油30毫升，盐少许，葱段、姜片各5克

做法：

❶ 将鲫鱼处理干净，在鱼身上打上花刀；将玉米须清洗干净；将莲子肉清洗干净备用。

❷ 锅上火倒入色拉油，将姜、葱段炝香，下入鲫鱼略煎，倒入水，放入枸杞子，调入盐，加入玉米须、莲子肉，煲至熟即可食用。

专家点评： 这道汤营养丰富。鱼类都含有丰富的蛋白质，能促进子宫收缩，而鲫鱼更能促进子宫收缩，去"余血"，有清除恶露的功效，鲫鱼还有催乳、通乳的作用。此外，鲫鱼还富含锌元素，产妇常食对预防小儿缺锌很有好处。玉米须可主治水肿、小便淋沥、黄疸、胆囊炎、胆结石、糖尿病、乳汁不通。

虾皮

别名：毛虾

适用量：每次30克左右为宜

热量：640千焦/100克

性味归经：性温，味甘、咸；归胃、肾、肝经

搭配宜忌

宜	虾皮+葱	降压明目，预防眼睛干燥及夜盲症	忌	虾皮+苦瓜	易引起食物中毒
	虾皮+韭菜花	益气、下乳、开胃		虾皮+浓茶	易引起结石

主打营养素

蛋白质、矿物质、钙、虾青素

虾皮含有丰富的蛋白质和矿物质，尤其是钙的含量极为丰富，有"钙库"之称，产妇多吃虾皮，乳汁中含有的钙也较为丰富，婴儿喝了这种乳汁，可预防佝偻病。虾皮的含钙量很高，孕妇常吃虾皮，可预防缺钙抽搐症及胎儿缺钙症。虾皮中的虾青素是迄今为止发现的最强的一种抗氧化剂，有"超级维生素E"之称，有助于促进产妇恢复。

食疗功效

虾皮具有补肾壮阳、理气开胃、益气下乳的功效，对肾虚夜尿频多、阳痿、乳汁不行等有很好的食疗作用。虾皮还有镇定安神的作用，常用来辅助治疗神经衰弱、自主神经功能紊乱等症。

选购保存

市场上出售的虾皮有两种，一种是生晒虾皮，另一种是熟煮虾皮。前者无盐分，鲜味浓，口感好，而且不易发潮霉变，可长期存放。买时要注意色泽，以色白明亮、有光泽、个体完整者为佳。保存时宜放入干燥、密闭的容器里。

♥ 温馨提示

虾皮有很强的通乳作用。一般来说，产妇要下奶都是用猪蹄、排骨、鸡、鱼等，其实虾皮在这方面的功效也很好。虾皮的食用方法很多，可以与香油、葱花、紫菜放于碗中，直接用开水冲泡，就可做成一碗色香味极佳的鲜汤。也可与其他食材搭配，如豆腐、韭菜、小葱等，还可用来包饺子。

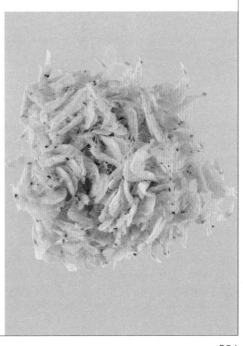

虾皮油菜

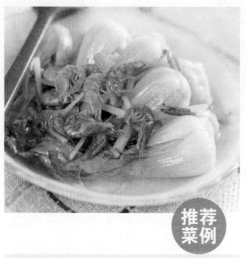

推荐
菜例

🦐 烹饪常识

虾皮外壳污秽无光，碎末多，并有霉味，说明虾皮已经变质，不宜食用。

原料：嫩油菜200克，虾皮50克，盐、香油、葱、姜、高汤、鸡精各少许，油适量

做法：

❶ 将油菜清洗干净，根部削成锥形后划出"十"字形；将虾皮用温水泡软。

❷ 净锅上火，加水烧热后放入油菜，变色后捞出；锅中入少许油，待油热后放入葱、姜煸出香味。

❸ 加入高汤、虾皮、盐、鸡精、油菜，盖上锅盖焖2~3分钟，淋入香油即可出锅。

专家点评：这道菜清新爽口、营养丰富。虾皮富含蛋白质、钙、镁等营养成分，有补钙和通乳的功效。油菜富含钙、铁和维生素C，是人体黏膜及上皮组织维持生长的重要营养源。油菜还有促进血液循环、散血消肿的作用。产妇产后淤血腹痛、丹毒、肿痛脓疮可通过食用油菜来辅助治疗。

平菇虾皮凤丝汤

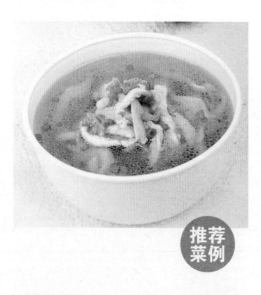

推荐
菜例

🦐 烹饪常识

平菇清洗干净后最好焯一下水，这样更容易入味。

原料：鸡胸肉200克，平菇45克，虾皮5克，高汤适量，葱末、盐各少许

做法：

❶ 将鸡胸肉清洗干净，切丝汆水；将平菇清洗干净撕成条；将虾皮清洗干净稍泡备用。

❷ 净锅上火倒入高汤，下入鸡胸肉、平菇、虾皮烧开，调入盐煮至熟，撒上葱末即可。

专家点评：这道菜是产妇的补钙餐，防治引起产妇腰酸背痛、腿脚抽筋、牙齿松动、骨质疏松等各种难缠的"月子病"。虾皮含有丰富的蛋白质和矿物质，尤其是钙的含量极为丰富，有"钙库"之称，是缺钙者补钙的较佳途径，不仅适合产妇补钙，同时还有助于母乳喂养的婴儿补钙，促进其骨骼和牙齿发育。产妇常食虾皮，可预防自身因缺钙所致的骨质疏松症，对提高食欲和增强体质都很有好处。

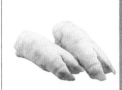

猪蹄

别名：猪脚、猪手、猪爪

适用量：	每次1个为宜
热量：	1 088千焦/100克
性味归经：	性平，味甘、咸；归肾、胃经

搭配宜忌

宜	猪蹄+木瓜	滋补阴液、补血养颜	忌	猪蹄+杏	易导致腹痛
	猪蹄+木耳	丰胸养颜		猪蹄+鸽肉	易引起气滞

主打营养素

胶原蛋白、脂肪、钙、铁、锌

猪蹄含有大量的胶原蛋白，其在烹调过程中可转化成明胶，能增强细胞生理代谢功能，有效改善机体生理功能和皮肤组织细胞的储水功能，使细胞保持湿润状态，防止皮肤过早褶皱，有助于促进产后恢复。脂肪，对哺乳期女性能起到催乳和美容的双重作用。猪蹄还富含钙、铁等矿物质，产妇摄入的营养多，乳汁中的营养也多，可促进婴儿的发育。

食疗功效

猪蹄对经常性的四肢疲乏、腿部抽筋、麻木、消化道出血、失血性休克和脑缺血患者有一定辅助疗效。传统医学认为，猪蹄有壮腰补膝和通乳之功效，可用于肾虚所致的腰膝酸软和产妇产后缺少乳汁之症。而且多吃猪蹄对女性具有丰胸的作用。

选购保存

肉色红润均匀，脂肪洁白有光泽，肉质紧密，手摸有坚实感，外表及切面微微湿润，不黏手，无异味的为上好猪蹄。猪蹄最好趁新鲜制作成菜，放冰箱内可保存几天不变质。

♥ 温馨提示

猪蹄是老人、女性和手术后恢复者、失血者的食疗佳品，产妇和孕妇都可以食用。猪蹄若作为通乳食疗，应注意少放盐、不放味精。猪蹄中的胆固醇含量较高，胃肠消化功能不良的孕妇一次不能过量食用，一些胃肠消化功能减弱的老年人每次也不可过多食用，患有肝胆疾病、动脉硬化及高血压的患者应少食或不食。

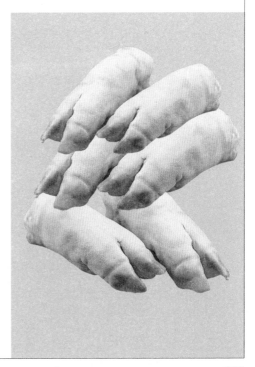

百合猪蹄汤

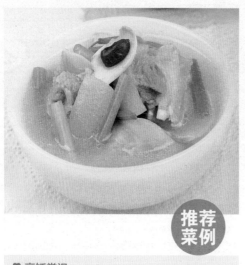

烹饪常识

　　清洗干净猪蹄后，用开水煮到皮发胀，然后取出用指钳将毛拔除，既省力又省时。

原料：水发百合125克，西芹100克，猪蹄175克，红枣4颗，清汤适量，盐2克，葱、姜各5克

做法：

❶ 将水发百合清洗干净；西芹择洗干净切段；猪蹄清洗干净斩块备用。

❷ 净锅上火倒入清汤，调入盐，下入葱、姜、猪蹄、红枣烧开，打去浮沫，再下入水发百合、西芹煲至熟即可。

专家点评：这道汤味道鲜美，能增加产妇的食欲，有养心润肺、通乳催乳的作用。猪蹄含有较多的蛋白质、脂肪和碳水化合物，含有丰富的胶原蛋白，有补血养颜的作用。西芹是高纤维食物，它经肠内消化作用产生一种木质素或肠内脂的物质，可以加快粪便在肠内的运转时间，有防治产期便秘的作用。百合含有多种营养成分，有润肺、清心、止血、开胃、安神的功效。

花生猪蹄汤

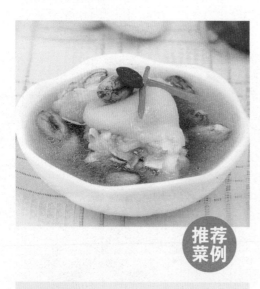

烹饪常识

　　猪蹄选用前蹄最好，肉质紧实一些。作为通乳食疗时应少放盐，不放味精。

原料：猪蹄1只，花生米30克，枸杞子10克，盐适量

做法：

❶ 将猪蹄清洗干净，切块，氽水；将花生米用温水浸泡30分钟备用。

❷ 净锅上火倒入水，调入盐，下入猪蹄、花生米、枸杞子煲80分钟即可。

专家点评：猪蹄能滋阴益气血、通血脉。其中含有大量胶质，是血小板生成的物质，有止血功效。猪蹄中含有丰富的胶原蛋白，能补血通乳，中医常用于产后催乳。花生含有人体所必需的8种氨基酸，丰富的脂肪，以及钙、铁、维生素E等营养物质，对女性也有催乳、增乳的作用。这道汤还能润滑肌肤，对预防皮肤干燥、皱纹、衰老有很大的益处。

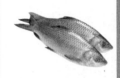

鲢鱼

别名：鲢、鲢子、边鱼

适用量：每次50克为宜

热量：435千焦/100克

性味归经：性温，味甘；归脾、胃经

搭配宜忌

宜		
鲢鱼+丝瓜	补中益气、生血通乳
鲢鱼+萝卜	减肥通乳、清热消渴

忌		
鲢鱼+甘草	不利于营养的吸收
鲢鱼+番茄	会引起中毒

主打营养素

钙、镁、磷、铁、钾、硒、蛋白质

鲢鱼富含钙、镁、磷、铁、钾、硒等营养素，既能健身、催乳，又能美容养颜，令皮肤有光泽，是产妇滋补身体及滋养肌肤的理想食品。鲢鱼的蛋白质、氨基酸含量很丰富，对促进智力发育、降低胆固醇、降低血液黏稠度和预防心脑血管疾病具有明显的作用。

食疗功效

鲢鱼具有健脾、利水、温中、益气、通乳、化湿之功效，常用于脾胃虚弱、水肿、咳嗽等病的治疗，还可以治疗胃寒疼痛或由消化不良引起的慢性胃炎。另外，鲢鱼富含蛋白质、脂肪酸，能促进智力发展，对降低胆固醇、血液黏稠度和预防心脑血管疾病等具有明显的食疗作用。

选购保存

优质的鲢鱼，眼球凸出，角膜透明，鱼鳃色泽鲜红，腮丝清晰，鳞片完整有光泽，不易脱落，鱼肉坚实、有弹性。可将鲢鱼宰杀后处理干净，切成块分装在塑料袋里放入冷冻室保存。

♥温馨提示

鲢鱼适用于烧、炖、清蒸、油浸等烹调方法，尤以清蒸、油浸最能体现鲢鱼清淡、鲜香的特点。由于鲢鱼性温，所以脾胃蕴热的产妇不宜食用。鲢鱼肉不宜多吃，吃多了容易口渴。鲢鱼可使炎症加重，因此，甲亢患者不宜食用。乙肝、感冒、发热、口腔溃疡、大便秘结者不能食用。鲢鱼忌与甘草同食。

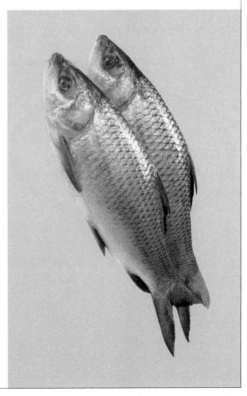

猪血煲鱼头

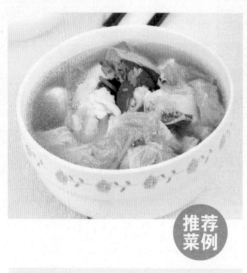

推荐菜例

烹饪常识
　　猪血在收集过程中易被污染，因此最好购买品质有保证的猪血。

原料：鲢鱼头300克，猪血50克，白菜15克，酱油、香油各适量，葱、姜、蒜片各2克，香菜段5克

做法：

❶ 将鲢鱼头清洗干净，斩块；将猪血、白菜清洗干净均切块备用。

❷ 净锅上火倒入水，调入酱油、葱姜蒜片，下入鲢鱼头、猪血、白菜煲至熟，撒上香菜段，淋入香油即可。

专家点评：这道汤最能满足产妇及婴儿的营养需要。鲢鱼头肉质细嫩、营养丰富，除了含蛋白质、脂肪、钙、磷、铁、维生素B_1外，它还含有鱼肉中所缺乏的卵磷脂，该物质被机体代谢后能分解出胆碱，最后合成乙酰胆碱，乙酰胆碱是神经元之间化学物质传送信息的一种最重要的"神经递质"，可增强记忆、思维和分析能力，让人变得聪明。

山药鱼头汤

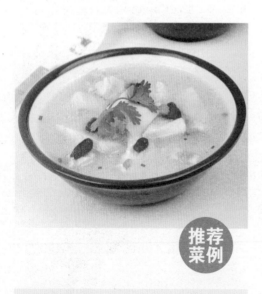

推荐菜例

烹饪常识
　　鲢鱼头清洗干净后放入淡盐水中泡一下能去除土腥味。

原料：鲢鱼头400克，山药100克，枸杞子10克，盐3克，鸡精3克，香菜、葱花、姜末各5克，花生油适量

做法：

❶ 将鲢鱼头冲洗干净剁成块；将山药清洗干净，去皮切块备用；将枸杞子清洗干净；将香菜洗净，切段。

❷ 净锅上火倒入花生油、葱花、姜末爆香，下入鱼头略煎后加水，下入山药、枸杞子，调入盐、鸡精煲至熟，撒入香菜即可。

专家点评：这道汤含有丰富的蛋白质、脂肪、钙、铁、锌等营养成分，有助于产妇康复，并能促进婴儿的大脑及身体发育。鲢鱼头富含胶原蛋白，脂肪和热量都很低，食之有健脾补气、温中暖胃、美容润肤之功效。山药有帮助消化、滋养脾胃等功效。这道汤还能帮助产妇恢复体能，促进乳汁的分泌。

银耳

别名：白木耳、雪耳

适用量：每次20克为宜

热量：1 092千焦/100克

性味归经：性平，味甘；归肺、胃、
肾经

搭配宜忌

宜			忌		
	银耳+莲子	可滋阴润肺		银耳+菠菜	会破坏维生素C
	银耳+鹌鹑蛋	可健脑强身		银耳+鸡蛋黄	不利于消化

主打营养素

碳水化合物、矿物质、膳食纤维、天然特性
胶质

银耳含有碳水化合物及钙、钾、铁等多种
矿物质，对产妇的补益效果显著，其富含的膳
食纤维，能助胃肠蠕动，减少脂肪吸收，故有
助减肥。此外，银耳还富含天然特性胶质，具
有去除黄褐斑和雀斑的功效。

食疗功效

传统医学认为，银耳能滋阴润肺，具有补
脾开胃、安眠健胃、养阴清热、补脑提神之功
效，滋润而不腻滞，对阴虚火旺不能吃人参鹿
茸的患者是一种良好的补品，非常适合产妇滋
补身体。现代医学研究发现，银耳还能提高肝
脏解毒能力，保护肝脏。它不但能增强机体抗
肿瘤的免疫能力，还能增强肿瘤患者对放疗、
化疗的耐受力。

选购保存

宜选购嫩白晶莹、略带乳黄的银耳。银耳
要放在通风、透气、干燥、凉爽的地方，避免
阳光长时间地照晒。要同一些气味较重的原料
分开保存，避免相互串味儿。由于银耳质地较
脆，故应减少翻动，轻拿轻放，不要压重物。

♥ 温馨提示

银耳在食用前必须浸泡3～4个小时，要勤
换水，这样才能把残留的二氧化硫清除掉。银
耳宜用开水泡发，泡发后应去掉未发开的部
分，特别是那些呈淡黄色的部分。银耳能清肺
热，故外感风寒者忌用。此外，忌食霉变银
耳。银耳霉变后，产生的很强的毒素对身体危
害较大，严重者将导致死亡。由于冰糖银耳含
糖量高，睡前不宜食用，以免血黏度增高。

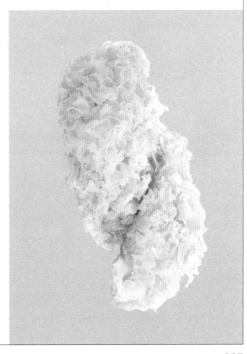

木瓜炖银耳

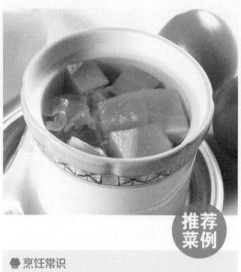

推荐
菜例

🍲 烹饪常识

　　银耳宜用开水泡发，泡发后应去掉未发开的部分，特别是那些呈淡黄色的部分。

原料：木瓜1个，银耳、瘦肉、鸡爪各100克，盐3克，糖2克

做法：

❶ 将木瓜清洗干净，削去皮，切成块；将银耳泡发；将瘦肉洗净，切块；将鸡爪清洗干净。

❷ 炖盅中放水，将木瓜、银耳、瘦肉、鸡爪一起放入炖盅，炖1～2小时。

❸ 炖盅中调入盐、糖拌匀，即可出锅食用。

专家点评：这是一道滋养汤。食用后能养阴润肺，滋润皮肤，保持皮肤柔嫩，延缓衰老。木瓜含有丰富的维生素A、维生素C和膳食纤维，当中的水溶性纤维更加有助于平衡血脂，还能消食健胃，对消化不良具有食疗作用。银耳有滋阴、润肺、益气、补脑、强心之功效，不但适宜体虚的产妇食用，且对产妇具有很好的嫩肤美容功效。

椰子银耳鸡汤

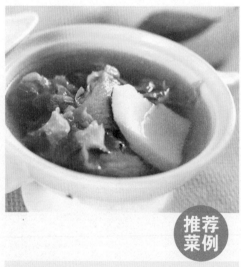

推荐
菜例

🍲 烹饪常识

　　自己取椰汁及椰肉时较为困难，购买时可请卖主切开，这样既方便又省力。

原料：椰子1个，净鸡1只，银耳40克，姜1片，蜜枣4颗，盐2克

做法：

❶ 将鸡清洗干净，剁成小块；将椰子去壳取肉切块。

❷ 银耳放入清水中浸透，剪去硬梗，洗净；椰子肉、蜜枣分别洗净。

❸ 锅中放入适量水和姜片，加入上述所有材料，待滚开后转小火煲约2小时，放盐调味即成。

专家点评：这道汤可以滋补血气、润肺养颜。银耳富有天然特性胶质，加上它的滋阴作用，长期服用可以润肤，并有祛除脸部黄褐斑、雀斑的功效。银耳还是含膳食纤维的减肥食品，它的膳食纤维可助胃肠蠕动，减少脂肪吸收。将其与有补益脾胃作用的椰子，以及有补精填髓、益五脏、补虚损的鸡肉共同煲汤，滋补效果极佳。

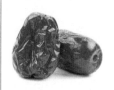

红枣

别名：大枣、大红枣、姜枣

适用量：每日3~5个为宜

热量：1 155千焦/100克

性味归经：性温，味甘；归心、脾、肝经

搭配宜忌

宜		
红枣+粳米	可健脾胃、补气血
红枣+板栗	可健脾益气、补肾强筋

忌		
红枣+黄瓜	会破坏维生素C
红枣+虾米	会引起身体不适

主打营养素

维生素A、维生素C、钙、铁

红枣富含维生素A、维生素C、钙、铁等营养素，有补脾活胃、补血益气的作用，对脾胃虚弱、气血不足的产妇有很好的补益效果。

食疗功效

红枣有健脾益气、养血安神的功效。可用于脾胃虚弱、贫血虚寒、食欲不振、大便溏稀、疲乏无力、气血不足、津液亏损、心悸失眠等症，被国家卫生主管部门公布为法定的药食两用食物。现代医学认为，红枣最突出的特点是维生素含量高，其中维生素C含量每100克高达380~600毫克，维生素E的含量也是百果之冠。国外的一项临床研究显示：连续吃红枣的患者，身体恢复能力比单纯服维生素药剂的快3倍以上，有"天然维生素丸"的美誉。

选购保存

好的红枣皮色紫红而有光泽，颗粒大而均匀，果实短壮圆整，皱纹少，痕迹浅。如果红枣蒂端有穿孔或粘有咖啡色或深褐色粉末，说明已被虫蛀。

♥ 温馨提示

红枣可以生吃，也可以炖汤。春秋季乍暖乍寒，用红枣煮汤代茶，能安心守神，增进食欲和免除失眠之苦；夏季炎热，红枣与荷叶同煮可利气消暑；冬季严寒，红枣汤加生姜红糖，可驱寒暖胃。枣皮中也含有丰富的营养，因此在炖汤时，应该把枣皮和果肉一起炖。为防止农药残留毒害，食用前要用清水洗净果实表面的病菌和污物，再用0.1%~0.2%的高锰酸钾溶液浸洗一次，对果实表面消毒后再食用。

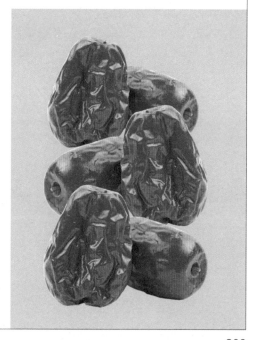

红枣鸡汤

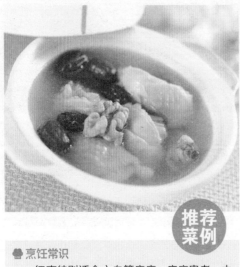

原料： 红枣15枚，核桃仁100克，净鸡肉250克，盐适量

做法：

❶ 先将红枣、核桃仁用清水清洗干净；将净鸡肉清洗干净，切成小块。

❷ 然后将砂锅清洗干净，加适量清水，置于火上，放入核桃、红枣、鸡肉，以旺火烧开后，去浮沫。

❸ 再改用小火炖约1小时，放入少许盐调味即可。

专家点评： 这道鸡汤营养丰富，滋补效果很好，有助于产妇补血，恢复体力。红枣富含多种营养成分，其中维生素C的含量丰富，能促进人体对铁的吸收，适合脾胃虚弱、气血两亏、贫血萎黄、疲倦无力、产后虚弱者食用。鸡肉为产后补虚的必备品，有补充元气、促进产妇身体康复的作用。

🍳烹饪常识

红枣特别适合心血管疾病、癌症患者、中老年人、青少年、女性及营养不良的人食用。但急性肝炎、牙齿疼痛患者及小儿疳积者应忌食。

阿胶黄芪红枣汤

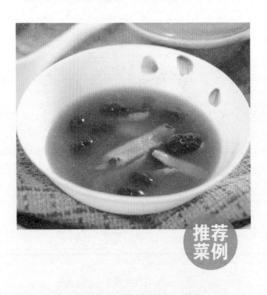

原料： 阿胶10克，黄芪18克，红枣10颗，盐适量

做法：

❶ 将黄芪、红枣分别洗净，备用。

❷ 将阿胶洗净，切成小块。

❸ 锅内注入适量清水，以大火煮沸后，放入黄芪、红枣，以小火煮1分钟，再放入阿胶，煮至阿胶溶化后，加盐调味即可食用。

专家点评： 本品具有滋阴补血、补气健脾、安胎的功效，可以改善贫血症状。其中的红枣含蛋白质、芦丁、葡萄糖、果糖、维生素C、脂肪、淀粉、有机酸和多种维生素，以及钙、磷、铁等物质。红枣中的钙和铁，对防治骨质疏松和贫血有重要作用，女性容易贫血，红枣对此有食疗作用，是药物不能相比的。因此，本品对产妇来说是非常适合的，可以常食。

🍳烹饪常识

红枣既有补血的功能，又营养美味，熬汤喝可补血补气。

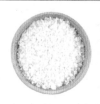

粳米

别名：白米、大米、硬米

适用量：每日100克左右为宜

热量：1 452千焦/100克

性味归经：性温，味甘；归脾、心经

搭配宜忌

宜	粳米+牛奶	营养丰富	忌	粳米+蕨菜	不利于维生素B_1的吸收
	粳米+红枣	可美容、活血		粳米+马肉	易发瘤疾

主打营养素

蛋白质、维生素

粳米中的蛋白质、维生素、钙、锌含量都比较多，有强筋壮骨、促进生长发育的作用。用粳米熬煮的米汤或粥油，可作为产妇的调养之品。

食疗功效

粳米有补中益气、健脾养胃、益精强志、和五脏、通血脉、聪耳明目、止烦、止渴、止泻的功效，多食能强身，使人容光焕发。米粥具有补脾、和胃、清肺的功效，米汤有益气、养阴、润燥的功能，性平味甘，有益于婴儿的发育和健康。并且粳米能刺激胃液的分泌，有助于消化，对脂肪的吸收有促进作用，亦能促使奶粉中的酪蛋白形成疏松而又柔软的小凝块，使之容易被消化吸收。因此，用米汤冲奶粉，或以米汤作为婴儿的辅助饮食，都是比较理想的。

选购保存

优质粳米颗粒整齐，富有光泽，比较干燥，无米虫，无沙粒，米灰极少，碎米极少，闻之有一股清香味，无霉变味；质量差的粳米，颜色发暗，碎米多，米灰重，潮湿而有霉味。放阴凉干燥处储藏。

❤ 温馨提示

粳米是老弱妇孺皆宜的食物，对脾胃虚弱或烦热口渴的患者更为适宜。产妇或哺乳期妇女奶水不足时，也可用粳米汤来辅助喂养婴儿。需要注意的是，做粳米粥时，千万不要放碱，否则会导致维生素B_1缺乏，易患"脚气病"。用粳米做米饭时一定要"蒸"而不要"捞"，因为捞饭会损失掉大量维生素。

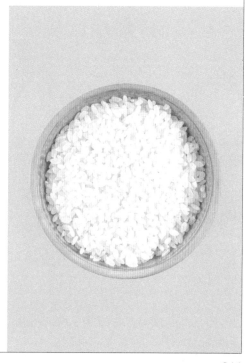

粳米鹌鹑粥

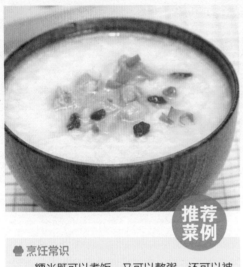

推荐
菜例

🍲 烹饪常识

　　粳米既可以煮饭，又可以熬粥，还可以被加工成爆米花、糕点等。在煮饭时，可以放少许醋，能增加饭的香味。

原料：粳米80克，鹌鹑1只，枸杞子30克，姜丝、葱花各3克，盐、鸡精各2克，油适量

做法：

❶ 将枸杞子洗净；将粳米淘净；将鹌鹑洗净切块，用少许盐腌渍。

❷ 油锅烧热，放鹌鹑过油后捞出。锅中注水，下粳米烧沸，再下入鹌鹑、姜丝、枸杞子后转中火熬煮。

❸ 慢火熬化成粥，放入盐、鸡精调味，撒上葱花即可。

专家点评：粳米富含蛋白质、碳水化合物、钙等多种营养素，有增强免疫力的作用；鹌鹑肉中蛋白质含量高，脂肪、胆固醇含量极低，有补脾益气、强健筋骨的作用。将这两种食物与有补气血的枸杞子熬煮成粥来食用，有助于产妇滋补身体。

果仁粥

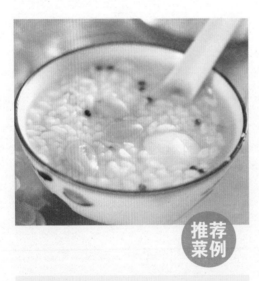

推荐
菜例

🍲 烹饪常识

　　要想使粥黏稠，必须尽可能让米中的淀粉溶于汤中，而要做到这一点，就必须使粥锅内的水保持沸腾。

原料：白果、浙贝母各10克，莱菔子15克，苏子8克，白芥子8克，粳米100克，盐、香油各适量

做法：

❶ 将白果、粳米洗净，与洗净的浙贝母、莱菔子、苏子、白芥子一起装入瓦煲内。

❷ 加入2 000毫升清水，烧开后，改为小火慢煮成粥。

❸ 下盐，淋入香油，调匀即可。

专家点评：本品有下气平喘、止咳化痰的作用。粳米的颗粒粗而短，为椭圆形，透明度高，表面光亮，看上去似有油性。粳米吸水性差，涨性小，也就是人们常说的"不出饭"，但煮熟后口感柔软，香气浓郁。粳米粥是老弱妇孺皆宜的食物。

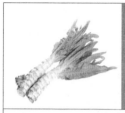

莴笋

别名：莴苣、白苣、莴菜

适用量：	每次约60克为宜
热量：	62千焦/100克
性味归经：	性凉，味甘、苦；归胃、膀胱经

搭配宜忌

宜			忌		
	莴笋+猪肉	可补脾益气		莴笋+蜂蜜	会引起腹泻
	莴笋+香菇	可利尿通便		莴笋+乳酪	会引起消化不良

主打营养素

钾、钙、磷、铁、碘

莴笋中钾的含量大大高于钠的含量，有利于体内水和电解质的平衡，促进排尿和乳汁分泌。莴笋中矿物质钙、磷、铁的含量较多，能助长骨骼、坚固牙齿，还能预防新生儿佝偻病。莴笋含有少量的碘元素，它对人的基础代谢、心智和体格发育，甚至情绪调节都有重大影响。

食疗功效

莴笋有增进食欲、刺激消化液分泌、促进胃肠蠕动等功能，具有促进利尿、降低血压、预防心律不齐的作用，产妇食用可预防便秘。莴笋中的铁元素很容易被人体吸收，经常食用新鲜莴笋，可以防治缺铁性贫血。莴笋还具有镇静作用，经常食用有助于消除紧张、帮助睡眠。

选购保存

选购莴笋的时候应选择茎粗大、肉质细嫩、多汁新鲜、无枯叶、无空心、中下部稍粗或成棒状、叶片不弯曲、不发蔫、不苦涩的。保存莴笋可采用泡水保鲜法：将莴笋放入盛有凉水的器皿内，一次可放几棵，水淹至莴笋主干1/3处，可放置室内保存3～5天。

♥ 温馨提示

莴笋可凉拌生食，也可炒食、烧汤，还可腌渍、干制，是我国城乡居民的家常菜蔬。但是长久以来，人们在莴笋的食用习惯上有一个误区：只吃笋，不吃叶。其实，嫩叶在口感上并不差，特别是在营养上更可取。将莴笋在下锅前挤干水分，可以增加莴笋的脆嫩程度，但从营养的角度考虑，不应挤干水分，因为这样会丧失大量的水溶性维生素。

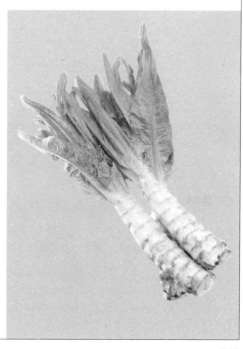

莴笋猪蹄汤

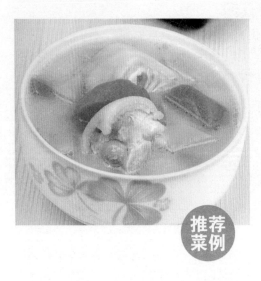

推荐菜例

🍲烹饪常识
  作为通乳食谱时应少放盐,最好不放味精。

原料: 猪蹄200克,莴笋100克,胡萝卜30克,盐、姜片、高汤各适量

做法:

❶ 将猪蹄斩块,洗净,余水;将莴笋去皮,清洗干净,切块;将胡萝卜清洗干净,切块备用。

❷ 锅上火倒入高汤,放入猪蹄、莴笋、胡萝卜、姜片,煲50分钟。

❸ 待汤好肉熟时,加盐调味即可。

专家点评: 莴笋含钾量较高,有利于促进排尿和乳汁分泌,减少心房压力,对高血压和心脏病患者极为有益。它含有少量的碘元素,对人的基础代谢、体格和心智发育甚至情绪调节都有重大影响。猪蹄富含多种营养,也是通乳的佳品。这道汤含有丰富的优质蛋白质、脂肪、钙、磷、铁、锌等矿物质和多种维生素,是产妇下奶以及滋补的佳品。

花菇炒莴笋

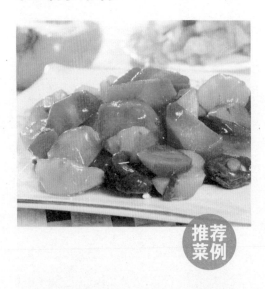

推荐菜例

🍲烹饪常识
  炒莴笋若时间过长、温度过高会使莴笋绵软,失去清脆口感。

原料: 莴笋2根,水发花菇、胡萝卜各50克,盐、蚝油、清汤、水淀粉、油各适量

做法:

❶ 将莴笋、胡萝卜去皮清洗干净,切成滚刀块;将花菇清洗干净。

❷ 锅中加油,烧热,放入莴笋、花菇、胡萝卜煸炒。

❸ 锅中加清汤、盐、蚝油,煮沸,用水淀粉勾薄芡即可。

专家点评: 这道菜可以预防产妇便秘。莴笋含有大量膳食纤维素,能促进肠壁蠕动,通利消化道,帮助大便排泄,可用于辅助治疗各种便秘。花菇含蛋白质、氨基酸、脂肪、粗纤维和B族维生素、维生素C、钙、磷、铁等。其蛋白质中有白蛋白、谷蛋白、醇溶蛋白、氨基酸等,具有调节人体新陈代谢、帮助消化、降低血压、防治佝偻病等作用。

产褥期 忌 吃的食物

产褥期的饮食应像孕期一样，同时兼顾产妇和婴儿的双重需要，尤其是需要哺乳的产妇，更不能随便乱吃，要牢记以下18种忌吃食物。

韭菜

忌吃关键词：
味辛、上火、内热、回奶

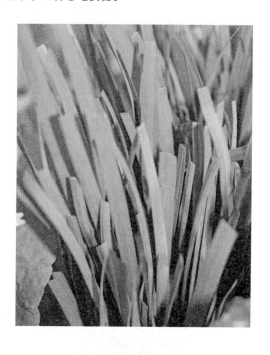

不宜食用韭菜的原因

韭菜颜色碧绿，味道辛香浓郁，无论是将其用于制作荤菜还是素菜，都十分提味，许多产妇都喜欢吃。不过韭菜性温，味甘、辛，产妇多食容易上火，会引起口舌生疮、大便秘结或痔疮发作。而母体的内热可以通过乳汁传递给婴儿，不利于婴儿的健康。最重要的是韭菜有回奶的功效，产妇常食用韭菜易导致奶水不足，不利于哺乳婴儿。因此，产妇的口味一定要淡一些，不宜吃韭菜，这样奶水的质量会好一些，奶水量也会多一些。

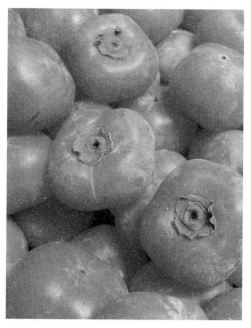

柿子

忌吃关键词：
性凉、单宁、不利于产后修身

不宜食用柿子的原因

柿子性大凉，产妇体质较弱，切忌食用寒凉食物，所以应当忌吃柿子。正如清代食医王孟英在《随息居饮食谱》中所告诫："凡产后病后，皆忌之。"而且柿子含单宁，易与铁质结合，从而妨碍人体对食物中铁质的吸收，造成贫血，因此，产妇还是不吃柿子为好。此外，柿子中含有的糖类大多是简单的双糖和单糖（蔗糖、果糖、葡萄糖即属此类），很容易被人体吸收，不利于产妇产后修身。

人参

忌吃关键词：
人参宁、兴奋难以安睡

不宜食用人参的原因

人参含有多种药物有效成分，如作用于中枢神经和心脑血管的人参皂苷、降低血糖的人参宁以及作用于内分泌系统的配糖体等。这些成分能使人体产生兴奋作用，会导致服食者出现失眠、烦躁、心神不宁等一系列症状。而产妇分娩以后，由于精力和体力消耗很大，需卧床休息，如果此时服食人参，反而因兴奋难以安睡，会影响体力的恢复。

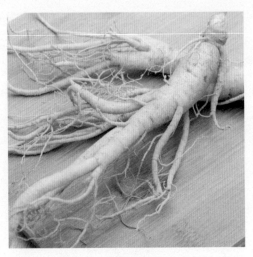

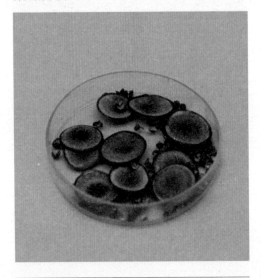

鹿茸

忌吃关键词：
阳气更旺、阴血更损、阴道不规则流血

不宜食用鹿茸的原因

鹿茸是名贵药材，含有磷脂、糖脂、胶脂、激素、脂肪酸、氨基酸、蛋白质、钙、磷、镁、钠等营养成分。中医学认为，鹿茸性温，味甘、咸，多用于真阳虚衰、冲任虚损、气怯神疲、胃寒无力、阳痿、子宫寒冷等症，可见鹿茸为补阳药。而产后阴血亏损、阴血不足、阳气旺盛，此时如果服用鹿茸，必然致使阳气更旺、阴血更损，造成阴道不规则流血。因此，产妇产后不要立即服用鹿茸。

花椒

忌吃关键词：
性温、刺激、上火、回奶

不宜食用花椒的原因

花椒是日常生活中常用的一种调味料，具有温阳驱寒、杀菌防病、增强免疫力的功效，还可以增加食物的美味，因此，不少产妇都喜欢在炒菜的时候多放一点儿花椒。但中医认为花椒性温，有温中散寒、除湿、止痛、杀虫的作用，产妇多食容易导致上火。而且花椒有回奶的作用，食用后容易导致断乳，因此哺乳期妇女应当少吃。

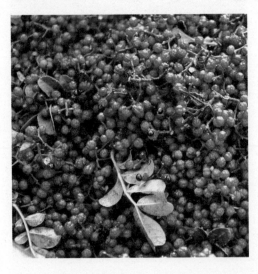

醋

忌吃关键词：
酸性物质

不宜食用醋的原因

有的产妇为了迅速瘦身，喝醋减肥。其实这样做不太好。因为产妇身体各部位都比较虚弱，需要一个恢复的过程，在此期间极易受到损伤，酸性食物会损伤牙齿，容易使产妇日后留下牙齿易于酸痛的遗患。食醋中含3%～4%的醋酸，若仅作为调味品食用，与牙齿接触的时间很短，就不必禁食。

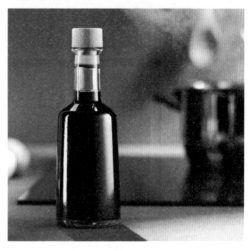

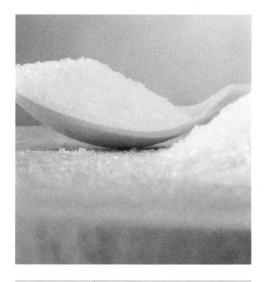

味精

忌吃关键词：
谷氨酸钠、谷氨酸锌、婴儿缺锌

不宜食用味精的原因

味精的主要成分是谷氨酸钠，在肝脏中的谷丙转氨酶的代谢作用下，谷氨酸钠能转化生成人体特别需要的氨基酸。但过量的谷氨酸钠对12周内的婴儿的发育有着严重的影响。如果乳母食用过量的味精，那么大量的谷氨酸钠就会通过乳汁进入婴儿体内。它能与婴儿血液中的锌发生特异性结合，生成不能被机体吸收和利用的谷氨酸锌而随尿排出，从而导致婴儿缺锌。

辣椒

忌吃关键词：
辛辣、内热、上火、便秘、口疮

不宜食用辣椒的原因

哺乳期妇女胃口不好时，会想吃一些辛辣的食物来开胃，但是产妇不宜吃辣椒。刚分娩后，产妇大量失血、出汗，组织间液也较多地进入血液循环，故机体津液明显不足，而辣椒燥热伤津耗液，会加重内热，容易出现口舌生疮、大便秘结等不适症状。而且在整个哺乳期，哺乳者也应该减少辣椒的摄入，因为它会通过乳汁影响婴儿，容易使婴儿上火或使其内热加重。

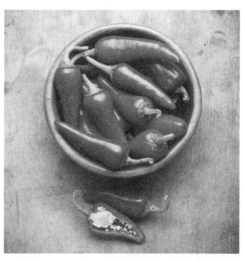

田螺

忌吃关键词：
性寒、寄生虫、腹痛、腹泻

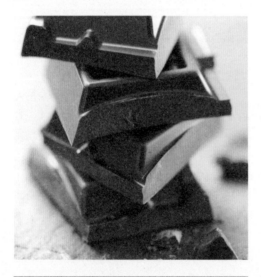

不宜食用田螺的原因

田螺性寒，能清热，但产后不宜吃，特别是脾胃虚寒的产妇更应忌食。根据产后饮食宜忌原则，产妇不能多吃寒性食品，而田螺性属大寒，应当忌食。此外，田螺一般长在水塘里，如果水质不好的话，容易受污染，特别是吃的时候如果没洗干净，会有很多寄生虫，比如钉螺就是血吸虫的寄主，容易导致腹痛、腹泻，不利于产后恢复。

巧克力

忌吃关键词：
可可碱、婴儿发育不良

不宜食用巧克力的原因

巧克力所含的可可碱会渗入母乳内被婴儿吸收，并在婴儿体内蓄积，久而久之，会损伤神经系统和心脏，并使肌肉松弛、排尿量增加，导致婴儿消化不良、睡眠不安、哭闹不停。此外，产妇经常食用巧克力还会影响食欲，这对产妇的身体健康也是不利的。

浓茶

忌吃关键词：
鞣酸、乳汁分泌障碍、咖啡因

不宜饮用浓茶的原因

产后哺乳期也应忌饮茶。因为茶中的鞣酸被胃黏膜吸收而进入血液循环后，会产生收敛的作用，从而抑制乳腺分泌，造成乳汁分泌障碍。此外，由于浓茶中咖啡因的兴奋作用，产妇不能安然入眠，而乳汁中的咖啡因进入婴儿体内，会使婴儿发生肠痉挛等类似症状，表现为婴儿常无故啼哭，甚至使婴儿精神过于兴奋，不能安睡，而影响其正常的生长发育。

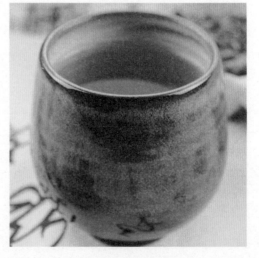

梨

忌吃关键词：
身体虚弱、性寒凉

不宜食用梨的原因

产妇在产后切忌服食性质寒凉之品，特别是分娩后的几天身体比较虚弱，胃肠道功能尚未恢复时，切不可吃寒性的水果。生梨属于性凉水果，产妇应慎食。正如《本草经疏》中指出：妇人产后，法咸忌之。《增补食物秘书》亦云：多食寒中，产妇勿食。产妇如果确实想吃，可煮熟食用，如清代食医王孟英所说，新产及病后，须蒸熟食之。

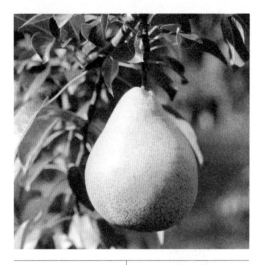

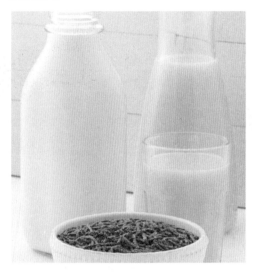

乌梅

忌吃关键词：
阻滞血液的正常流动

不宜食用乌梅的原因

乌梅味酸、微涩，质润敛涩，上能敛肺气，下能涩大肠，入胃又能生津。常用于口渴多饮的消渴以及热病口渴、咽干等症。夏天可用乌梅煮汤作为饮品，能祛暑解渴，促进食欲，因此，类似乌梅一类的小零食是很多产妇的最爱。但是这种酸涩食品不利于恶露的顺利排出，产妇不宜大量食用。

麦乳精

忌吃关键词：
退奶

不宜饮用麦乳精的原因

有些产妇以为麦乳精是滋补品，便大量饮用，想以此滋补分娩后虚弱的身体和增加乳汁，结果却适得其反。麦乳精虽然富含糖和蛋白，但也含有丰富的麦乳糖和少量的麦芽酚，这两种物质一般都是从麦芽中提取的。麦芽有消食、健胃、舒肝和退奶等医用价值，历来中医都把麦芽用作退奶的药物。既然有退奶的功效，就不利于哺乳。因此哺乳者应忌饮麦乳精，以免影响乳汁分泌。

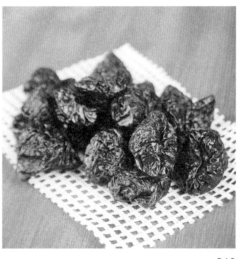

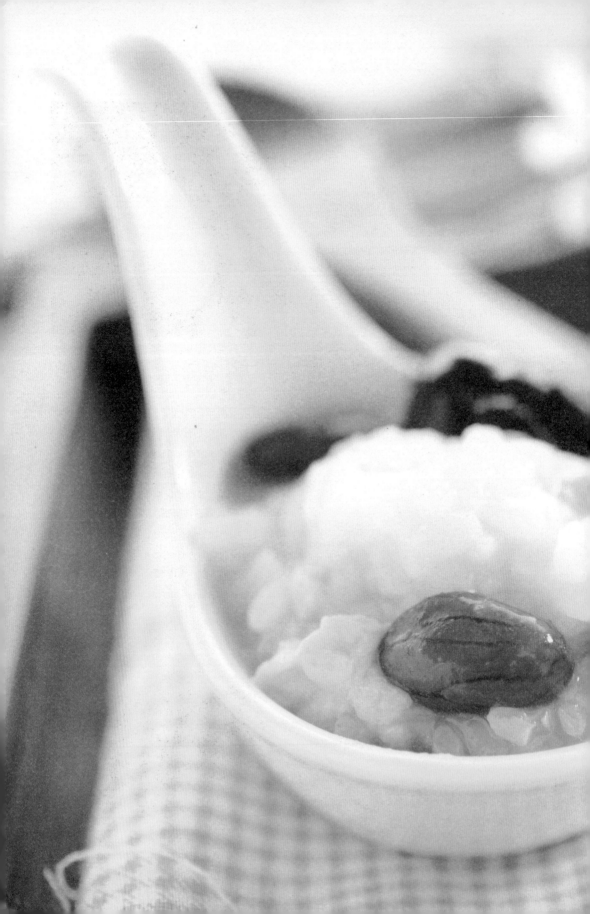

第七章

孕产期常见病
饮食宜忌

　　孕育宝宝既幸福又辛苦，由于生理上的一些变化，孕产妇会出现一些不适症状，如孕期呕吐、孕期水肿、孕期贫血、孕期便秘、妊娠高血压、产后出血、产后恶露不绝等，但又不能轻易用药，否则会影响胎儿或婴儿的健康。面对这些不适且不能轻易用药的状况，孕产妇应该怎么办呢？首先千万不要惊慌和紧张，其次要全面了解相关症状的饮食宜忌，再通过安全又有效的食疗法来解决，这样就可以平安、健康地度过孕产期了。

孕期便秘

症状说明

怀孕后，孕妇体内会分泌大量的孕激素，引起胃肠道肌张力减弱、肠蠕动减慢。再加上胎儿逐渐长大，压迫肠道，使得肠道的蠕动减慢，肠内的废物停滞不前、变干，孕妇常排便困难。此外，孕妇运动量减少、体内水分减少也会导致便秘。

症状表现

实热性孕妇便秘：腹中胀满，口苦、口臭或胸胁满闷，大便干结坚硬，肛门灼热，舌红、苔黄、苔厚；虚寒性孕妇便秘：排便艰难，口淡不渴，体胖苔白、舌滑，即使有便意，也难以排出，或乏力气短或头晕心悸或腰膝酸冷。

○ 宜 芹菜、土豆、玉米、黄豆、芋头、香蕉、草莓、粗粮、胡萝卜

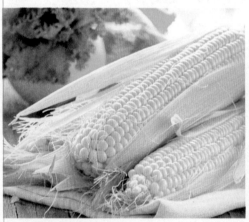
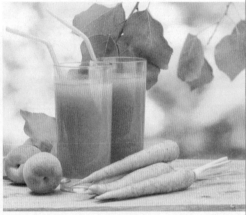

✕ 忌 咖啡、辣椒、胡椒、花椒、大蒜、茶、酒

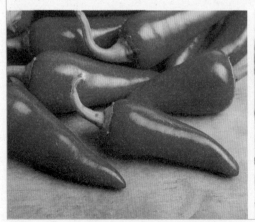
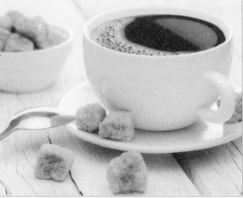

玉米笋炒芹菜

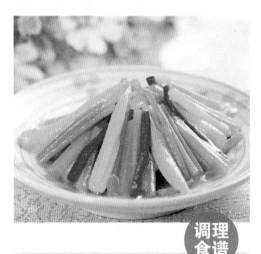

调理食谱

原料：芹菜250克，玉米笋100克，红甜椒10克，姜10克，盐3克，鸡精2克，水淀粉5克，油适量

做法：

❶ 将玉米笋洗净，从中间剖开一分为二；将芹菜洗净，切成与玉米笋长短一致的长度，然后一起下入沸水锅中焯水，捞出，沥干水分。

❷ 炒锅置大火上，下油爆香姜、红甜椒，再倒入玉米笋、芹菜一起翻炒均匀，待熟时，下入盐、鸡精调味，用水淀粉勾芡即可。

♥ 温馨提示

玉米笋和芹菜焯水的时间不宜过长，防止维生素流失。

🍴 专家解读

这道菜鲜香脆嫩，有润肠通便、降低血压的功效。玉米笋是高纤维素蔬菜，可以促进肠胃蠕动，促进排便；芹菜也含有大量的膳食纤维，可刺激肠道蠕动。

松仁玉米

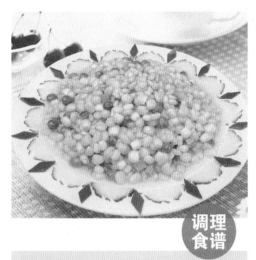

调理食谱

原料：玉米粒400克，熟松子仁、胡萝卜、青豆各25克，黄瓜、红甜椒各适量，盐、白糖、鸡精、水淀粉、油各适量

做法：

❶ 将胡萝卜洗净切丁；将青豆、玉米粒均洗净；黄瓜洗净切片；红甜椒洗净切菱形片。

❷ 汤锅加水后置于火上烧沸，放入青豆、玉米粒焯水，然后捞出沥水。

❸ 油锅烧至八成热，放入胡萝卜丁、玉米粒、青豆炒熟，加入盐、白糖、鸡精炒匀，用水淀粉勾芡后装盘，撒上松子仁，盛入摆上黄瓜片和红甜椒片的盘中即可。

♥ 温馨提示

玉米粒的胚尖不要舍弃，因为玉米的许多营养都集中在这里。

🍴 专家解读

玉米中的膳食纤维含量很高，具有刺激胃肠蠕动、加速粪便排泄的特性，可预防便秘、肠炎等。

孕期呕吐

症状说明

　　孕期呕吐是指孕妇在孕早期经常出现择食、食欲不振、呕吐等现象，一般于停经40天左右开始，孕12周时消退，不需要特殊处理。而少数孕妇会出现频繁呕吐不能进食，导致体重下降、脱水、酸碱平衡失调，以及水、电解质代谢紊乱，严重者会危及生命。

症状表现

　　妇女怀孕后会出现呕吐，厌食油腻，头晕乏力，或食入即吐等症状。通常停经6周左右出现恶心、流涎和呕吐，并随妊娠逐渐加重，至停经8周左右发展为频繁呕吐不能进食，呕吐物中有胆汁或咖啡样分泌物。患者消瘦明显，极度疲乏，口唇干裂，皮肤干燥。

○ **宜**　生姜、砂仁、豆蔻、紫苏、冬瓜、陈皮、柠檬、甘蔗、苹果、土豆、白萝卜

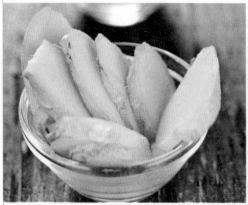
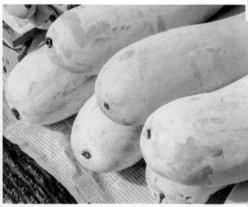

✕ **忌**　胡椒、花椒、白酒、咖啡、酒酿、蜂蜜、糖类、荔枝、红枣、黄芪、人参、燕麦、大麦芽

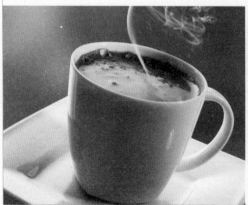
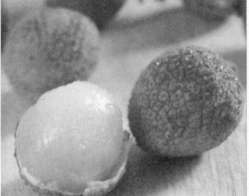

柠檬鸡块

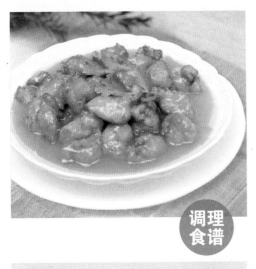

调理
食谱

原料： 鸡肉300克，柠檬汁15毫升，蛋黄、盐、水淀粉、醋、香菜段、油各适量

做法：

❶ 将鸡肉洗净，切块，加蛋黄、盐、水淀粉拌匀备用。

❷ 油锅烧至八成热，投入鸡肉滑熟，出锅装盘。

❸ 锅内放入清水，加入柠檬汁、醋烧开，用水淀粉勾芡，出锅浇在鸡肉上，撒上香菜即成。

♥ 温馨提示

　　选择浓度稍高的柠檬汁烹饪，此菜味道更好。

🍴 专家解读

　　这道菜不仅能缓解孕吐，还有滋补的效果。柠檬汁含有丰富的维生素C，能开胃，有助于减轻孕妇的恶心感。

橙汁山药

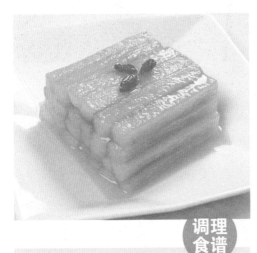

调理
食谱

原料： 山药500克，橙汁100毫升，枸杞子8克，水淀粉25毫升

做法：

❶ 将山药洗净，去皮，切条；将枸杞子稍泡备用。

❷ 锅中加水置于火上烧沸，放入切好的山药条煮熟，捞出，沥干水分。

❸ 将橙汁加热，用水淀粉勾芡。

❹ 将加工好的橙汁淋在山药上，腌渍入味，放上枸杞子即可。

♥ 温馨提示

　　山药切好后要放入淡盐水中浸泡，以防发黑。

🍴 专家解读

　　这是一款不错的缓解孕吐的食品，加了橙汁后酸酸甜甜、营养丰富，可改善孕吐引起的不适症状。

孕期贫血

怀孕期间，一方面胎儿的生长发育和子宫增大使孕妇对铁的需求量增加，另一方面孕妇的胃肠道功能减弱、胃液分泌不足、胃酸减少使含铁物质在胃中不能转化，上述状况极易造成孕妇缺铁性贫血。当血清铁蛋白低于12微克/升或血红蛋白低于110克/升时，即可诊断为贫血。

症状表现

轻度贫血者，除皮肤黏膜苍白外，很少有其他明显症状。病情较重者，则常有口腔炎、舌炎、皮肤及毛发干燥、脱发、面黄、全身乏力、头晕、心悸等症状。当血红蛋白下降至一定程度时，心脏明显增大。严重贫血者，可发生贫血性心脏病，在妊娠或分娩期易发生心力衰竭。

○ 宜

红薯、土豆、苹果、葡萄、瘦肉、乌鸡、蛋黄、黑豆、黄豆、紫菜、菠菜、番茄、动物肝脏、黑芝麻、木耳

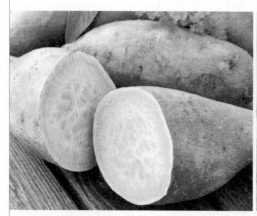
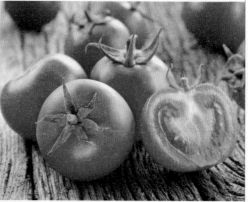

✕ 忌

辣椒、大蒜、胡椒、桂皮、芥末、白酒、茶

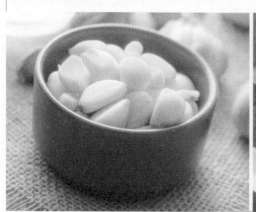
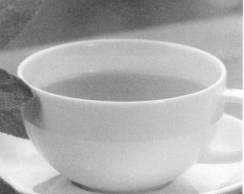

葡萄干土豆泥

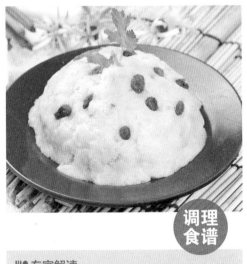

调理食谱

原料：土豆200克，葡萄干20克，蜂蜜少许

做法：

❶ 先将葡萄干洗净，然后放温水中泡软备用。

❷ 把土豆洗干净后去皮，然后放入容器中上锅蒸熟，趁热做成土豆泥。

❸ 将土豆泥与葡萄干一起放入锅内，加2小匙水，放火上用微火煮，熟时加入蜂蜜即可。

♥ 温馨提示

土豆蒸熟后再制成泥，味道比用水煮的更好。

🍴 专家解读

这道菜质软、稍甜，含有丰富的营养素，是孕妇补血的佳品。葡萄干的含铁量极为丰富，有益气补血的功效。

筒骨娃娃菜

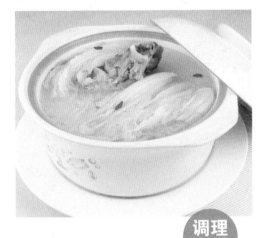

调理食谱

原料：筒骨200克，娃娃菜250克，枸杞子少许，盐2克，醋5毫升，高汤适量，老姜少许

做法：

❶ 将筒骨洗净砍成段，入开水锅中氽水，捞出沥水待用；将娃娃菜洗净，剖为四瓣；将枸杞子泡发洗净；将老姜去皮，切成薄片。

❷ 锅内倒入高汤烧沸，下筒骨、姜片，滴入几滴醋。

❸ 煮香后放入娃娃菜煮熟，加盐调味后撒上枸杞子即可。

♥ 温馨提示

娃娃菜先洗后切，不要切了再洗。

🍴 专家解读

这道菜清鲜爽淡，有增强抵抗力、益髓健骨的功效。筒骨除含蛋白质、脂肪、维生素、铁外，还含有大量的磷酸钙、骨胶原等，有滋阴壮阳、益精补血的功效。

妊娠高血压

症状说明

妊娠高血压是妊娠期妇女特有的疾病，以高血压、水肿、蛋白尿、抽搐、昏迷、心肾功能衰竭甚至母子死亡为特点。目前对妊娠高血压的致病原因仍不能确定，但年龄小于等于20岁或大于35岁的初孕妇，若营养不良、贫血或患低蛋白血症，则患该病的概率要高于其他人。

症状表现

主要病变是全身性血管痉挛，其中挛缩的结果会造成血液减少。临床常见的症状有：全身水肿、恶心、呕吐、头痛、视力模糊、上腹部疼痛、血小板减少、凝血功能障碍、胎儿生长迟滞或胎死腹中。

○ 宜　芹菜、茼蒿、葡萄、柠檬、红枣、鲫鱼、鳝鱼、胡萝卜

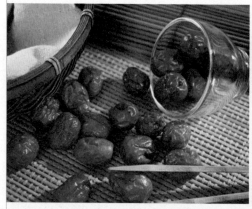
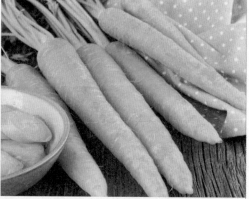

✕ 忌　辣椒、胡椒、红薯、腊肠、熏肉、高盐食物、酒

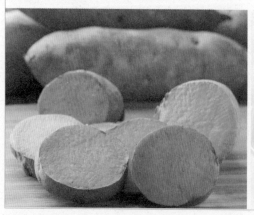
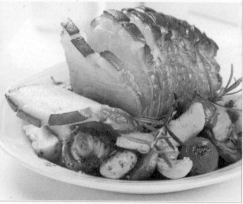

西芹鸡柳

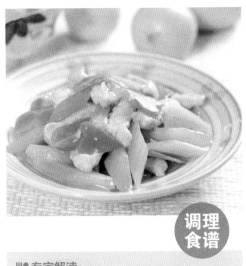

调理
食谱

¶¶ 专家解读

　　这道菜有降压利尿、增进食欲和健胃等作用。西芹含有芹菜苷、佛手苷等降压成分，对原发性、妊娠期及更年期高血压均有效。

原料： 西芹、鸡肉各300克，胡萝卜1根，姜片、蒜片各5克，鸡蛋1个，盐、淀粉、胡椒粉各少许，油适量

做法：

❶ 将鸡肉洗净切条，加入鸡蛋清、盐、淀粉拌匀，腌15分钟备用。

❷ 将西芹去筋洗净，切菱形，入油锅加盐略炒，盛出；将胡萝卜洗净切片。

❸ 锅烧热，下油，爆香姜片、蒜片、胡萝卜，加入鸡柳和调味料，放入西芹略炒，勾芡后炒匀，装盘即成。

♥ 温馨提示

　　烹饪此菜宜选择较嫩的西芹，太老的口感不好。

口蘑灵芝鸭子汤

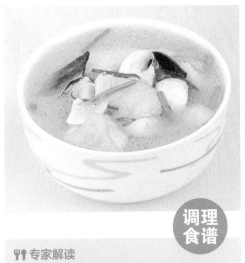

调理
食谱

¶¶ 专家解读

　　这道汤中的口蘑是良好的补硒食品，它能够防止过氧化物损害机体，降低因缺硒引起的高血压和血黏度增高，调节甲状腺的功能，有预防妊娠高血压的作用。

原料： 鸭子400克，口蘑125克，灵芝5克，盐4克，香菜段、红甜椒丝各5克

做法：

❶ 将鸭子清洗干净，斩块；将口蘑清洗干净，切块；将灵芝用清水洗干净，浸泡备用。

❷ 锅中加水后置于火上烧沸，放入鸭子块焯至变色，捞出沥干。

❸ 煲锅上火倒入水，下入鸭肉、口蘑、灵芝。先用大火烧沸，加盐再转小火煲至熟，撒上香菜段、红甜椒丝即可。

♥ 温馨提示

　　将切好的灵芝用纱布袋包好，这样渣子会少一点。

孕期抽筋

症状说明

　　孕期抽筋即孕期下肢肌肉痉挛，一般是腓肠肌（俗称小腿肚）和脚部肌肉发生疼痛性收缩，孕期任何时期都可出现，通常发生在夜间，可能伸个懒腰，脚底、小腿或腹部、腰部肌肉就抽筋了。怀孕期间走太多路、站得太久，都会令小腿肌肉的活动增多，引起腿部痉挛。

症状表现

　　抽筋的时候肌肉疼痛、触摸发硬而紧张，在受波及的部位肉眼可见肌肉块或肌肉变形。抽筋一般发生在夜间，发生突然而且剧烈，但是持续的时间不长，只有几分钟。也有个别患者发生在清晨。

○ 宜

牛奶、芝麻、蛋类、鳗鱼、茼蒿、油菜、大豆及其制品、坚果类、骨头汤、虾皮、虾仁、沙丁鱼

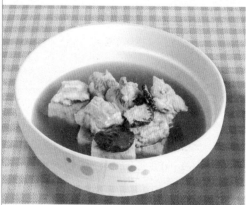
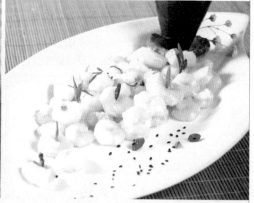

✕ 忌

咖啡、可乐、苋菜、苦瓜、菠菜、竹笋、茭白、油脂类食物、盐分高的食物

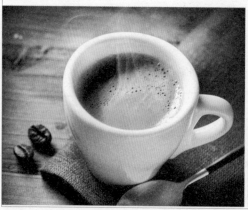
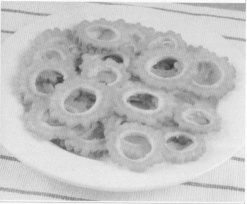

翡翠虾仁

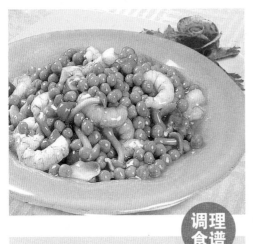

原料： 鲜虾仁200克，豌豆300克，滑子菇20克，盐3克，淀粉5克，油适量

做法：

❶ 将虾仁洗净；将豌豆和滑子菇分别洗净沥干。

❷ 将淀粉加水拌匀。

❸ 锅中倒入油烧热，下入豌豆翻炒至熟，再倒入滑子菇和虾仁翻炒数下。

❹ 炒熟后加盐调味，倒入水淀粉勾一层薄芡即可。

💗 **温馨提示**

要选用色泽嫩绿、柔软、颗粒饱满、未浸水的豌豆。

调理食谱

🍴 **专家解读**

此菜可增强免疫力、强筋健骨，适合孕妇补钙。虾仁含有丰富的蛋白质、钙、锌等营养成分，其中钙的含量尤为丰富，不仅可预防小腿抽筋，还有利于胎儿的发育。

南瓜虾皮汤

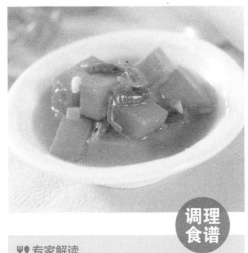

原料： 南瓜400克，虾皮20克，食用油、盐、葱花、汤各适量

做法：

❶ 将南瓜去皮洗净切块。

❷ 食用油爆锅后，先放入南瓜块炒2分钟，然后加盐、葱花、虾皮，炒匀。

❸ 在锅中添入适量汤，大火煮沸之后转小火煮熟。盖上锅盖，焖5分钟，即可盛盘。

💗 **温馨提示**

挑南瓜和挑冬瓜一样，表面带有白霜的更好。需要注意的是，不要挑选外表有伤疤的南瓜。

调理食谱

🍴 **专家解读**

南瓜营养丰富，含有蛋白质、脂肪、B族维生素及钙、铁、锌等多种营养成分。虾皮富含蛋白质、脂肪、钙、磷等，其中钙含量尤为丰富。这道汤是孕妇补钙的理想食品。

孕期水肿

　　怀孕后，毛细血管通透性增加，使毛细血管缺氧，血浆蛋白及液体进入组织间隙导致水肿，水肿主要发生在肢体、面目等部位，称"妊娠水肿"。如在孕晚期，仅见脚部浮肿，且无其他不适，可不必作特殊治疗，多在产后自行消失。

　　怀孕后，肢体、面目发生肿胀，先从下肢开始，逐渐蔓延，伴随尿量减少、体重增加。脾虚型表现为妊娠数月，面目、四肢浮肿或遍及全身，伴胸闷气短、口淡无味、食欲不振、大便溏薄、舌质胖嫩、苔边有齿痕、脉缓滑无力。肾阳虚型表现为妊娠数月，面浮肢肿，尤以腰以下为甚。

○ **宜**　鲈鱼、牛奶、羊奶、乌鸡、鲤鱼、鲫鱼、鸭肉、冬瓜、黑豆、玉米须、赤小豆

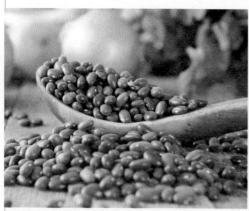
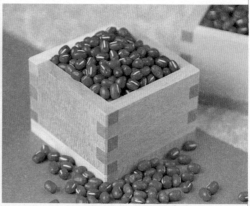

✕ **忌**　肥肉、火腿、燕麦、薏米、白酒、咖啡、胡椒、花椒、咸肉、咸鸡蛋、豆腐乳

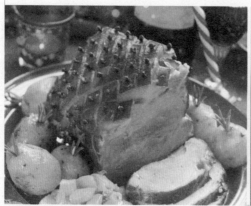
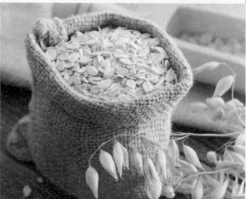

番茄豆腐鲫鱼汤

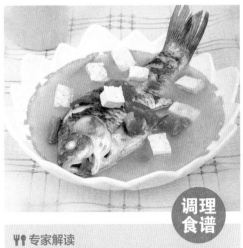

调理食谱

专家解读

鲫鱼是高蛋白、低脂肪、低钠的食物，经常食用可以增加孕妇血液中蛋白质的含量，改善血液的渗透压，有利于调节体内水的分布，使组织中的水分回流进入血液循环中，从而达到消除水肿的目的。

原料：鲫鱼1条（约450克），豆腐50克，番茄40克，盐3克，葱段、姜片各3克，香油5毫升

做法：

❶ 将鲫鱼洗净；将豆腐切块；将番茄洗净切块备用。

❷ 净锅上火倒入水，调入盐、葱段、姜片，下入鲫鱼、豆腐、番茄。先大火烧开，再转小火煲至熟，淋入香油即可食用。

♥ 温馨提示

将鲫鱼下锅前最好去掉其咽喉齿后再进行烹饪。

扁豆炖排骨

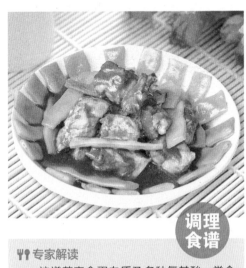

调理食谱

专家解读

这道菜富含蛋白质及多种氨基酸，常食能健脾胃、增进食欲。扁豆有调节脏腑、利水消肿的功效。猪排骨富含优质蛋白质、脂肪，尤其是丰富的钙质可维护骨骼健康。

原料：扁豆200克，排骨500克，盐3克，醋8毫升，老抽15毫升，糖、油各适量

做法：

❶ 将扁豆清洗干净，切去头尾；将排骨清洗干净，剁成块。

❷ 油锅烧至八成热，放入排骨翻炒至金黄色。

❸ 调入盐，再放扁豆，并烹入醋、老抽、糖焖煮。

❹ 至汤汁收浓时，起锅装盘即可。

♥ 温馨提示

扁豆易产气，一次不可食用过多，否则会发生腹胀。

产后出血

症状说明

胎儿娩出后24小时内阴道流血量超过500毫升者称为产后出血，多发生于胎儿娩出至胎盘娩出和产后2小时内，是分娩的并发症。产后出血原因较多，其中子宫收缩乏力约占产后出血的70%，产妇贫血、妊娠高血压综合征等均可影响宫缩。

症状表现

产后出血的临床表现与流血量和流血速度有关，出血量在500毫升以下，健康妇女可以代偿而无明显症状，但已有贫血者则可较早地表现出症状。早期表现为头晕、口渴、脉搏和呼吸加快，若未及时处理，紧接着会出现面色苍白、四肢冰凉潮湿、脉搏快而弱、意识模糊、昏迷等严重休克症状。

○ 宜　菠菜、油菜、莴笋、羊肉、狗肉、甲鱼、番茄

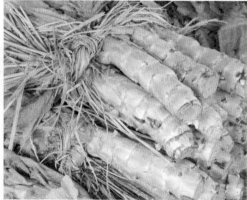
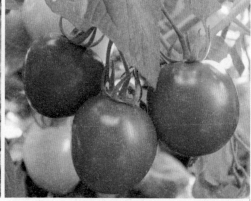

✕ 忌　辣椒、大蒜、咖喱、西瓜、黄瓜、冷饮

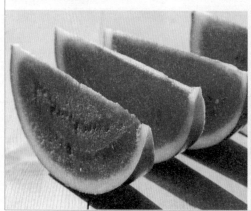
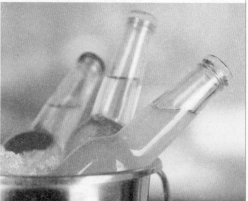

菠菜拌核桃仁

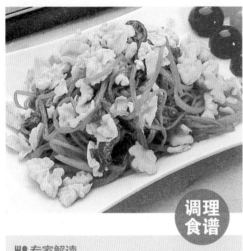

调理食谱

原料：菠菜400克，核桃仁150克，香油20毫升，盐4克，鸡精1克，蚝油5毫升

做法：

❶ 将菠菜洗净，焯水，装盘待用。

❷ 锅中加水后置于火上烧沸，放入洗净的核桃仁汆水至熟，捞出沥干，倒在菠菜上。

❸ 用香油、蚝油、盐和鸡精调成味汁，淋在菠菜核桃仁上，搅拌均匀即可食用。

♥ **温馨提示**

　　烹饪菠菜时宜先焯一下水，以减少草酸的含量。

🍴 **专家解读**

　　这道菜鲜香脆嫩，有补血、止血的功效。菠菜所含的铁质，对贫血有较好的辅助治疗作用；所含的维生素 K 也有止血的作用。菠菜搭配核桃仁，有助于产妇产后恢复。

番茄菠菜汤

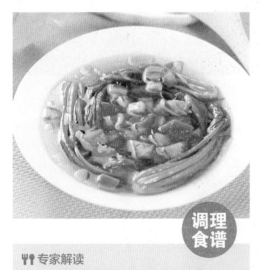

调理食谱

原料：番茄、菠菜各150克，盐少许，油适量

做法：

❶ 将番茄洗净，在表面轻划数刀。锅中加水后置于火上烧沸，放入番茄汆烫后撕去外皮，切丁。

❷ 将菠菜去根后洗净。锅中加水后置于火上烧沸，放入菠菜焯水，然后捞出沥干，并切长段。

❸ 锅中加水煮开，加入番茄煮沸，续放入菠菜。

❹ 待汤汁再沸，加盐调味，淋入香油即成。

♥ **温馨提示**

　　菠菜焯水的时间不宜过长，以免造成营养流失。

🍴 **专家解读**

　　菠菜能滋阴润燥、通利肠胃、补血止血。菠菜含有丰富的铁，番茄富含维生素 C，两者搭配食用能促进铁的吸收，补血效果更佳，有助于产妇补血。

产后缺乳

症状说明

产后乳汁很少或全无，称为"缺乳"，亦称"乳汁不足"。缺乳的发生主要与精神抑郁、睡眠不足、营养不良或哺乳方法不当有关。中医认为，缺乳多因脾胃虚弱，产时失血耗气，产生气血津液生化不足、气机不畅、经脉滞涩等引起。

症状表现

缺乳的程度和情况各不相同，有的是开始哺乳时缺乏，以后稍多但仍不充足；有的是全无乳汁，完全不能哺乳；有的是正常哺乳，突然高热或七情过极后，乳汁骤少。乳汁缺少，证有虚实。如乳房柔软，不胀不痛，多为气血俱虚；若胀硬而痛，或伴有发热者，多为肝郁气滞。

〇 宜　鲫鱼、鲤鱼、鲈鱼、陈皮、蛋花汤、白萝卜

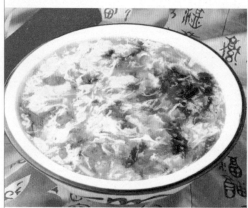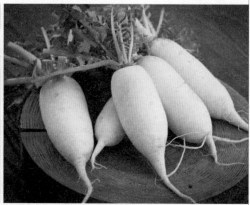

✕ 忌　辣椒、花椒、大蒜、咖喱、酒、浓茶

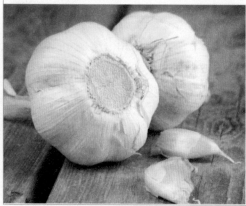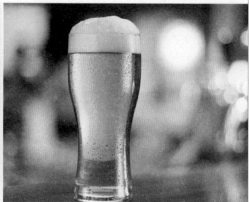

黄豆猪蹄汤

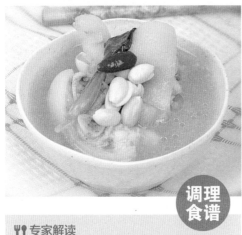

调理食谱

原料： 猪蹄半只，黄豆45克，青菜50克，枸杞子5克，盐适量，鸡精3克

做法：

❶ 将黄豆用温水浸泡40分钟；将青菜洗净，备用。

❷ 将猪蹄清洗干净，切块。锅入水置于火上烧沸，放入猪蹄氽水后捞出。

❸ 净锅上火倒入水，调入盐、鸡精，下入猪蹄、黄豆、枸杞子以大火烧开。

❹ 水开后转小火煲60分钟，最后下入青菜煮熟即可。

♥ 温馨提示

若作为通乳食疗，炖猪蹄应少放盐、不放味精。

🍴 专家解读

这道汤做法简单，营养丰富，集合了黄豆的膳食纤维与猪蹄的胶原蛋白，既营养又不油腻，是产妇的最佳选择。特别是猪蹄，脂肪含量比肥肉低，具有补虚养身、养血通乳的功效。

花生莲子炖鲫鱼

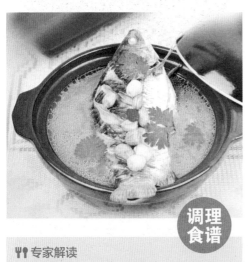

调理食谱

原料： 鲫鱼1条（约250克），花生100克，莲子肉30克，盐少许，葱花、香菜段各少许，姜3克，色拉油适量

做法：

❶ 将鲫鱼杀洗干净；将花生、莲子肉清洗干净备用；将姜洗净，切成片。

❷ 炒锅上火，先倒入色拉油烧至八成热，然后放入葱、姜爆香，再下入鲫鱼煎炒数下。

❸ 倒入水，调入盐，下入花生、莲子肉煲至熟，撒上香菜段即可。

♥ 温馨提示

炖鱼汤的时候，可以放几片萝卜，以去除腥味。

🍴 专家解读

这道汤有花生特有的香味，又有鱼肉鲜美的味道，喝起来相当美味，而且还含有丰富的蛋白质，能补血、增加乳汁，还能利胃、强筋骨，对产妇很有好处。

产后恶露不绝

症状说明

产后恶露持续3周以上仍淋漓不断，称为"产后恶露不绝"。现代医学所称的子宫复旧不良所致的晚期产后出血，可属该病范围。导致产后恶露不绝的原因很多，如子宫内膜炎，部分胎盘、胎膜残留，子宫肌炎或盆腔感染，子宫肌腺瘤，子宫过度后倾、后屈，羊水过多等。

症状表现

产后恶露超过3星期以上，淋漓不断；量或多或少；色或淡红或深红或暗紫，或有血块；或有臭味或无臭味。此外，并伴有腰酸痛、下腹坠胀疼痛，有时可见发热、头痛、关节酸痛等。

○ **宜** 牛肉、牛奶、羊肉、猪肉、荠菜、桂圆、生姜、莲藕、河鱼、粳米、豆制品

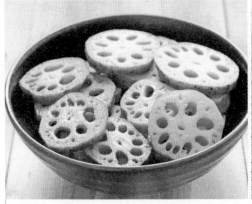

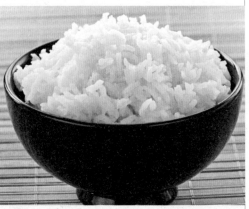

✕ **忌** 冷饮、绿豆、螃蟹、辣椒、大蒜、大麦、梨、酒

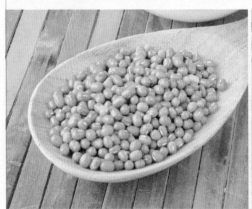

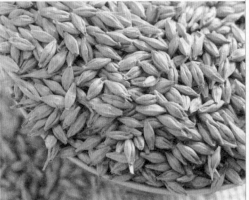

肉末烧木耳

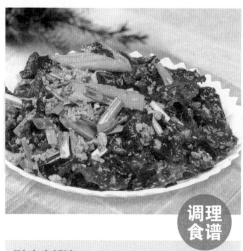

调理食谱

原料：猪瘦肉300克，木耳350克，胡萝卜200克，蒜苗段15克，盐3克，生抽5毫升，淀粉6克，油适量

做法：

❶ 将猪瘦肉洗净，剁成末，用生抽、油、淀粉拌匀；将木耳泡发洗净，撕成片，焯烫后捞出待用；将胡萝卜洗净，切片。

❷ 锅倒油烧热，下入肉末、木耳、胡萝卜翻炒，加入盐，撒入蒜苗炒匀即可食用。

♥ 温馨提示

　　干木耳宜用温水泡发，泡发后仍然紧缩在一起的部分不宜吃。

🍴 专家解读

　　这道菜有助于排出恶露。木耳除含有大量蛋白质、钙、铁及胡萝卜素等营养成分外，还含有卵磷脂、脑磷脂等，与富含蛋白质、铁的猪肉搭配，营养更丰富。

党参炖土鸡

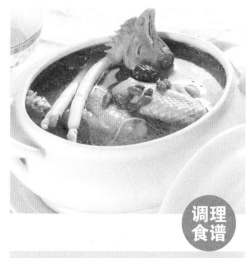

调理食谱

原料：土鸡1只，党参50克，姜10克，红枣5克，盐4克，鸡精2克，香油5毫升，枸杞子适量

做法：

❶ 将土鸡洗净，斩块；将姜洗净切片；将党参、红枣、枸杞子洗净。

❷ 锅上火，放入适量清水，加入盐、鸡精、姜片，待水沸后放入整只鸡焯烫，去除血水。

❸ 将鸡捞出转入砂钵，放入党参、红枣、枸杞子煲约60分钟，放入盐、鸡精拌匀，淋上香油即可。

♥ 温馨提示

　　鸡屁股含有多种病毒、致癌物质，不可食用。

🍴 专家解读

　　鸡肉富含蛋白质、钙、锌、铁等营养成分，与党参搭配煲汤，有补脾益肺、生津止渴、安神定志、补气生血等作用。

五味苦瓜

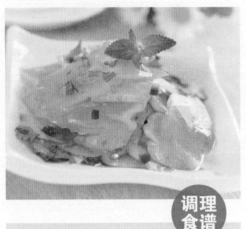

调理
食谱

🍴专家解读

　　这道菜适用于血热型产后恶露不绝。苦瓜含有的奎宁成分可以促进子宫收缩，有助于产妇排出恶露。同时，苦瓜含有类似胰岛素的物质，能促进糖分分解，有利于体内的脂肪平衡。

原料：苦瓜1条，红甜椒、香菜、番茄酱、酱油各适量

做法：

❶ 将红甜椒、香菜切碎，放入碗中，再加番茄酱、酱油配成酱料。

❷ 将苦瓜洗净，剖开，去瓜瓤，去掉外面一层老皮，用刀削成透明的片。

❸ 将苦瓜入开水中稍氽烫后取出晾凉，与酱料一起拌匀即可。

♥温馨提示

　　将苦瓜切块后用盐腌渍一下，可去除大部分苦味，然后再在清水中浸泡5~10分钟，做出来的菜就不那么苦了。

油菜香菇

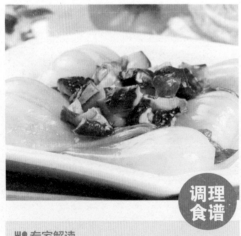

调理
食谱

🍴专家解读

　　这道菜适用于血热型产后恶露不绝。油菜有促进血液循环、散血消肿的作用，还有一定的美容效果。孕妇产后淤血腹痛、丹毒、肿痛脓疮，可通过食用油菜来辅助治疗，并且有利于体内的脂肪平衡。

原料：猪油菜500克，香菇10朵，高汤半碗，水淀粉、盐、白糖、味精各适量

做法：

❶ 油菜洗净，对切成两瓣儿；香菇泡发洗净，去蒂，一切为二。

❷ 炒锅入油烧热，先放入香菇炒香，再放入油菜翻炒均匀。

❸ 放入盐、白糖、味精，加入高汤，加盖焖约2分钟，以水淀粉勾一层薄芡即可出锅装盘。

♥温馨提示

　　本品具有补肺、益气、养阴的功效，适合肺气阴两虚型的慢性肺炎患者食用。